脳神経外科速報 Care Pract Neurosurg
2024年増刊

良性脳腫瘍のすべて

分類 診断 手術 治療

監修 **黒﨑 雅道**
鳥取大学医学部
脳神経医科学講座
脳神経外科学分野教授

編集 **鰐渕 昌彦**
大阪医科薬科大学
脳神経外科学教室教授

MC メディカ出版

はじめに

　私は，脳神経外科医としての道を歩もうと決めた際に「外科医になるからには一流の術者になりたい」と，ある程度の手術をするようになってからは「難手術を普通にできる術者になりたい」と考え，良性脳腫瘍を主とする頭蓋底外科を自分の専門として研鑽してきました．手術をしていくと様々な気づきがありますが，多くの事柄はすでに成書や論文に記載されており，知識や技術は先人から脈々と引き継がれていくということを実感しています．

　治療の本質は変わらないと思いますが，標準的治療法といわれるものは技術や機器の進歩によって時代とともに変化し，中・長期的に俯瞰すると医療の概念が一変するような改革が起こっています．実際，我々が術野をみる眼は，肉眼からルーペ，手術顕微鏡へと変遷してきましたし，現在は神経内視鏡や外視鏡が新たな眼として追加されています．これからはAIやロボットが導入され，現時点での標準的治療法も劇的に変化していくと予想されます．過去から伝承されてきた知識や技術を，現在の我々が改善し，未来の脳神経外科医が凌駕していくことでしょう．

　本書は「良性脳腫瘍のすべて」ということで，総論を河野道宏先生（東京医科大学脳神経外科教授）に，各論をそれぞれの分野における第一人者の先生に依頼しました．現時点における良性脳腫瘍に対する最高の指南書であることは間違いありません．今から四半世紀後に第一線で活躍している脳神経外科医が本書を読んだ時，どのように感じるであろうかと，思いをはせながら，編者として一足先に原稿を通読しています．

　良性脳腫瘍を専門としている先生のみならず，専門としていない先生にも有益である本書を，一人でも多くの脳神経外科医に読んでいただきたいと考えています．

　編集の機会を与えていただいた監修者の黒﨑雅道先生（鳥取大学医学部脳神経医科学講座脳神経外科学分野教授）に感謝するとともに，多忙のなか，ご執筆いただいた諸先生に感謝いたします．

大阪医科薬科大学
脳神経外科学教室教授
鰐渕昌彦

Contents

V章 手術（疾患）

▼ 髄膜腫

VI章 治療

▼ 定位放射線治療

▼ 薬物療法

監修・編集・執筆者一覧

[監修]
黒﨑 雅道
鳥取大学医学部脳神経医科学講座脳神経外科学分野

[編集]
鰐渕 昌彦
大阪医科薬科大学脳神経外科学教室

Ⅰ章 総論
河野 道宏
東京医科大学脳神経外科

Ⅱ章 分類
大宅 宗一
群馬大学大学院医学系研究科脳神経外科学

Ⅲ章 診断
1 清水 裕太
杏林大学医学部付属病院放射線部

中西 章仁
杏林大学医学部付属病院放射線部

中冨 浩文
杏林大学脳神経外科学教室

2 上升 康平
北里大学メディカルセンター脳神経外科

岡 秀宏
北里大学メディカルセンター脳神経外科 /
北里大学医学部脳神経外科学

3 宮脇 哲
東京大学医学部脳神経外科

土屋 貴裕
東京大学医学部脳神経外科

Ⅳ章 手術（手術機器）
1 眞田 寧皓
近畿大学脳神経外科

2 天野 耕作
東京女子医科大学脳神経外科

3 岩味 健一郎
名古屋大学脳神経外科

Ⅴ章 手術（疾患）
▼ 髄膜腫
1 光原 崇文
広島大学大学院医系科学研究科脳神経外科学

2 荻原 雅和
東京都立多摩総合医療センター脳神経外科

3 木村 英仁
神戸大学医学部脳神経外科

篠山 隆司
神戸大学医学部脳神経外科

4 末廣 諭
愛媛大学大学院医学系研究科脳神経外科学

5 安部 洋
福岡大学医学部脳神経外科

6 長濱 篤文
大阪公立大学大学院医学研究科脳神経外科

森迫 拓貴
大阪公立大学大学院医学研究科脳神経外科

後藤 剛夫
大阪公立大学大学院医学研究科脳神経外科

7 川俣 貴一
東京女子医科大学脳神経外科

天野 耕作
東京女子医科大学脳神経外科

8 渡邉 健太郎
東京慈恵会医科大学脳神経外科

9 野中 洋一
東海大学医学部脳神経外科

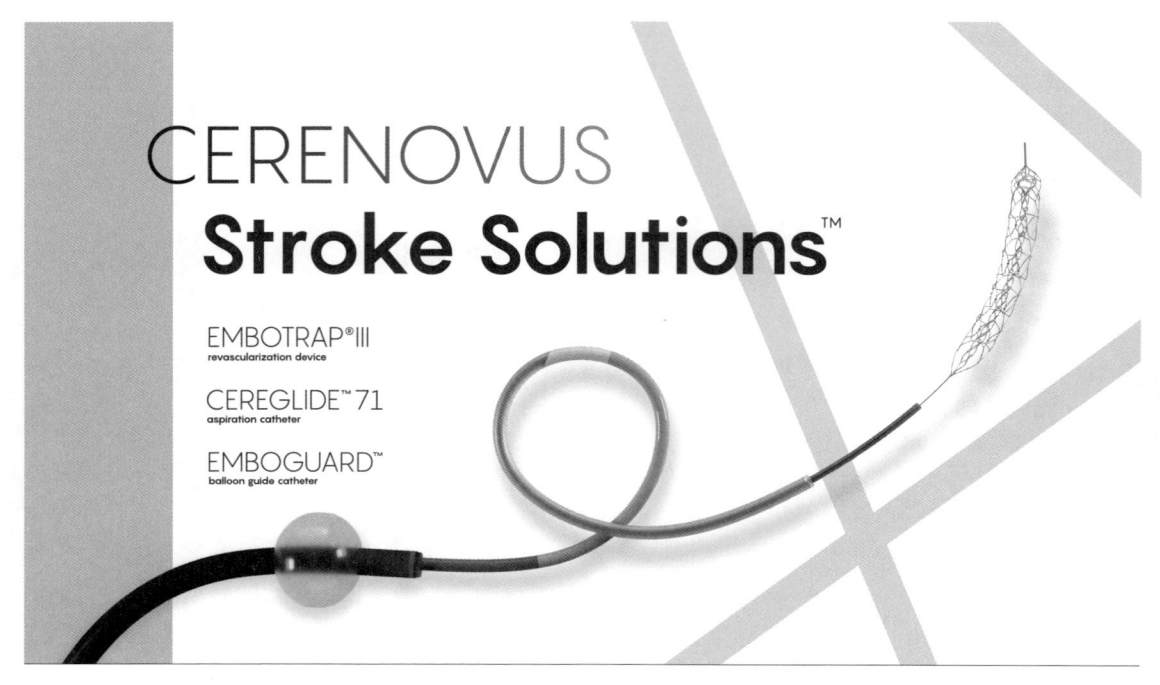

CERENOVUS
Stroke Solutions™

EMBOTRAP®III
revascularization device

CEREGLIDE™71
aspiration catheter

EMBOGUARD™
balloon guide catheter

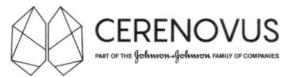

CERENOVUS
PART OF THE *Johnson&Johnson* FAMILY OF COMPANIES

製造販売元：
ジョンソン・エンド・ジョンソン株式会社 セレノバス事業部　〒101-0065　東京都千代田区西神田3丁目5番2号

販売名:EmboTrap　血栓除去デバイス　承認番号:30100BZX00035000　　販売名:EmboVac アスピレーションカテーテル　承認番号:30300BZX00026000
販売名:EmboGuard　バルーンガイディングカテーテル　承認番号:30500BZX00059000

HOMEPAGE

©Johnson & Johnson K.K. 2023 JP_CNV_iSCH_303368

I 章

総 論

良性脳腫瘍の手術と専門性を獲得する意欲

河野道宏 東京医科大学脳神経外科

良性脳腫瘍の定義

まず最初に，良性脳腫瘍の定義について述べたい．「良性脳腫瘍」という言葉を耳にすると，一般的には病理学的に細胞分裂像が非常に少なく，臨床的にも予後が良好であるものをイメージするであろう．神経膠腫に代表される，生命予後に限りのある悪性脳腫瘍と対をなす言葉として認識されている．

悪性脳腫瘍は，一般的には脳実質内に発生し，これにがんの転移巣や細胞分裂の盛んな腫瘍を加えたものを指すが，これに対して，良性脳腫瘍は基本的には髄外腫瘍であり，病理学的に活動性の低い腫瘍を指す．しかし，脊索腫のように必ずしも良性の臨床経過を取らない腫瘍もあり，あくまでも，手術できちんと切除できる状況下や放射線治療でコントロールが可能な状況下での「良性」脳腫瘍であるという認識が必要である．

このことは，頭蓋骨に囲まれた限られたスペースの中で，生命に直接関与する脳という組織に影響を及ぼす脳腫瘍ならではの特徴と考えられ，ほかの部位の良性腫瘍とは性格をまったく異にする．だからこそ，我々脳神経外科医は，脳腫瘍をきちんと切除するべく，手術アプローチを適切に選択して，再発しないような腫瘍の切除を目標として手術を行っているのである．

脳の表面に存在する円蓋部の髄膜腫などは，脳表と癒着の強いケースは別として，基本的には脳を分け入って到達する必要性がなく，手術としては容易なものと考えられるが，大脳鎌髄膜腫になると，上矢状静脈洞への架橋静脈に気をつけて，大脳を牽引しながら狭い隙間からの摘出を余儀なくされ，途端に手術の難度は上昇することになる．ましてや，後頭蓋窩の手術においては，ただでさえテント上よりも限られたスペースで，小脳を適切に移動させながらの腫瘍切除となるため，手術難度がかなり高くなることは，脳神経外科医であれば既知の事実である．

良性脳腫瘍の手術に求められる専門性

多くの脳神経が錯綜する小脳橋角部に発生する腫瘍は，特に高難度であることが知られており，専門性を問われる．小脳橋角部腫瘍の代表格であり，その約70%を占める前庭神経鞘腫（聴神経腫瘍）は，脳神経外科の手術のなかでも最難関の一つに数えられている．

以前は，前庭神経鞘腫の手術といえば，夜中まで長時間を要し，顔面神経が切れたり，強い顔面神経麻痺が残ったりすることは珍しくなかった．良好な手術成績を得るためには熟練を要し，経験豊富な医師によって手術が行われてきた．現在は，多くは専門施設にて手術が行われており，手術成績も見違えるように向上している．

① 術中モニタリング

腫瘍切除と機能温存という目標に向けて，腫瘍と顔面神経・蝸牛神経の剥離をどこまで行うかのゴール設定は，各医師の経験・技術や手術ポリシーによって判断されるべきものと考えられる．

小脳橋角部腫瘍の手術において，最も重要なのは術中モニタリングであり，なかでも，顔面神経モニタリングは必須である．フリーラン・随時刺激の顔面神経モニタリングを行うことは最低限必要であり，これらに加えて最近では，リアルタイムの持続顔面神経モニタリング[1]も一般化してきた．聴力温存企図の手術の場合には，これに蝸牛神経に対する配慮が加わる．術中モニタリングをふだんから行っていない施設で前庭神経鞘腫を手術することは避けるべきである．

② 手術アプローチ

良性脳腫瘍の手術においては，基本的には悪性脳腫瘍とは違って腫瘍の dissemination をおそれる必要性はなく，内減圧を行ったうえで，最終的には周囲の剥離に移るのが原則である．

手術アプローチの適切な選択は，正常な脳組織や脳神経を温存しつつ腫瘍の摘出を行うためには非常に重要である．しかし，側頭骨削開を伴う頭蓋底アプローチは，アプローチ手技そのものが高難度と考えられており，それを提供できる施設は限られている．したがって，あらゆる手術アプローチを選択できるということだけでも，良性脳腫瘍の手術において専門性を有する条件となると考えられる．

この道で生きていくつもりの脳神経外科医であれば，自らが頭蓋底アプローチを身につける努力を重ねるべきであろう．近年，術前の画像のシミュレーションが広く行われるようになっており，術中のナビゲーションシステムの普及

と相まって，術中に disorientation に陥ることは圧倒的に減少している．

③ 術前塞栓

術前の血管内腫瘍塞栓術も，特に血流に富む腫瘍に対する手術の難易度を下げる一つの方法と考えられる．髄膜腫などでは，腫瘍の vascularity の確認，feeder のチェック，頭蓋底アプローチを用いる際の dangerous pattern の有無の確認のために血管撮影を行うことは正当化されると考えられる．必要に応じて術前塞栓を行うことは一つの戦略である．

❸ 良性脳腫瘍に対する放射線治療とマネジメント

放射線治療は，手術と並んで，良性脳腫瘍の治療において大きな位置を占めるようになっている．したがって，手術を行う医師は放射線治療に関してもある程度の知識をもっておかなければ，正しいマネジメントを行うことはできない．

悪性脳腫瘍には多数回の分割照射が用いられることが多いのに対して，良性脳腫瘍には定位的な1回照射，あるいは少数回の分割照射が行われる．平均30〜40年クラスの真の長期成績はなく，安易に20〜30歳代の若い患者に定位的放射線治療を実施することは慎重になるべきである[2]．

また，放射線治療に伴う副作用についても理解が必要であり，悪性腫瘍化，再発時の手術の難しさ，水頭症などが問題点として指摘されている．前庭神経鞘腫の治療では，最初から手術と放射線治療を組み合わせる方法も報告されており，将来的には主流となる可能性も残されているが，長期成績の蓄積を待たなければ結論は出ない[3]．

◆ 良性脳腫瘍における経過観察

良性腫瘍である以上，無症候性で腫瘍サイズが小さいものに対しては，通常は経過観察が行われる．3カ月後，あるいは半年後にフォローアップの画像検査を行い，変化がみられなければ最終的には1年に1回の検査で経過観察が行われることが多い．

◆ 総括

手術一辺倒であった以前の時代とは違って，放射線治療が確立している現在では，手術適応は厳密さを求められている．時に重い合併症も起こり得る開頭手術を避けられるのであれば，低侵襲の治療が優先される．

高齢者には腫瘍が大きくない場合に限り，手術は最後の選択肢とされる．反対に，50〜60年先のことを考えなければならない若年者に対して，現時点で長期成績が十分とはいえない放射線治療を安易に行うことは，ある意味では無責任だと言わざるを得ない．若い時に病気に罹ったのであれば，「一生，病気と付き合う」ことが前提の治療よりも，「治す」治療が優先されるのは当然のことであり，それを可能とするのが外科手術である．「よい手術によって切り取る」外科治療の，長期の腫瘍制御における優位性は明らかであり，無理な放射線治療は避けるべきである．外科医も放射線治療医も，ともにお互いの治療を自分の相方と認識して尊重し，謙虚になるべきである．

高難度手術を専門性のない医師が行うことは許されない時代となっているが，それに向けて積極的に手術見学や留学に参加・経験し，それを通じて専門性を獲得する意欲は必要である．良性腫瘍であるがゆえに，人生のピンチをチャンスに変えられるのが技術に裏付けられた手術であり，そこに脳神経外科医の存在価値があるともいえる．次世代を担う若手医師の積極的な手術への取り組みを心から期待している．

- ● 高難度である良性脳腫瘍の手術には専門性が問われる時代にある．
- ● 放射線治療が確立している現在では，手術適応の厳密さを求められている．
- ● 積極的に手術見学や留学に参加・経験し，それを通じて専門性を獲得する意欲が必要である．

文献
1) 河野道宏：術中モニタリング，68-81（聴神経腫瘍・小脳橋角部腫瘍の手術とマネージメント．中外医学社，東京，2021）
2) 河野道宏：放射線治療総論，14-9（前掲書1）
3) 河野道宏：定位的放射線治療のトピックス，20-5（前掲書1）

II章

分 類

代表的な良性脳腫瘍の分類と遺伝子・分子異常を反映した診断基準の改訂

大宅宗一　群馬大学大学院医学系研究科脳神経外科学

◆ はじめに

本稿では，良性脳腫瘍のなかでも代表的である髄膜腫，神経鞘腫，下垂体神経内分泌腫瘍，頭蓋咽頭腫，孤立性線維性腫瘍/血管周皮腫を中心に発生頻度などの疫学や部位別の症状を概説し，さらに近年の WHO 分類における変更点について焦点を当てる．

◆ 代表的な良性脳腫瘍の分類

① 髄膜腫

髄膜（硬膜・くも膜・軟膜）を構成する髄膜皮細胞（meningothelial cell）が起源とされる腫瘍である．脳腫瘍のなかで最も頻度が高く，剖検に基づく有病率は 2% である．ほかの腫瘍より発症の年齢層が高く，50～70 歳代に好発する[1]．米国の統計では白人より黒人に多いなど，人種差も指摘されている[2]．

表1 に本邦の脳腫瘍全国集計調査に基づく髄膜腫の部位別の発生頻度と WHO grade 別の発生頻度を示す．これらをみると WHO grade 2/3 髄膜腫は円蓋部や傍矢状洞部に多く，頭蓋底部に少ないが，これはほかの報告とも合致する (Point ❶)[3]．

Point

❶2021 年の WHO 脳腫瘍分類の改訂によって，ローマ数字（Ⅰ～Ⅳ）で示されていた grade がアラビア数字（1～4）に変更された．

多くの場合，最大径 2 cm 未満の小さい腫瘍は無症候性である．しかし，症候性となるかどうかは発生部位に依存し，脳神経近傍では小さな腫瘍でも視力や聴力の低下，複視などの脳神経障害を呈し得る．逆に円蓋部や前頭蓋底などの脳神経のないテント上病変は，増大が緩徐であることと症状が顕在化しにくいことから，径がかなり大きくなるまで症状が出にくく発見が遅れることがある．発生部位に応じて，運動・感覚麻痺，脳神経症状などの巣症状のほか，頭蓋内圧亢進や続発性水頭症による意識障害なども呈し得る．てんかんは，髄膜腫の初発症状の 10～50% を占める重要な症状である．術前にてんかんが生じたテント上髄膜腫では，摘出によって術後 1 年間の seizure freedom が 90% の患者で得られる[4]．

近年では，グリオーマなどと同様に髄膜腫においても分子生物学的知見が蓄積し，その一部が WHO 脳腫瘍分類 2021 では診断基準として採用された．髄膜腫の WHO grading は，光学顕微鏡上での核分裂像・細胞密度・組織パターンによって grade 1～3 が決定されるのが原則である**(表2)**．この原則は WHO 脳腫瘍分類 2000 から現在まで変更はない．また，以前から脳浸潤が認められる髄膜腫は早期に再発しやすいと考えられていた．そのため WHO 脳腫瘍分類 2000 と WHO 脳腫瘍分類 2007 では，脳浸潤がみられれば WHO grade Ⅱ 髄膜腫とすることを

表1 髄膜腫の部位別頻度と WHO grade 別の発生頻度（頻度順）

部位	全髄膜腫	WHO grade 1	WHO grade 2/3
円蓋部	970 (23.9%)	861 (23.1%)	109 (32.9%)
傍矢状洞部	451 (11.1%)	393 (10.5%)	58 (17.9%)
蝶形骨縁	437 (10.8%)	401 (10.7%)	36 (10.9%)
大脳鎌	391 (9.6%)	362 (9.7%)	29 (8.8%)
小脳橋角部	324 (8.0%)	312 (8.4%)	12 (3.6%)
鞍結節部	293 (7.2%)	280 (7.5%)	13 (3.9%)
斜台/錐体斜台部	237 (5.8%)	232 (6.2%)	5 (1.5%)
テント	212 (5.2%)	202 (5.4%)	10 (3.0%)
嗅窩部	138 (3.4%)	131 (3.5%)	7 (2.1%)
中頭蓋窩	101 (2.5%)	88 (2.4%)	13 (3.9%)
蝶形骨平面	79 (1.9%)	76 (2.0%)	3 (0.9%)
脳室内	78 (1.9%)	69 (1.8%)	9 (2.7%)
小脳円蓋部	73 (1.8%)	69 (1.8%)	4 (1.2%)
海綿静脈洞部	70 (1.7%)	66 (1.8%)	4 (1.2%)
大孔	56 (1.4%)	54 (1.4%)	2 (0.6%)
視神経鞘	25 (0.6%)	25 (0.7%)	0 (0%)
その他	129 (3.2%)	113 (3.0%)	17 (5.1%)
計	4,064 (100%)	3,734 (100%)	331 (100%)

表2 WHO grade 1/2/3 髄膜腫の診断基準（文献 6 より）

grade 1	1. 強拡大 10 視野で核分裂像が 3 個以下
grade 2	1. 強拡大 10 視野で核分裂像が 4〜19 個 　　または 2. 明白な脳浸潤あり（血管周囲の伸展や軟膜浸潤のない脳組織の陥凹だけではなく） 　　または 3. 特異的な形態学的特徴（脊索腫様または明細胞） 　　または 4. 以下の 5 項目中，少なくとも 3 項目が該当 　●細胞密度の増加 　●N/C 比の高い小型の細胞 　●著明な核小体 　●特徴的なパターンのないシート状増殖 　●地図状の腫瘍細胞の壊死
grade 3	1. 強拡大 10 視野で核分裂像が 20 個以上 　　または 2. 上皮性悪性腫瘍，悪性黒色腫，高悪性度肉腫に類似した退形成性（悪性）の細胞所見 　　または 3. *TERT* promotor 変異陽性 　　または 4. *CDKN2A* と *CDKN2B* のホモ接合性欠失

考慮するとされた．WHO脳腫瘍分類2016では一歩踏み込み，脳浸潤が独立したgrade II髄膜腫の診断基準となった．この基準に対しては反対する意見もあるが[5]，最新のWHO脳腫瘍分類2021でも脳浸潤は診断基準として残されている[6]．

髄膜腫では，22番染色体の長腕の欠失（22q loss）および *NF2* 遺伝子変異が50%以上と高頻度にみられる．これらの *NF2*/Chr22 髄膜腫は円蓋部や傍矢状洞，大脳鎌や脳室の髄膜腫に多い．*NF2*/Chr22 髄膜腫のうち初発時から1p，6q，14q欠失などの染色体コピー数異常を有するものでは悪性度が高い[7,8]．臨床的には再発と再手術を繰り返すうちに再発までの期間が短くなっていく現象にしばしば遭遇し，染色体コピー数の異常が蓄積する傾向が認められている．こうしたmalignant progression中に悪性化が進行する原因として *TERT* promotor mutation[9]や9p上の *CDKN2A/B* の欠損が関係するともいわれているが[7]，ある特定の異常が関与するのではないと考えられている．

一方で，こうした *NF2*/Chr22 のドライバー変異をもたない髄膜腫（Non *NF2*/Chr22）では，ほかのドライバー変異として，*AKT1*，*KLF4*，*TRAF7*，*SMO*，*PIK3CA*，*POLR2A*，*SMARCE1* を相互排他的に有することが多い[10,11]．これらのNon *NF2*/Chr22 髄膜腫は一部を除いて良性の経過を示し，また頭蓋底部に多く，一部の変異は特定の病理型に関連する．WHO脳腫瘍分類2021ではこれらのドライバー遺伝子の変異や悪性化に関与する変異のうち，*KLF4/TRAF7* 変異があればWHO grade 1のsecretory meningioma，*SMARCE1* 変異があればWHO grade 2のclear cell meningioma，*TERT* promotorの変異や *CDKN2A/B* のホモ接合性欠失があればWHO grade 3のanaplastic

meningioma などが診断基準に組み込まれた（**表2**）[6]．

また，down gradingされたサブタイプもある．一部にラブドイド細胞を認めるラブドイド髄膜腫と乳頭状髄膜腫はWHO脳腫瘍分類2016までgrade IIIであったが，これらはほかの非定型性を示す組織学的特徴がなければ予後がよいことが報告された．従来どおりgrade 3に分類すべきラブドイド髄膜腫あるいは乳頭状髄膜腫は，*BAP1* や *PBRM1* の変異を有する群であることが示された（**Point ❷**）[12,13]．

🔴**P**oint
❷WHO脳腫瘍分類2021では2つのサブタイプ（ラブドイド髄膜腫と乳頭状髄膜腫）もほかの髄膜腫と同様に，組織学的特徴の非定型性と退形成性に基づいてgradingを行うこととなった[6]．

② 神経鞘腫

シュワン細胞からなるWHO grade 1の良性腫瘍である．散発性の神経鞘腫が全体の90%以上を占め，頭頚部の皮膚や皮下組織の末梢神経に発生することが多いが，中枢神経系では前庭神経に発生することが多い．散発性か多発性か，およびほかの腫瘍性・過誤腫性病変との合併がみられるかどうかで，散発性神経鞘腫，神経線維腫症2型，神経鞘腫症（schwannomatosis）などに分類され，それぞれ臨床像や病因となる遺伝子変異に違いが認められる（**表3**）．

日本の脳腫瘍全国集計調査によると，発生頻度は全脳腫瘍の8.6%で[1]，中枢神経系に発生する神経鞘腫の75%は前庭神経鞘腫であり[2]，三叉神経鞘腫，頚静脈孔部神経鞘腫，顔面神経鞘腫と続く．稀に，神経鞘細胞を有しないはずの視神経や嗅神経から発生したと思われる症例も報告されている．髄膜腫とは異なり，比較的あらゆる年齢層に広く発生するが30～50歳代で

表3 散発性神経鞘腫と神経鞘腫症（WHO 脳腫瘍分類 2021）

	臨床的特徴	関連する遺伝子変異・分子異常	WHO2021 分類の改訂事項
散発性神経鞘腫 (Sporadic schwannoma)	●神経鞘腫の 90% を占める. ●中枢神経に発生する神経鞘腫の 75% は第VIII脳神経の前庭神経起源. ●第VIII脳神経由来の発生率は 1.52/10万人.	●*NF2*, *merlin*, *SMARCB1*, *LZTR1* ●22q 染色体の欠失，および/または，*NF2* 変異はしばしばみられる非特異的な異常. ●DNA メチル化パターンが第VIII脳神経由来と脊髄神経由来では異なる.	●亜型が 3 種から 5 種に. ●メラニンシュワン細胞腫は増殖能と浸潤性が高い腫瘍として，神経鞘腫とは別項での記載となった.
神経線維腫症 2 型 (Neurofibromatosis type 2)	●NF2 患者は 25,000 出生に 1 人. ●聴神経腫瘍患者の 7% が NF2. ●中枢神経系に神経鞘腫，髄膜腫，脊髄上衣腫が多発.	●*NF2*, *merlin* ●家族性 NF2 例では NF2 の生殖細胞変異が 90% にみられる. ●NF2 例の 50% は弧発例で，家族歴のない人に新たな生殖細胞変異が生じて発生する．弧発性の 50% は体細胞モザイク.	●名称に関して，WHO 脳腫瘍分類 2021 では bilateral acoustic neurofibromatosis, central neurofibromatosis は許容されるが，von Recklinghausen 病は推奨しないと記載あり.
神経鞘腫症 (Schwannomatosis)	*SMARCB1* 関連神経鞘腫症 (*SMARCB1*-related schwannomatosis)	●多発性神経鞘腫を，特に脊髄神経根に認める．脳神経には少ない．一側の前庭神経鞘腫は含まれる（両側に認めた場合は NF2 となる）. ●典型的には 20〜30 歳代から多発神経鞘腫による全身の強い痛みが主症状で，神経脱落症状は少ない.	*SMARCB1* および *NF2* の 4 hit 3 step モデル†	●WHO 脳腫瘍分類 2021 での神経鞘腫症の診断基準は「2 つ以上の神経鞘腫がありかつ前庭神経鞘腫は一側」か「1 つの神経鞘腫か髄膜腫がありかつ一親等が神経鞘腫症」と定義され，分子遺伝学的評価は望ましいが必須ではないとされている.
	LZTR1 関連神経鞘腫症 (*LZTR1*-related schwannomatosis)	同上	*LZTR1* および *NF2* の 4 hit 3 step モデル†	

†：神経鞘腫症の腫瘍発生機序モデル．生殖細胞系列に片方のアレルに *SMARCB1* 変異が生じた場合（1 hit）に，2nd step としてもう一方のアレルに NF2 を含む *SMARCB1* の loss of heterozygosity が生じ（2，3 hit），さらに 3rd step として残ったアレルに NF2 に変異が起こるとする（4 hit）モデル．

の発症が多く，明らかな性差や人種差はない.

　臨床症状は発生起源となった脳神経機能の低下，および腫瘍の増大に伴う周囲の脳神経や脳実質の機能低下によって生じる．後頭蓋窩の神経鞘腫では腫瘍が著明に増大して，いわゆる閉塞性水頭症の所見を呈することもある一方，腫瘍径はさほど大きくなくても交通性水頭症を呈することもある．腫瘍の摘出で約93%は水頭症が消失しシャント留置を回避できるため，可能

であれば摘出が望ましいとされる[14].

　WHO 分類における神経鞘腫の定義は WHO 脳腫瘍分類 2016 と WHO 脳腫瘍分類 2021 で基本的に同様であるが，神経鞘腫の亜型が，WHO 脳腫瘍分類 2021 では 3 種類（ancient, cellular plexiform, epithelioid）に 2 型（microcystic/reticular）が加えられ，5 種類となった[6]．また，WHO 脳腫瘍分類 2021 では神経鞘腫に関与する遺伝子・分子変異として，*NF2*, merlin，*SMARCB1*，*LZTR1* が挙げられている．これらを踏まえて WHO 脳腫瘍分類 2021 では，神経鞘腫・神経線維腫症 2 型・神経鞘腫症の診断基準の一部に，評価することが望ましいものとして分子変異への言及があり，今後の診断基準に加えられる可能性がある（**Point ❸**）．

③ 下垂体神経内分泌腫瘍

　これまで「下垂体腺腫（pituitary adenoma）」と呼ばれてきた本腫瘍の名称は，WHO 内分泌腫瘍・神経内分泌腫瘍分類 2022 では「下垂体神経内分泌腫瘍/腺腫（pituitary neuroendocrine tumor/adenoma）」と改称され，今後は「Pit-NET」となる予定である．これは，下垂体神経内分泌腫瘍の起源である下垂体前葉細胞が神経内分泌細胞であり，臨床的に aggressive な経過を示す場合も少なくないことから，上皮性の良性腫瘍を意味する「腺腫」という名称は適切ではないためである．剖検データでは，PitNET は人口の約 2〜10％にみられ，10 mm 以上の macroadenoma は人口の 0.3％程度と考えられている．AYA 世代では最も多い腫瘍で[2]，本邦では原発性脳腫瘍の約 17％を占める[1]．

　以前は産生するホルモンに基づいた名称で分類されていたが，WHO 内分泌腫瘍分類 2017 から下垂体幹細胞の分化に関与する転写因子に基づく分類が導入された．WHO 内分泌腫瘍・神経内分泌腫瘍分類 2022 からは，PIT1，TPIT，SF1，GATA3，ERα の 5 つの転写因子と，前葉ホルモンおよび low molecular weight cytokeratin（LMWCK，CAM5.2）の染色パターンにて分類することとなった[16]．

　また，下垂体がんの名称が metastatic Pit-NET に変更となった．浸潤性で再発を繰り返す aggressive PitNET は 5％ほど存在するが[17]，ほかの全身の神経内分泌腫瘍と異なり，PitNET に関しては Ki-67 標識率が実際の再発率と必ずしも相関せず，また浸潤性を表す海綿静脈洞浸潤をどう客観的に判定するかも難しい．したがって，単一の指標ではなく Ki-67 や p53 の免疫染色と MRI による海綿静脈洞浸潤を統合して grading を行う再発リスク評価が望ましいと考えられている[18]．

④ ほか WHO 脳腫瘍分類 2021 で基準や定義が変更された主な良性腫瘍

　頭蓋咽頭腫は組織学的には WHO grade 1 の良性腫瘍であり，原発性脳腫瘍の 2％程度を占め[1]，90％以上は下垂体茎かその周囲から発生して鞍上部が主座となる．5％程度がトルコ鞍内限局型で，そのほか頭蓋内の他部位や副鼻腔内などの稀な部位からの発生も報告されている．その発生部位から，主な症状としては，視力視野障害，下垂体機能低下症，視床下部障害による高次脳機能障害がある．腫瘍が巨大になると水頭症を生じ，意識障害も認められる．

　従来，病理組織学的にエナメル上皮腫型（adamantinomatous type）と扁平上皮乳頭型（squamous-papillary type）の 2 型に分類されてきたが，それぞれが *CTNNB1* 変異と *BRAF* V600E 変異という基本的に相互排他的なドライバー遺伝子変異によって発生することが明らかとなった[19,20]．これを反映し，WHO 2021 分

類では組織像の違いに基づいて2型を診断する原則は変わらないが，*CTNNB1* 変異と *BRAF* V600E 変異の2つの遺伝子変異によってそれぞれ特徴づけられる腫瘍と記載されている[6]．近年では扁平上皮乳頭型に対する BRAF 阻害薬と MEK 阻害薬の併用による分子標的薬治療の有効性が示された[21]．

　孤立性線維性腫瘍/血管周皮腫（solitary fibrous tumor/hemangiopericytoma：SFT/HPC）に関しては，SFT および HPC のドライバー遺伝子変異として，*NAB2* 遺伝子と *STAT6* 遺伝子の融合遺伝子変異が発見され[4,22]，WHO 脳腫瘍分類 2016 では SFT/HPC というハイブリッドな診断名であったが，WHO 脳腫瘍分類 2021 では SFT に名称が変更された[6]．これによって全身の骨・軟部腫瘍分類と中枢神経系腫瘍で診断名が合致した．SFT は原発性脳腫瘍の 0.3％と比較的稀な腫瘍であり[1]，髄膜腫と同様に局在に依存した症状やてんかんを来す（Point ❹）．SFT の病理組織学的診断では，通常は細胞質に存在する STAT6 蛋白が NAB2-STAT6 融合遺伝子の影響で核内に局在し，STAT6 の免疫染色が核で陽性となる所見が重要である．

◉Point

❹SFT は髄膜腫より再発や転移のリスクが高く，強拡大 10 視野あたりの核分裂像が 5 つ未満であれば grade 1（以前の SFT），5 つ以上で壊死がなければ grade 2（以前の HPC），壊死があれば grade 3（以前の anaplastic HPC）と判定される．

まとめ

● 良性脳腫瘍のなかでも頻度の高い髄膜腫，神経鞘腫，下垂体神経内分泌腫瘍，頭蓋咽頭腫，孤立性線維性腫瘍/血管周皮腫に関して，最新のWHO分類の主要な変更点を中心に説明した．

● 良性脳腫瘍においても，診断あるいは予後予測の向上に貢献する多くの遺伝子・分子異常を反映した診断基準の改訂が今後加えられていくと考えられる．

文献

1) Committee of Brain Tumor Registry of Japan Supported by the Japan Neurosurgical Society: Brain Tumor Registry of Japan（2005-2008）. Neurol Med Chir（Tokyo）57（Suppl 1）：9-102, 2017
2) Ostrom QT, et al: CBTRUS Statistical Report: Primary Brain and Other Central Nervous System Tumors Diagnosed in the United States in 2015-2019. Neuro Oncol 24（Suppl 5）：v1-95, 2022
3) Hashimoto N, et al: Slower growth of skull base meningiomas compared with non-skull base meningiomas based on volumetric and biological studies. J Neurosurg 116：574-80, 2012
4) Schweizer L, et al: Meningeal hemangiopericytoma and solitary fibrous tumors carry the NAB2-STAT6 fusion and can be diagnosed by nuclear expression of STAT6 protein. Acta Neuropathol 125：651-8, 2013
5) Baumgarten P, et al: Brain invasion in otherwise benign meningiomas does not predict tumor recurrence. Acta Neuropathol 132：479-81, 2016
6) WHO Classification of Tumours Editorial Board: WHO Classification of Tumours: Central Nervous System Tumours. 5th ed. World Health Organization, Lyon, 2021
7) Goutagny S, et al: Genomic profiling reveals alternative genetic pathways of meningioma malignant progression dependent on the underlying NF2 status. Clin Cancer Res 16：4155-64, 2010
8) Maas SLN, et al: Integrated Molecular-Morphologic Meningioma Classification: A Multicenter Retrospective Analysis, Retrospectively and Prospectively Validated. J Clin Oncol 39：3839-52, 2021
9) Goutagny S, et al: High incidence of activating TERT promoter mutations in meningiomas undergoing malignant progression. Brain Pathol 24：184-9, 2014
10) Clark VE, et al: Genomic analysis of non-NF2 meningiomas reveals mutations in TRAF7, KLF4, AKT1, and SMO. Science 339：1077-80, 2013
11) Brastianos PK, et al: Genomic sequencing of meningiomas identifies oncogenic SMO and AKT1 mutations. Nat Genet 45：285-9, 2013
12) Shankar GM, Santagata S: BAP1 mutations in high-grade meningioma: implications for patient care. Neuro Oncol 19：1447-56, 2017
13) Williams EA, et al: Frequent inactivating mutations of the PBAF complex gene PBRM1 in meningioma with papillary features. Acta Neuropathol 140：89-93, 2020
14) di Russo P, et al: Characteristics and management of hydrocephalus associated with vestibular schwannomas: a systematic review. Neurosurg Rev 44：687-98, 2021
15) Plotkin SR, et al: Updated diagnostic criteria and nomenclature for neurofibromatosis type 2 and schwannomatosis: an international consensus recommendation. Genet Med 24：1967-77, 2022
16) WHO Classification of Tumours Editorial Board: WHO Classification of Endocrine and Neuroendocrine Tumours. World Health Organization, Lyon, 2022
17) Rutkowski MJ, et al: Atypical pituitary adenoma: a clinicopathologic case series. J Neurosurg 128：1058-65, 2018
18) Trouillas J, et al: A new prognostic clinicopathological classification of pituitary adenomas: a multicentric case-control study of 410 patients with 8 years post-operative follow-up. Acta Neuropathol 126：123-35, 2013
19) Sekine S, et al: Craniopharyngiomas of adamantinomatous type harbor beta-catenin gene mutations. Am J Pathol 161：1997-2001, 2002
20) Brastianos PK, et al: Exome sequencing identifies BRAF mutations in papillary craniopharyngiomas. Nat Genet 46：161-5, 2014
21) Brastianos PK, et al: BRAF-MEK Inhibition in Newly Diagnosed Papillary Craniopharyngiomas. N Engl J Med 389：118-26, 2023
22) Chmielecki J, et al: Whole-exome sequencing identifies a recurrent NAB2-STAT6 fusion in solitary fibrous tumors. Nat Genet 45：131-2, 2013

Ⅲ章

診断

1

画像診断

清水裕太 杏林大学医学部付属病院放射線部
中西章仁 杏林大学医学部付属病院放射線部
中冨浩文 杏林大学脳神経外科学教室

◆ はじめに：脳腫瘍診断における CT の役割

脳腫瘍の画像診断には，CT をはじめ，MRI，DSA，核医学検査などの複数のモダリティが用いられる．それぞれの検査には固有の役割があるが，CT は脳腫瘍を疑った場合や術前の支援画像として欠かすことのできない検査であり，本稿では脳腫瘍診断における CT の役割について述べる．

CT の有用性

CT は X 線被曝を伴うが，短時間に撮像でき，体内金属の有無が不明であっても施行可能な，簡便で侵襲性の少ないモダリティである．単純 CT は腫瘍に伴う頭蓋骨の変化や腫瘍内の石灰化，および出血の有無の評価に有用である．また，ヨード造影剤を経静脈的に投与する造影 CT では，脳腫瘍内部の造影効果の有無や，造影効果の均一性，腫瘍内や周囲の血管などを評価できる．腫瘍の造影効果を評価する際，造影剤は低速で注入し，投与後から十分な時間を置いて撮像を行うが，高速注入器（インジェクタ）を使用して造影剤を高速注入することで，動脈相や静脈相での撮像ができ，脳動脈および静脈構造の 3 次元的な把握が可能となる．この 3D-CT angiography（CTA），3D-CT venography（CTV）は脳腫瘍と動静脈の位置関係を詳細に評価できるため，術前シミュレーションに有用である．

また，一度に頭部全体を撮影できる面検出器 CT の登場により，造影剤を高速注入しながら連続撮影を行うことで，DSA のような 4D-CTA/CTV と灌流画像（**図1**）の同時取得が可能となった．これにより腫瘍の血行動態と定量的な灌流評価による質的診断が実現可能となった．

さらに近年，検出器サイズおよび再構成マトリックスサイズともに従来 CT を凌駕する高精細 CT も登場し，従来 CT では描出困難であった細動脈や穿通枝動脈などを明瞭に描出できるようになり，より詳細な術前支援画像を得られるようになった．

2 髄膜腫 （図 2，3）

髄膜腫は，円蓋部（25％），傍矢状部（15％），大脳鎌（15％），蝶形骨翼（10％），小脳テント（10％）などに好発する．髄膜腫は細胞密度が高いため，単純 CT で比較的高吸収を呈し，境界明瞭，辺縁平滑である．また，石灰化や頭蓋骨の反応性骨硬化像，中硬膜動脈溝や棘孔の拡大がみられる場合があり，これらの所見は CT での観察がしやすい．特に，腫瘍内の粗大な石灰化の有無は手術による切除困難につながることもあるので，CT での確認が必要である．

鑑別として，硬膜への転移性脳腫瘍，孤立性線維性腫瘍（solitary fibrous tumor），血管外皮

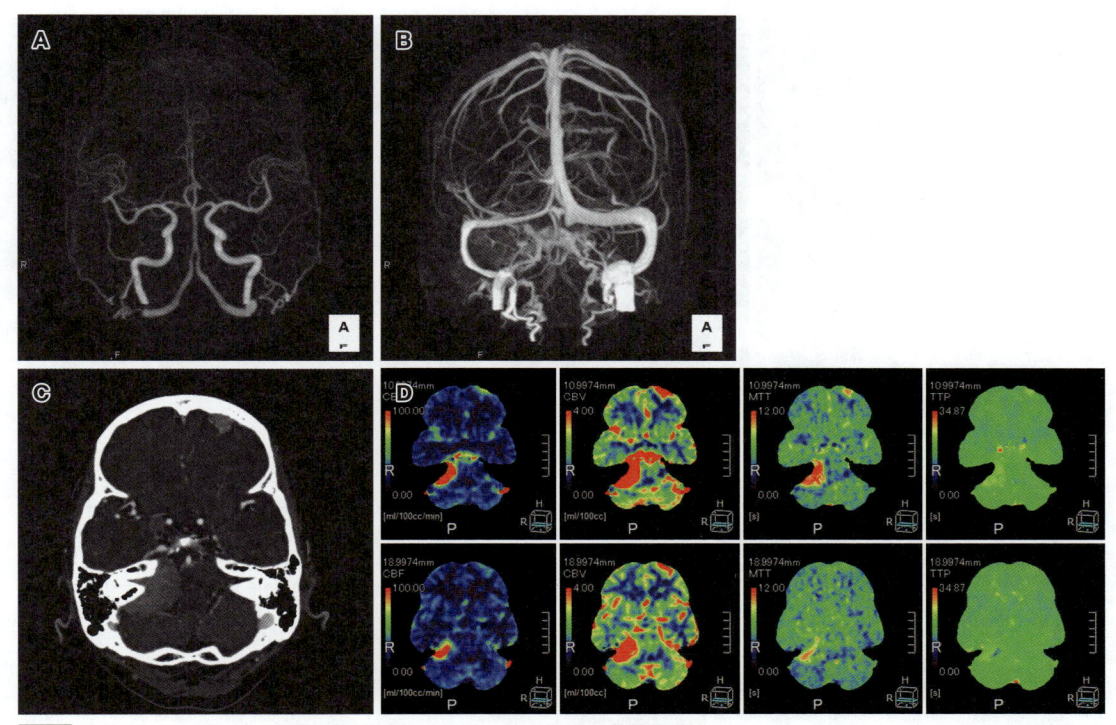

図1 右小脳橋角部と左前頭部髄膜腫の 4D-CTA/CTV と灌流画像
A：4D 撮影で得られた CTA．B：4D 撮影で得られた CTV．C：造影 CT axial 画像．D：perfusion map.
A，B：4D-CTA/CTV では腫瘍の血行動態の把握に加えて，動脈相や静脈相などの任意の時相での血管情報の取得
　　も可能である．
C，D：灌流画像では cerebral blood volume（CBV），cerebral blood flow（CBF），mean transit time（MTT）など
　　の perfusion map を作成することができ，腫瘍の灌流情報を視覚的（定性的）に評価できるほか，各 map 上
　　で値を計測することで定量的評価も可能となる．

腫（hemangiopericytoma）などが挙げられる
が，画像所見のみでは鑑別困難な場合が多い．
診断は単純 CT で十分な場合がほとんどである
が，最終診断には造影は必須で，3D-CTA/
CTV では腫瘍への栄養血管や皮質静脈および
静脈洞の関係を把握することができる．

◆3 聴神経腫瘍（図4）

　聴神経腫瘍の画像診断は，その局在から苦慮
することは少なく，主に治療方針の決定や術前
評価として用いられる．腫瘍は囊胞を伴うこと
もあるが，出血や石灰化は稀であり，典型的に
は軽度拡大した内耳道内から小脳橋角部にコン
マ型のような形態を示す．内耳道に限局する小
さなものは，円形や楕円形を示す．画像診断に

おける治療方針決定の一つとして Koos 分類
（**表1**）が知られている[1]．

　手術前評価としては，3D-CTA で腫瘍周囲を
走行する後大脳動脈，上小脳動脈，前下小脳動
脈，後下小脳動脈や上錐体静脈や静脈洞などの
動静脈，内耳道や頚静脈孔の位置などの骨の観
察が必要となる．造影による腫瘍の増強効果は
緩徐であるため，CTA/CTV に加えて遅延相を
追加することで，髄膜腫との鑑別も可能とな
る．また，4D-CTA で得られる灌流画像での
vascularity の評価も有用である．神経の描出は
MRI が優れているため，MRI の cisternography
などとのマルチモダリティフュージョンを行う
ことで，より正確な腫瘍と神経との位置関係の
把握が可能となる．

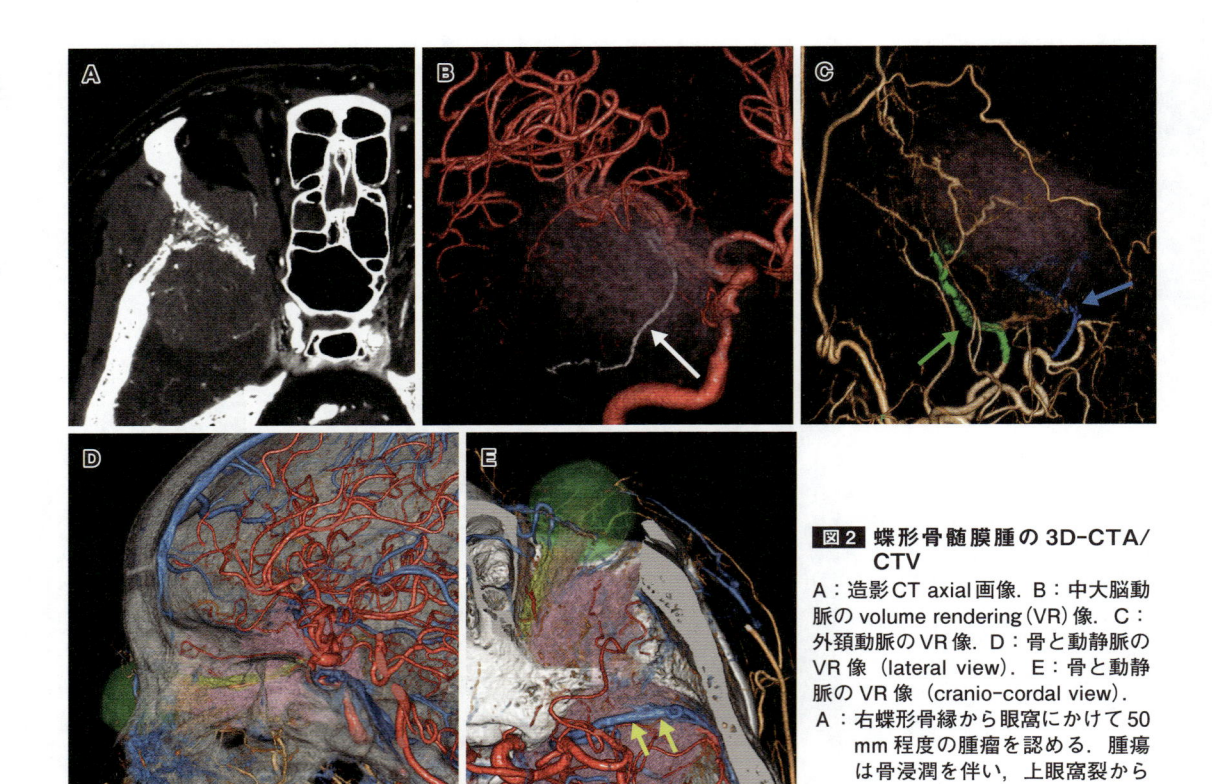

図2 蝶形骨髄膜腫の 3D-CTA/CTV

A：造影CT axial画像．B：中大脳動脈の volume rendering（VR）像．C：外頚動脈のVR像．D：骨と動静脈のVR像（lateral view）．E：骨と動静脈のVR像（cranio-cordal view）．

A：右蝶形骨縁から眼窩にかけて 50 mm 程度の腫瘤を認める．腫瘤は骨浸潤を伴い，上眼窩裂から眼窩内へ進展している．

B：3D-CTA では中大脳動脈からの分枝（矢印）が描出されている．

C：外頚動脈系からは中硬膜動脈（緑矢印），深部側頭動脈（青矢印）が描出されている．

D，E：VR 像では腫瘤と動静脈，視神経を色分けして描出することで，3 次元的な位置の把握に有用となる．腫瘤と周囲動脈，蝶形骨頭頂静脈（黄矢印）の位置関係を把握することができる．

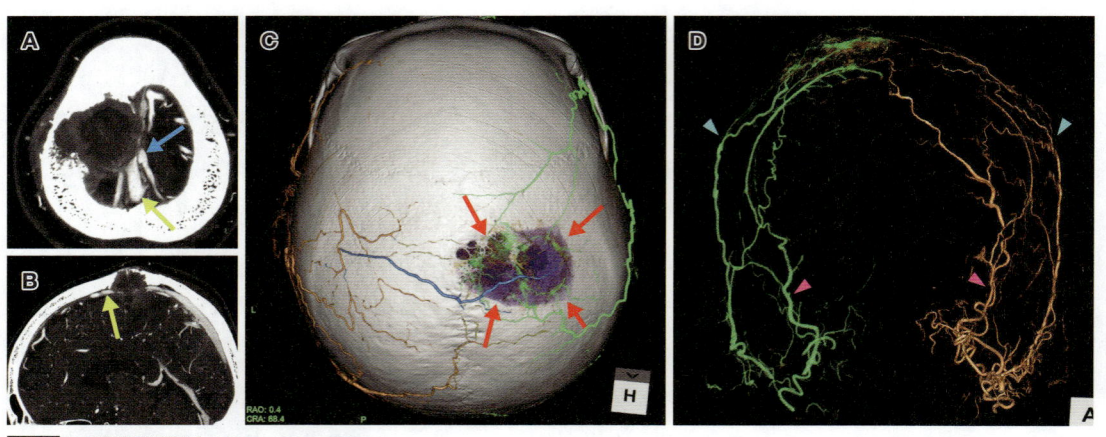

図3 円蓋部髄膜腫の 3D-CTA/CTV

A：造影 CT axial 像．B：造影 CT sagittal 像．C：骨と動静脈の VR 像（cranio-cordal view）．D：外頚動脈系の VR 像（anterior-posterior view）．

A，B：右頭頂部に 50 mm 程度の腫瘤を認める．腫瘤は上矢状静脈洞（黄矢印），皮質静脈（青矢印），頭頂骨に浸潤し，皮下へと進展している．髄膜腫としては非典型的であるが，最終病理診断は atypical meningioma（WHO grade Ⅱ）であった．

C：VR 像でも骨への浸潤の様子が描出されている（赤矢印）．

D：栄養血管である両側浅側頭動脈（青矢頭）と中硬膜動脈（桃矢頭）が描出されている．

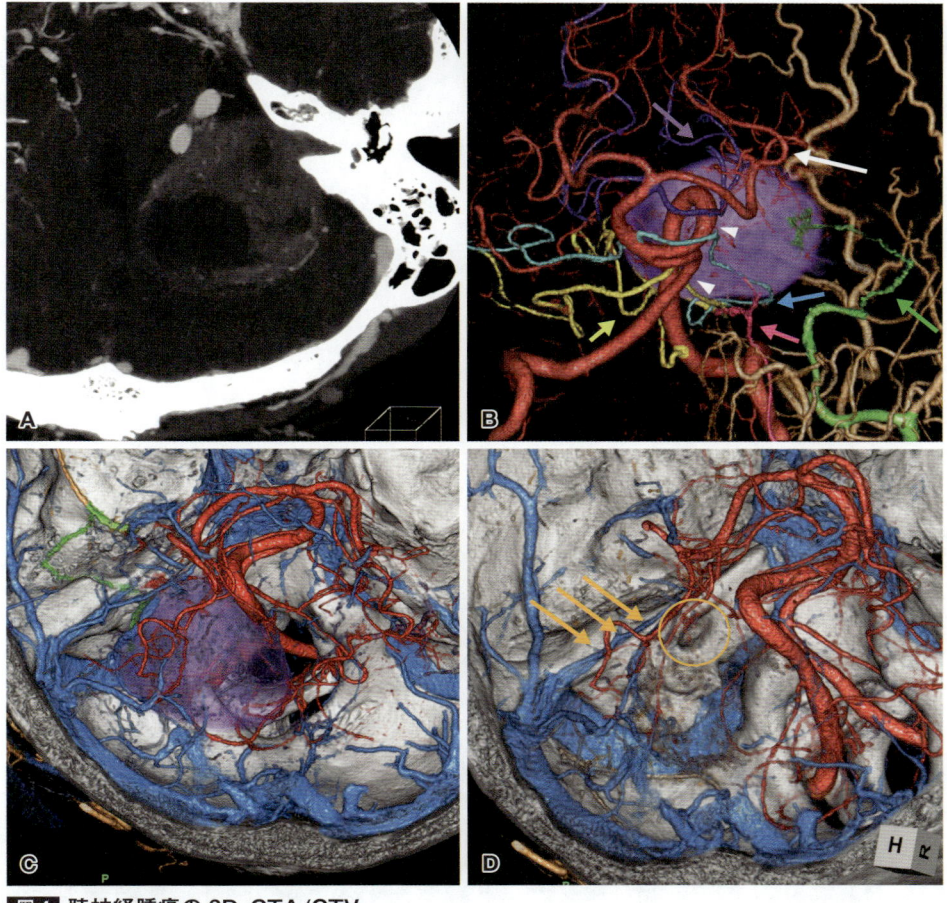

図4 聴神経腫瘍の 3D-CTA/CTV

A：造影 CT axial 像．B：腫瘍と周囲動脈の VR 像．C：骨と動静脈の VR 像（cranio-cordal view）．
D：上錐体静脈と内耳道を観察できる VR 像．

A：左内耳道から小脳橋角部に突出する 40 mm 大の腫瘍を認める（Koos 4）．腫瘍内部は囊胞様構造
　を伴い，不均一な造影効果を呈している．
B：3D-CTA では腫瘍周囲の左後大脳動脈（白矢印），左上小脳動脈（紫矢印），左前下小脳動脈（青
　矢印），左後下小脳動脈（黄矢印），中硬膜動脈（桃矢印），上咽頭動脈（緑矢印）が明瞭に描出さ
　れている．本症例では両側椎骨動脈が強く蛇行し，腫瘍と接しているのが分かる（矢頭）．
C，D：内耳道（丸印）や上錐体静脈（矢印）の評価も可能であり，手術の際は上錐体静脈の損傷を
　避けるように注意することが重要である．

表1 Koos classification system for vestibular schwannoma（文献 1 より）

1		Intracanalicular tumor
2	a	Extending into cerebellopontine angle, ＜half of the shortest distance from porus to pons
	b	Extending into cerebellopontine angle, ≧half of the shortest distance from porus to pons
3		Occupying cerebellopontine angle, touching pons or cerebellar peduncle, not compressing/displacing it
4		Compressing pons or cerebellar peduncle and/or shifting fourth ventricle

◆4 頭蓋咽頭腫 （図5）

頭蓋咽頭腫は鞍内～鞍上部に発生する腫瘍で，adamantinomatous type と squamous-papillary type の2種類に分類される．Adamantinomatous type は頭蓋咽頭管の遺残細胞から発生するとされ，squamous-papillary type は腺性下垂体の隆起部（pars tuberalis）の扁平上皮細胞から発生するとされている．腫瘍は鞍上部または鞍上部＋鞍内にみられることが多いた

め，トルコ鞍の拡大は乏しく，下垂体腺腫の鑑別になることもある．Adamantinomatous type は分葉状で嚢胞優位もしくは充実部と嚢胞の混在のパターンを示す．また，結節状あるいは環状の石灰化が約90％で認められる．造影後は嚢胞壁や壁在結節様の充実部が強く増強されるため，石灰化や充実部がなく造影されないラトケ嚢胞やくも膜嚢胞，脂肪を含む類皮腫との鑑別が可能である．Squamous-papillary type は球形で，充実部優位もしくは充実部と嚢胞の混在

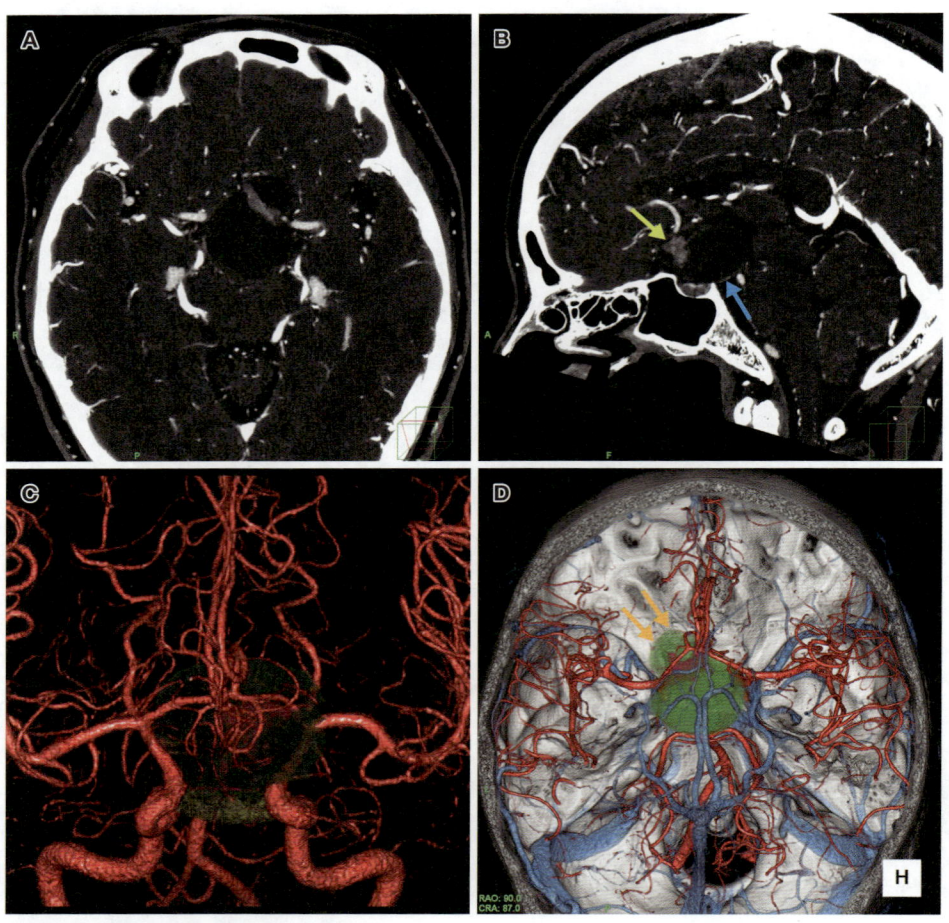

図5 頭蓋咽頭腫の 3D-CTA/CTV
A：造影 CT axial 像．B：造影 CT sagittal 像．C：腫瘍と動脈の VR 像（anterior-posterior view）．
D：骨と動静脈の VR 像（cranio-cordal view）．
A，B：鞍上部に 30 mm 程度の嚢胞成分を伴う腫瘍を認める．石灰化はないが，造影 CT で嚢胞周囲の染まり（青矢印）と嚢胞内の壁在結節（黄矢印）を認める．トルコ鞍の拡大はない．
C，D：腫瘍は内頚動脈や前交通動脈，後大脳動脈に近接しているのが観察できる．腫瘍は左前方に突出している（矢印）．

のパターンを示す．石灰化の頻度は低く，造影後の充実部は強く不均一な増強効果を示す．3D-CTA では腫瘍による鞍上槽を走行する動脈 encasement を観察できる．

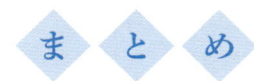

- ● CTは画像診断のなかでも低侵襲かつ簡便に検査可能なモダリティであり，単純CTは腫瘍に伴う頭蓋骨の変化や腫瘍内の石灰化および出血の有無の評価に有用である．

- ● 造影CT検査では，腫瘍内部の造影効果の有無や，造影効果の均一性，腫瘍内や周囲の血管などを評価できる．撮影方法によって，CTA/CTVや灌流画像を取得でき，術前のシミュレーションや質的診断が可能となった．

- ● 高精細CTやマルチモダリティフュージョンを行うことで，細血管や神経構造を3次元的に明瞭に描出し，より詳細な術前支援画像を得られるようになった．

文献

1）Pruijn IMJ, et al: Subclassification of the Koos grade 2 vestibular schwannoma into 2a and 2b for individualized patient care: A validity and reliability study. Eur J Radiol 162: 110799, 2023
2）前原忠行，土屋一洋 編：ちょっとハイレベルな頭部疾患の MRI 診断：完全攻略．学研メディカル秀潤社，東京，2008

病理診断

上升康平 北里大学メディカルセンター脳神経外科

岡 秀宏 北里大学メディカルセンター脳神経外科/北里大学医学部脳神経外科学

◆ はじめに

2021 年に WHO 脳腫瘍分類の第 5 版（以下，WHO 脳腫瘍分類 2021）が発刊されたことによって，脳腫瘍を診断する際，これまで以上に分子診断が重要視されるようになった[1]．また，下垂体腫瘍に関しては他臓器の神経内分泌腫瘍の分類に合わせるかたちで，今までの「下垂体腺腫（pituitary adenoma）」から「下垂体神経内分泌腫瘍（pituitary neuroendocrine tumor：PitNET）」へと名称が変更されたことも大きな変化の一つである[2,3]．

WHO 脳腫瘍分類 2021 では，統合診断（integrated diagnosis），すなわち病理組織診断と悪性度（central nervous system〔CNS〕WHO grade）と分子診断から総合的に診断する方法が採用された．これらの変化を踏まえ，本邦でも 2023 年 10 月に『脳腫瘍取扱い規約』が第 5 版へと大幅に改訂された[4]．

本稿では確定診断にかかわる病理診断の流れと特徴，代表疾患の病理診断に関して，WHO 脳腫瘍分類 2021 での変更点を踏まえて記載する．

1 診断方法 (Point ❶)

① 術中迅速診断 （図 1A，図 2A，図 3A）

脳腫瘍における術中迅速診断は，腫瘍の有無と腫瘍鑑別が主な役割となる．一般的に検体は凍結標本として提出されるため，腫瘍が確実に摘出できているかを評価することが可能で，機能性 PitNET の鑑別診断や切除断端部の腫瘍細胞の残存の評価に有用である．ただし，迅速診断には限界があり，提出される検体量や質によって，核異型の判定や核分裂像の同定，悪性度の評価が困難なこともしばしばある．診断がつかない場合，検体の再提出や永久標本での組織診断の検討が必要となる．

② 細胞診 （図 1B，図 2B，図 3B）

細胞診では，術中迅速診断の補助診断や髄液中の腫瘍細胞の有無が主な役割となる．術中迅速診断の凍結標本と比較して細胞の形態保持に優れ，迅速診断との併用が推奨される．腫瘍と炎症の鑑別，グリオーマと悪性リンパ腫の鑑別などにおいて有用性が高い．核異型や核分裂像の同定に優れている一方で，微小血管増殖の評価が困難である．

③ 組織診断

脳腫瘍検体は，断片化した組織として摘出されることも少なくない．このような検体では解剖学的特徴や腫瘍の存在が不明瞭となりやすい．一方，髄膜腫のように硬膜などの付着組織と一塊にして摘出された検体では，浸潤性の評価が可能となる．また，患者背景や CT，MRI などの画像所見も踏まえた総合的評価が必要である．

総合的評価から得た鑑別診断を中心に，腫瘍の組織型の推測を行う．腫瘍細胞はもちろん，周囲を構成する正常細胞との比較も重要である．

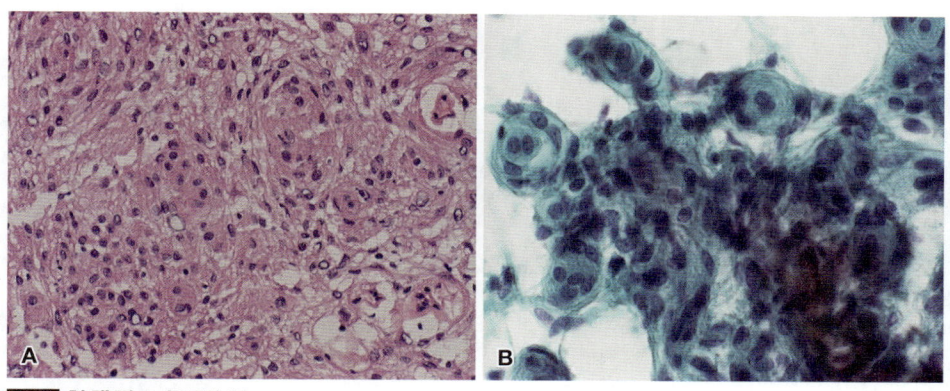

図1 髄膜腫の病理診断
A：術中組織迅速診断（HE 染色×200）.
B：術中迅速細胞診（Papanicolaou 染色×400）.

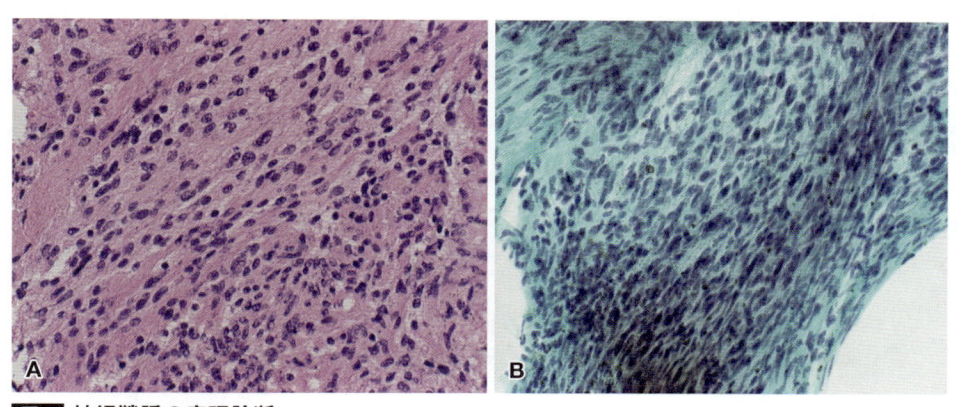

図2 神経鞘腫の病理診断
A：術中組織迅速診断（HE 染色×200）.
B：術中迅速細胞診（Papanicolaou 染色×200）.

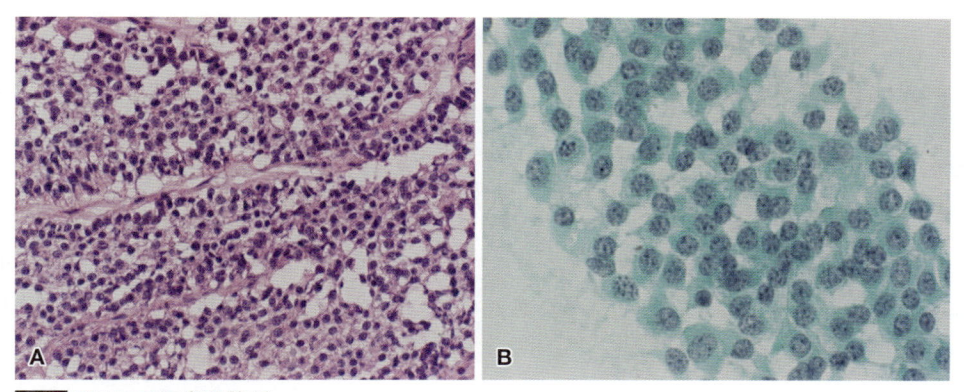

図3 PitNET の病理診断
A：術中組織迅速診断（HE 染色×200）.
B：術中迅速細胞診（Papanicolaou 染色×400）.

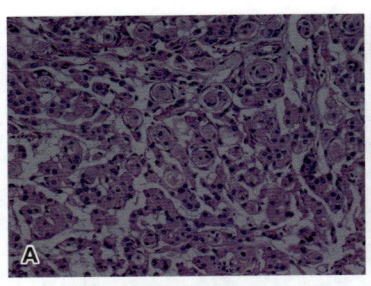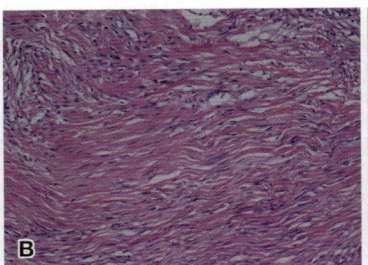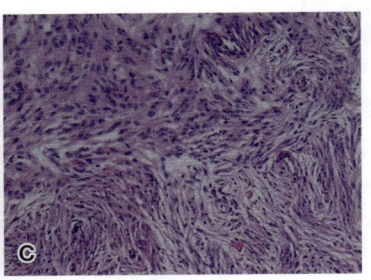

図4 髄膜腫の頻度が高い subtype（HE 染色）

A：Meningothelial meningioma（HE 染色×400）．腫瘍細胞は，円形あるいは楕円形の核と広い好酸性の細胞質を持つ．細胞境界が明瞭でなくいくつかの細胞が融合しているようにみえる．細胞が渦巻き状に配列する whorl と呼ばれる構造が特徴的．

B：Fibrous meningioma（HE 染色×200）．線維芽細胞に似た紡錘形の細胞の増殖からなり，腫瘍細胞の間に膠原線維が多量に形成される腫瘍で，頭蓋外に発生する線維性腫瘍に似ている腫瘍．線維成分が多いため非常に硬い腫瘍．

C：Transitional meningioma（HE 染色×200）．Meningothelial と fibrous の中間的像を示す腫瘍．紡錘形細胞が流れを形成するように増殖．

確定診断には腫瘍細胞の分化形質や分子異常を明らかにするため，免疫組織化学が有用である．GFAP（glial fibrillary acidic protein）や EMA（epithelial membrane antigen），S-100 蛋白などの細胞分化マーカー，IDH1p.R132H，p53，BRAFp.V600E などの分子異常マーカー，Ki-67 などが代表的である．

Point

❶ 診断方法ごとの特徴やそれぞれの長所・短所の理解は診断の助けとなる．

② 代表疾患

本稿では，良性脳腫瘍，そのなかでも髄膜腫，神経鞘腫，下垂体神経内分泌腫瘍の代表的な病理診断に関して解説する．紙幅の都合上すべての組織像を本稿で掲載・解説できないため他書[1-6]を参照いただきたい．

① 髄膜腫（図1）

髄膜腫（meningioma）は，髄膜皮細胞（meningothelial cell）に由来すると考えられる腫瘍と定義される．15 の subtype に分類され，meningothelial（**図4A**），fibrous（**図4B**），transitional meningioma（**図4C**）の頻度が高い．ほとんどは CNS WHO grade 1 に相当するが，どの subtype でも侵襲性増殖を来し，grade 2 もしくは grade 3 を生じ得る．

髄膜腫の病理診断は主に組織学パターンにおいて評価される．基本としては従来どおりの病理組織所見に基づいて診断されるが，いくつか変更点もある．侵襲性増殖はすべての組織学的パターンで起こり得ることから，これまで WHO grade 2 もしくは grade 3 に分類されていた atypical meningioma と anaplastic meningioma の診断基準は，基礎となる subtype にかかわらず評価されるべきとされた．また，anaplastic meningioma においては分子異常マーカーが髄膜腫の分類と悪性度に関与するとされ，診断基準に遺伝子情報が導入された（**Point ❷**）．

免疫組織化学では，EMA，vimentin，SSTR2A（somatostatin receptor 2A）を典型的に認める．Ki-67 が 4％ を超えると grade 2，20％ を超えると grade 3 相当の予後といわれている．AKT1 や KLF4，TRAF7，SMO などの遺伝子異常が subtype や発生部位などに相関するとされているが，subtype はあくまで病理組織所見に基づく分類であり，遺伝子異常によって定義されるわけではない．

Point

❷従来の組織所見に加え，TERT プロモーター変異[5]や CDKN2A/2B のホモ接合性欠失[6]などの遺伝子情報が診断基準に導入された．

② 神経鞘腫 (図 2)

神経鞘腫（schwannoma）は，分化したシュワン細胞から構成される腫瘍と定義される．CNS WHO grade 1 に分類され，頭蓋内では前庭神経鞘腫（vestibular schwannoma）が大部分を占める．

組織学的には紡錘形のシュワン細胞の増殖を認め，細胞密度が高く，核の柵状配列が特徴的な Antoni A 領域と，細胞密度が低く，腫瘍細胞を散在性に認める Antoni B 領域が混在する．腫瘍細胞は S-100 蛋白と SOX 10 陽性を示す．

神経線維腫症 2 型では，腫瘍抑制遺伝子の NF2，およびその遺伝子産物の細胞骨格蛋白である merlin（schwannomin）の変異により，両側の聴神経や脊髄神経など全身性の schwannoma を来す．孤発例の schwannoma でも merlin の不活化が 50〜70％で認められるといわれている (Point ❸)．

組織学的亜型として，陳旧性シュワン細胞腫（ancient schwannoma），富細胞性シュワン細胞腫（cellular schwannoma），蔓状シュワン細胞腫（plexiform schwannoma），類上皮シュワン細胞腫（epithelioid schwannoma），微小嚢胞性/網状シュワン細胞腫（microcytic/reticular schwannoma）がある．

Point

❸NF2 の関与は，神経線維腫症 2 型と孤発例，いずれも指摘されている．

③ 下垂体神経内分泌腫瘍 (図 3)

下垂体内分泌腫瘍（PitNET）は，下垂体前葉のホルモン産生細胞から発生する腫瘍と定義される．従来「下垂体腺腫（pituitary adenoma）」と呼ばれていたが，神経内分泌細胞由来であり，上皮細胞由来の「腺腫（adenoma）」とは病理学的に異なる点，周囲組織を破壊し浸潤する性質を持つ点から，ほかの全身臓器の神経内分泌腫瘍と同様の疾患概念へと統一された(Point ❹)．

病理診断は免疫組織化学に基づき，転写因子（PIT1，TPIT，SF1），産生ホルモン，サイトケラチンを主に用いる[2]．また，多ホルモン産生腫瘍の亜型分類などでは，電子顕微鏡所見が補助診断として有用である．臨床的には腫瘍のホルモン産生分泌能の有無によって機能性と非機能性に分類されるが，非機能性 PitNET の大多数もホルモン産生分化能を有している．組織分類は免疫組織化学に基づくため，機能性と非機能性に関係なく分類される．

組織型は PIT1 系統下垂体神経内分泌腫瘍（GH，PRL，TSH 産生），TPIT 系統下垂体内分泌腫瘍（ACTH），SF1 系統下垂体神経内分泌腫瘍（ゴナドトロピン），系統分化を示さない下垂体神経内分泌腫瘍，多発性下垂体内分泌腫瘍，転移性下垂体神経内分泌腫瘍に分類される．系統分化を示さない下垂体神経内分泌腫瘍である null cell PitNET/adenoma（下垂体前葉ホルモン，転写因子ともに陰性）は診断基準に転写因子が導入されたことにより，非常に稀であることが明らかとなった（PitNET の 1〜5％以下）[3]．

Point

❹WHO 脳腫瘍分類 2021 で大きく変更が加わった．病理診断においては，転写因子，産生ホルモン，サイトケラチンによる分類が大切である．

● **WHO脳腫瘍分類2021により，腫瘍診断において遺伝子情報が重要視されるようになった．**

● **病理組織所見のみでなく，画像診断や分子診断などと総合的に評価する必要がある．**

● **良性腫瘍においても「下垂体神経内分泌腫瘍（PitNET）」を中心に取り扱いに大きな変化がなされた．**

文献

1）WHO Classification of Tumours Editorial Board: 332-7（WHO Classification of Tumours: Central Nervous System Tumours. 5th ed. World Health Organization, Lyon, 2021）
2）Asa SL, et al: Overview of the 2022 WHO Classification of Pituitary Tumors. Endocr Pathol 33: 6-26, 2022
3）Nishioka H, Inoshita N: New WHO classification of pituitary adenomas（4th edition）: assessment of pituitary transcription factors and the prognostic histological factors. Brain Tumor Pathol 35: 57-61, 2018
4）日本脳神経外科学会 編，日本病理学会 編：臨床・病理 脳腫瘍取扱い規約．第5版．金原出版，東京，2023
5）Sahm F, et al: TERT Promoter Mutations and Risk of Recurrence in Meningioma. J Natl Cancer Inst 108: djv377, 2015
6）Sievers P, et al: CDKN2A/B homozygous deletion is associated with early recurrence in meningiomas. Acta Neuropathol 140: 409-13, 2020

分子診断

宮脇 哲　東京大学医学部脳神経外科
土屋貴裕　東京大学医学部脳神経外科

 ## はじめに：良性脳腫瘍の分子診断の現状

　遺伝子解析技術の発展に伴い，脳腫瘍に対して多くの遺伝子解析研究がなされ，多くの知見が得られてきている．そうした研究成果に基づいて，髄膜腫などの良性脳腫瘍においても分子診断が導入された点は，WHO脳腫瘍分類2021における改訂の大きなポイントである[1]．また，WHO脳腫瘍分類2021においては，すべての種類の腫瘍に対して「Diagnostic molecular pathology」という項目の記載があり，また，「Essential criteria」と「Desirable criteria」という診断基準が定められたのも特筆すべき事項である．

　Diagnostic molecular pathologyには，診断における有用な遺伝子異常の情報がまとめられている．また，Essential criteriaとは，そのいずれかの基準を満たす場合は確定診断できる基準である．Desirable criteriaとは，診断をサポートするが必須ではない基準である．Essential criteria/Desirable criteriaのいずれの基準のなかにも分子診断の項目が含まれている場合がある．

　本稿では，WHO脳腫瘍分類2021における良性脳腫瘍の分子診断を総括すると同時に，その背景にある最新の遺伝子解析研究の知見について言及する．対象疾患とする良性脳腫瘍は，meningioma, schwannoma, solitary fibrous tumor, craniopharyngioma, pituitary neuroendocrine tumorとする．それぞれの腫瘍に関して，WHO脳腫瘍分類2021に記載されているEssential criteria/Desirable criteriaのなかで，分子診断の記載があるものを抽出し，提示する．また，Diagnostic molecular pathologyの記載を要約し，良性脳腫瘍の分子診断の現状を概説する．

 ## Meningioma

① WHO脳腫瘍分類2021に記載されている分子診断

● **Essential criteria**

・Suggestive histopathological features combined with biallelic inactivation of *NF2* or other classic drivers of conventional meningioma(*TRAF7, AKT1, KLF4, SMO, PIK3CA*), clear cell meningioma (*SMARCE1*), or rhabdoid meningioma (*BAP1*)

・Suggestive histopathological features combined with one of the defined DNA methylation classes of meningioma

● **Desirable criteria**

・Classic copy-number alterations of *NF2*-mutant meningioma, such as monosomy 22/22q in lower-grade meningiomas, with additional losses of 1p, 6q, 10q, 14q, and/or 18q in higher-grade meningiomas

② WHO grade 3 の診断基準

・*TERT* promoter mutation

・Homozygous deletion of *CDKN2A* and/or *CDKN2B*

③ 最新の遺伝子解析研究の知見

Meningioma に関連する genetic alteration は，古典的には 22q の loss および *NF2* 変異が知られているが，*NF2* 以外にも，*TRAF7*，*AKT1*，*KLF4*，*SMO*，*PICK3CA* などの複数の関連遺伝子が同定されてきている[2-5]．

遺伝子変異以外にも染色体コピー数異常に伴うゲノム安定性が，腫瘍の再発や予後に関与する大きな因子であることが示されてきている[6]．

また，全ゲノム領域の DNA メチル化状態（methyolome profile）が様々な脳腫瘍の診断に有効であるという報告がなされ，meningioma でもそのような報告がなされている[7]．

Essential/Desirable criteria の位置づけは，組織学的評価が典型的な meningioma の組織像を呈さない場合に，免疫染色や分子診断によって診断を確定させることを目的としていると考えられる．組織学的所見が meningioma subtype のいずれかに該当する場合は，単独で meningioma と診断される（Essential criteria）．組織学的評価が確定できない場合は，*NF2* の biallelic inactivation（いわゆる 2 hit），*TRAF7*，*AKT1*，*KLF4*，*SMO*，*PIK3CA* の変異によって meningioma と診断される（Essential criteria）．

また，*SMARCE1* 変異によって clear cell meningioma と，*BAP1* 変異によって rhabdoid meningioma と診断される（Essential criteria）．組織学的評価で確定できない場合でも，DNA methylation class が既報のいずれかの meningioma class に該当する場合は meningioma と診断できる（Essential criteria）．染色体コピー数

異常に関しては，22q loss は Desirable criteria とされており，1p，6q，10q，14q，18q loss は grade 2/3 meningioma の Desirable criteria とされている．

WHO 脳腫瘍分類 2021 においては，まず meningioma の subtype が提示され，続いて WHO grade 2/3 の定義が示されている．以前の診断基準（WHO 脳腫瘍分類 2016）と組織学的評価に大きな変わりはない．

髄膜腫は 15 種類の subtype に分類されている．2021 年の改訂では WHO grade 3 の診断基準に分子診断が追加されたことが大きなポイントである．すなわち，homozygous *CDK2A/2B* deletion あるいは *TERT* promoter 変異を有する場合は，WHO grade 3 と診断されることとなった（**Point ❶**）[8,9]．

さらに近年，全ゲノム領域の DNA メチル化状態や RNA シークエンスによる遺伝子発現状態（transcriptome profile）などの網羅的遺伝子解析情報を統合したマルチオミクス解析の報告が複数なされている[10,11]．Methylome profile や transcriptome profile とゲノム異常には相関がみられ，予後が良好な群は，非 *NF2* 遺伝子変異の meningioma や *NF2* 異常があるものの腫瘍免疫が保たれている meningioma であり，中間の予後・悪性の予後をたどるものは，*NF2* 遺伝子異常とともに染色体コピー数異常が顕著な腫瘍が多いとされている．Meningioma においては腫瘍免疫状態がその悪性度を規定する因子として注目されてきている[12]．

これらのマルチオミクス解析に基づく分類は，WHO 脳腫瘍分類よりも正確に予後に関連すると報告されている．これらの結果は今回の WHO 脳腫瘍分類 2021 には採用されていない．WHO 脳腫瘍分類は組織学的評価がその基盤となっているが，上記のような網羅的遺伝子解析

に基づく分類が，今後，WHO脳腫瘍分類にどのように組み込まれていくかが注目される．

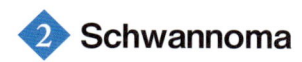

❶WHO脳腫瘍分類2021においては，WHO grade 3の診断基準としてhomozygous *CDK2A/2B* loss，*TERT* promoter変異が追加された．

② Schwannoma

① WHO 脳腫瘍分類 2021 に記載されている 分子診断

● **Essential criteria**

分子診断の記載なし．

● **Desirable criteria**

Loss of *SMARCB1*（*INI1*）expression（epithelioid schwannoma），or a mosaic pattern of *SMARCB1*（*INI1*）expression（syndrome-associated schwannoma）．

② 最新の遺伝子解析研究の知見

Schwannoma においては，22q loss and/or *NF2* 遺伝子の変異が高頻度（50～75％）にみられるものの，非特異的な分子変化である（**Point ❷**）[13-16]．Schwannoma は，特有の DNA メチル化パターンを示すことが明らかとなっている．WHO 脳腫瘍分類 2021 にて schwannoma の分子診断に関して記載があるのは epithelioid schwannoma における *SMARCB1* の発現消失と，*NF2* related schwannomatosis などの schwannomatosis における *SMARCB1* の mosaic pattern のみである．

Schwannoma の関連遺伝子の探索が行われており，*NF2* 以外に *ARID1A*，*ARID1B*，*DDR1*，*LATS1*，*LATS2* などの遺伝子の変異が報告されているが，*NF2* に比べると頻度は高くない[13,15]．2016 年に報告された網羅的遺伝子解析の研究成果では，SH3PXD2A-HTRA1

融合遺伝子が約10％の症例で認められた[15]．この融合遺伝子の遺伝子産物は *in vivo* で腫瘍増殖を促進し，腫瘍形成のドライバーであることが示された．また近年，*NF2* などの既知の遺伝子変異をもたない schwannoma に SOX10 という遺伝子の indel 変異を認められることが報告された[17]．この変異は特に non vestibular schwannoma に多くみられるということが報告されている．

近年，schwannoma における腫瘍微小環境に関するマルチオミクス解析が行われ，腫瘍増大に関連する転写因子が同定されている[18]．また，放射線治療に応じて epigenetic な再構成が生じて腫瘍微小環境を形成することも示されており[19]，遺伝子解析手法の発展とともに様々な腫瘍増大のメカニズムが明らかになってきている．

❷Schwannoma においては 22q loss and/or *NF2* 遺伝子の変異が高頻度にみられるものの，非特異的な分子変化である．

③ Solitary fibrous tumor

① WHO 脳腫瘍分類 2021 に記載されている 分子診断

● **Essential criteria**

STAT6 nuclear expression

● **Desirable criteria**

Demonstration of *NAB2∷STAT6* gene fusion

② 最新の遺伝子解析研究の知見

Solitary fibrous tumor は，WHO 脳腫瘍分類 2021 から hemangiopericytoma の併記がなくなり，solitary fibrous tumor に統一された．12 番染色体の 12q13 に位置する *NAB2* と *STAT6* の

融合遺伝子がドライバー遺伝子異常として同定されており，それに伴う STAT6 蛋白の核内発現が腫瘍発生に関与していると考えられている[20,21]．

WHO 脳腫瘍分類 2021 では，免疫染色における STAT6 蛋白の核内発現の確認は，Essential criteria とされており，感度・特異度が高いことから免疫染色で確定診断となる（**Point ❸**）．免疫染色で陰性となるような症例では，*NAB2-STAT6* 融合遺伝子の検出が望ましいとされている．

4 Craniopharyngioma

① Adamantinomatous craniopharyngioma における WHO 脳腫瘍分類 2021 に記載されている分子診断

● Essential criteria

分子診断の記載なし．

● Desirable criteria

・Mutation in *CTNNB1*

・Absence of *BRAF* p.V600E mutation

② Papillary craniopharyngioma における WHO 脳腫瘍分類 2021 に記載されている分子診断

● Essential criteria

分子診断の記載なし．

● Desirable criteria

・Presence of *BRAF* p.V600E mutation

・Absence of *CTNNB1* mutation

③ 最新の遺伝子解析研究の知見

Adamantinomatous craniopharyngioma で

は，約 70％に β カテニンをコードする *CTNNB1* 変異を認め，papillary craniopharyngioma では約 90％に *BRAF* p.V600E 変異を認めることが報告されている（**Point ❹**）[22]．これらは免疫染色においても評価できる．*BRAF* p.V600E 変異を有する腫瘍に対しては BRAF-MEK 阻害剤の有効性が示されており，難治性の papillary craniopharyngioma に対する分子標的治療として期待される．

5 Pituitary neuroendocrine tumor

① WHO 脳腫瘍分類 2021 に記載されている分子診断

● Essential criteria

分子診断に関する記載なし．

● Desirable criteria

分子診断に関する記載なし．

② 最新の遺伝子解析研究の知見

現状では，pituitary neuroendocrine tumor に関しては，診断に有効な molecular characteristics はないとされている（**Point ❺**）．

一方で，pituitary neuroendocrine tumor に関しても様々な遺伝子解析研究がなされ，関連遺伝子が同定されている．代表的な疾患関連遺伝子として，somatotroph PitNET における *GNAS* 遺伝子，そして corticotroph PitNET における *USP8* 遺伝子がある．*GNAS* の変異は somatotroph PitNET の約 40％に認められる[23]．

GNAS は，G 蛋白 α サブユニットをコードするがん遺伝子であり，変異によって cAMP 経路

の活性化を来し，腫瘍発生にかかわる．*USP8*の変異は corticotroph PitNET の 30〜60％ に認められる[24]．

USP8 の変異は，上皮成長因子受容体(epidermal growth factor receptor：EGFR) の脱ユビキチン化を来し，EGFR シグナルの活性化が腫瘍発生にかかわっている．また，*USP8* 変異のない corticotroph PitNET の 23％ に *USP48* 変異が，16％ に *BRAF* 変異が報告されている[24]．

また近年，lactotroph PitNET の 19.8％ に *SF3B1* 遺伝子の変異が認められることが報告され，同変異を有する腫瘍は PRL 値が高値であり，無増悪生存期間が短いことが報告されている[25]．これらの研究成果の診断的意義の確立が望まれる．

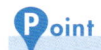

Point

❺現状では，pituitary neuroendocrine tumor に関しては有効な分子診断はない．

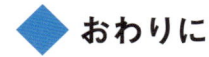 **おわりに**

近年の良性脳腫瘍の遺伝子解析研究の発展は目覚ましく，WHO 脳腫瘍分類 2021 の診断基準にも分子診断が採用されることとなった．

一方で，こうした遺伝子解析はすべての施設では行えないこと，臨床診断のための遺伝子解析の精度をいかに担保するかということなどが，ほかの脳腫瘍と同様に大きな課題といえる．

また，良性脳腫瘍における分子診断は，診断そのものや予後予測に寄与する一方で，特定の遺伝子異常に応じた化学療法などの精密医療(precision medicine)につながる可能性がある．良性脳腫瘍においても遺伝子解析研究のさらなる発展が期待される．

ま　と　め

● WHO脳腫瘍分類2021において，すべての種類の腫瘍に対して「Diagnostic molecular pathology」という診断上有用な遺伝子異常の情報がまとめられた項目が記載された．

● WHO脳腫瘍分類2021において，確定診断できる基準の「Essential criteria」と，診断をサポートするが必須ではない基準の「Desirable criteria」という診断基準が定められ，分子診断の項目が含まれている場合がある．

● 良性脳腫瘍においても遺伝子解析研究のさらなる発展が期待される．

文献

1) WHO Classification of Tumours Editorial Board: WHO Classification of Tumours: Central Nervous System Tumours. 5th ed. World Health Organization, Lyon, 2021
2) Clark VE, et al: Genomic analysis of non-NF2 meningiomas reveals mutations in TRAF7, KLF4, AKT1, and SMO. Science 339: 1077-80, 2013
3) Abedalthagafi M, et al: Oncogenic PI3K mutations are as common as AKT1 and SMO mutations in meningioma. Neuro Oncol 18: 649-55, 2016
4) Clark VE, et al: Recurrent somatic mutations in POLR2A define a distinct subset of meningiomas. Nat Genet 48: 1253-9, 2016
5) Brastianos PK, et al: Genomic sequencing of meningiomas identifies oncogenic SMO and AKT1 mutations. Nat Genet 45: 285-9, 2013
6) Aizer AA, et al: A prognostic cytogenetic scoring system to guide the adjuvant management of patients with atypical meningioma. Neuro Oncol 18: 269-74, 2016
7) Sahm F, et al: DNA methylation-based classification and grading system for meningioma: a multicentre, retrospective analysis. Lancet Oncol 18: 682-94, 2017
8) Goutagny S, et al: High incidence of activating TERT promoter mutations in meningiomas undergoing malignant progression. Brain Pathol 24: 184-9, 2014
9) Sievers P, et al: CDKN2A/B homozygous deletion is associated with early recurrence in meningiomas. Acta Neuropathol 140: 409-13, 2020
10) Nassiri F, et al: A clinically applicable integrative molecular classification of meningiomas. Nature 597: 119-25, 2021
11) Maas SLN, et al: Integrated Molecular-Morphologic Meningioma Classification: A Multicenter Retrospective Analysis, Retrospectively and Prospectively Validated. J Clin Oncol 39: 3839-52, 2021
12) Choudhury A, et al: Meningioma DNA methylation groups identify biological drivers and therapeutic vulnerabilities. Nat Genet 54: 649-59, 2022
13) Oh JE, et al: Alterations in the NF2/LATS1/LATS2/YAP Pathway in Schwannomas. J Neuropathol Exp Neurol 74: 952-9, 2015
14) Håvik AL, et al: Genetic landscape of sporadic vestibular schwannoma. J Neurosurg 128: 911-22, 2018
15) Agnihotri S, et al: The genomic landscape of schwannoma. Nat Genet 48: 1339-48, 2016
16) Petrilli AM, Fernández-Valle C: Role of Merlin/NF2 inactivation in tumor biology. Oncogene 35: 537-48, 2016
17) Williams EA, et al: Novel SOX10 indel mutations drive schwannomas through impaired transactivation of myelination gene programs. Neuro Oncol 25: 2221-36, 2023
18) Barrett TF, et al: Single-cell multi-omic analysis of the vestibular schwannoma ecosystem uncovers a nerve injury-like state. Nat Commun 15: 478, 2024
19) Liu SJ, et al: Epigenetic reprogramming shapes the cellular landscape of schwannoma. Nat Commun 15: 476, 2024
20) Chmielecki J, et al: Whole-exome sequencing identifies a recurrent NAB2-STAT6 fusion in solitary fibrous tumors. Nat Genet 45: 131-2, 2013
21) Robinson DR, et al: Identification of recurrent NAB2-STAT6 gene fusions in solitary fibrous tumor by integrative sequencing. Nat Genet 45: 180-5, 2013
22) Goschzik T, et al: Genomic Alterations of Adamantinomatous and Papillary Craniopharyngioma. J Neuropathol Exp Neurol 76: 126-34, 2017
23) Asa SL, Ezzat S: Genetics and proteomics of pituitary tumors. Endocrine 28: 43-7, 2005
24) Chen J, et al: Identification of recurrent USP48 and BRAF mutations in Cushing's disease. Nat Commun 9: 3171, 2018
25) Li C, et al: Somatic SF3B1 hotspot mutation in prolactinomas. Nat Commun 11: 2506, 2020

IV章

手術
（手術機器）

1

原理
電気手術器・超音波外科吸引装置

眞田寧皓 近畿大学脳神経外科

はじめに

　止血のための電気手術器，腫瘍摘出などで使用される超音波外科吸引装置の原理は，あまり理解されないまま使用されていることが多いようである．それらの原理を理解することは安全に機器を使用するために必要であり，ここに概説する．

1 電気手術器

　電気手術器とはいわゆるモノポーラ，バイポーラであり，それぞれが日本語で単極凝固子，双極凝固子にあたる．ともにジェネレータから流れる高周波電流を組織に通電することで，組織が高温に熱せられて，凝固・切開作用が生まれる．1926 年に William T. Bovie が開発した電気メスを，世界で初めて臨床使用したのが Harvey Cushing であり，脳神経外科手術から電気メスの歴史がはじまった[1]．

① モノポーラとバイポーラ

　電流を発生させるジェネレータに 2 つの電極を設置し，その電極間に組織を置くことで組織が通電される．電極の一方をメスのように使えるようにしたものが電気メスで，多くはモノポーラである．この場合，他方の電極として対極板が必要であり，脳神経外科手術では臀部や大腿部に貼付されることが多い．これに対してバイポーラは作用する電極と対極板を極めて近接させたものであり，通常は鑷子の形状となっている．両者とも 2 つの電極間に置かれた組織に通電するという原理は同じであり，2 つの電極を要するという意味ではすべての電気手術器はバイポーラである．

　組織へ作用させる端子を一方の電極だけとしたものをモノポーラと呼び，両方の電極を使用するものをバイポーラと呼ぶ．モノポーラでは 2 つの電極間の距離が離れているため，広い範囲に通電されるのに対し，バイポーラでは電極間の距離が近接しているため，通電範囲が非常に限られる．そのため，硬膜内操作では周囲の神経などに通電による障害を与えないように，主にバイポーラが使用される．対して，通電範囲が広いモノポーラは頭蓋外の組織切開，止血，剥離などに多用され，バイポーラよりも作業効率がよい．

② CUT モードと COAG モード

　生体の約 60% は水であり，そのうちの約 40% が細胞内に存在する．そのため通電された組織内の細胞は，一気に通電されるとジュール熱によって細胞内の水が瞬時に 100℃ 以上になり，水蒸気となって細胞を爆発させる（水蒸気爆発）．断続的に通電されると水蒸気爆発は生じず，細胞内の水分が蒸発して細胞が乾燥する（desiccation）．水蒸気爆発を連続して行うことで電気メスは組織切開を実現させ，desiccation を一定の範囲で生じさせることで凝固を行って

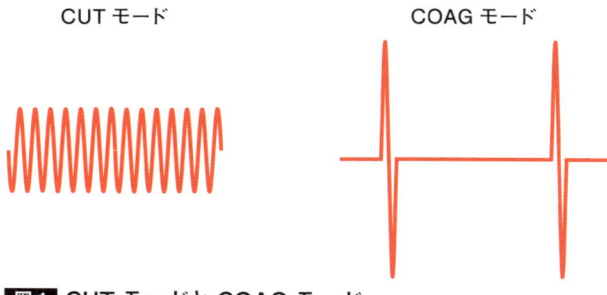

図1 CUT モードと COAG モード
一定の出力（Watt＝電流×電圧）であれば，CUT モードのほうが
電流値が高く，COAG モードのほうが電圧値が高くなる.

いる．ジェネレータのほとんどに，CUT モードと COAG モードという 2 つのモードが備わっている．CUT モードと COAG モードの違いは機種によって多少の差異はあるが，概して CUT モードは連続的な通電であるのに対して，COAG モードは断続的な通電である **(図1)**.

ジェネレータからの出力（Watt＝電流×電圧）を一定とした場合，CUT モードでは連続的に通電されるため，COAG モードよりも電流値は高くなるが，電圧値は低くなる．これに対して COAG モードでは CUT モードよりも電流値は低くなるが，電圧値は高くなる．電極に高電圧をかけると電極から自由電子が飛び出し，接触していないところでも通電が可能となる（火花放電）．これが COAG モードでの主たる通電様式となる．実際に臨床で電気メスの先端から火花が飛んでいるところをみたことがある術者は多いであろう．

③ 組織への影響

細胞を水蒸気爆発させるためにはジュール熱が重要であるが，ジュール熱は電流の 2 乗と組織の電気抵抗と時間に比例するため，連続通電で電流値の高くなる CUT モードが切開に適している．

> ジュールの法則
> $Q = I^2 Rt$
> 〔Q：熱量，I：電流，R：電気抵抗，t：時間〕

それに対して，COAG モードは火花放電を主に使用することになり，水蒸気爆発を生じさせにくくして desiccation を生じさせるのに適している．すなわち，CUT モードと COAG モードは，ジュール熱を主に使うか，火花放電を主に使うかのバランスによって決まる．そのバランスをどの程度組み合わせるかによって，BLEND モードが存在する **(図2)**.

しかしながら，ジェネレータの出力を上げさえすれば COAG モードでも水蒸気爆発を生じさせることができるので，COAG モードのみで切開と凝固を同時に行いながら使用するケースが多いようである．対して，CUT モードでも出力を下げれば水蒸気爆発ではなく desiccation を主に生じさせることができる．COAG モードは断続的に通電されるため，一度通電された部位は乾燥し，抵抗値が高くなる．そのため次の通電ではまだ通電されていない部位が通電される，という現象を繰り返す．周囲に電流が分散し，一点に集中した温度上昇が生じにくい代わりに，組織への影響は広範囲となりやすい．これに対して CUT モードは連続的に通電されるため，断続的通電の COAG モードよりも周囲へ

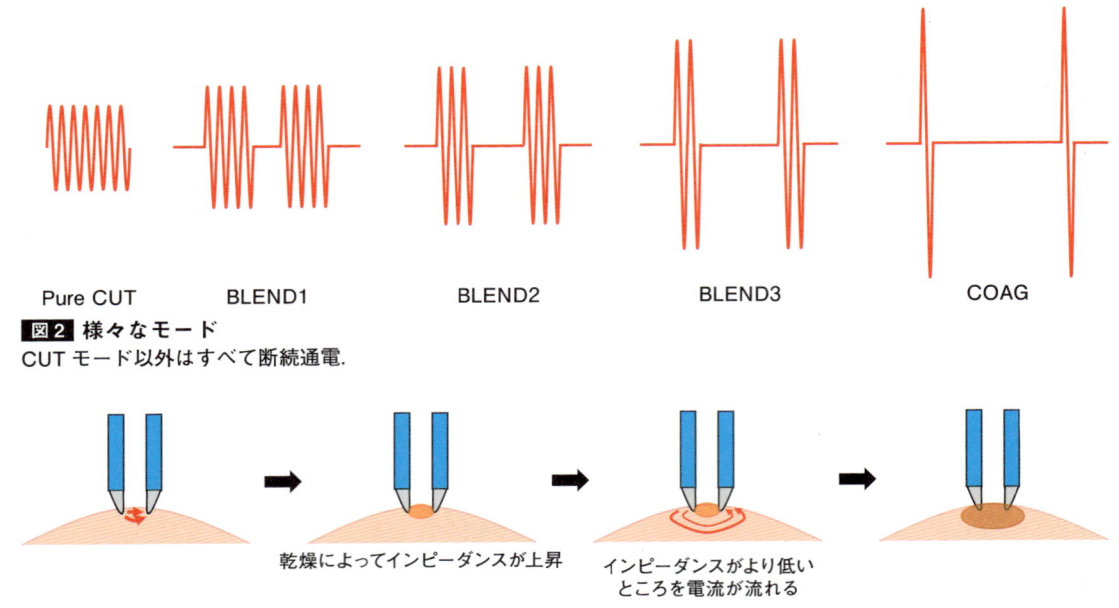

電流

電圧

Pure CUT   BLEND1   BLEND2   BLEND3   COAG

図2 様々なモード
CUT モード以外はすべて断続通電.

乾燥によってインピーダンスが上昇　　インピーダンスがより低い
ところを電流が流れる

図3 マッシュルーム効果（mushroom effect）

の電流の分散が生じにくく，一定範囲が均一に通電される．そのため SAGES Manual では，周辺組織への影響がより少ない安全な凝固方法として，低出力の CUT モード（連続通電）での凝固を推奨している[2]．

モノポーラ先端の形状によっても組織への影響は異なる．先端が丸いものと尖ったものでは，組織接触時の面積は丸いもののほうが大きくなるため，通電される組織への電流密度は低くなる．そのため，同一の出力で使用する場合は，接触面積が広いほうが切開能力は低下する．

④ マッシュルーム効果

バイポーラでみられる現象として「マッシュルーム効果（mushroom effect）」がある．これは，バイポーラで同じ部位をしばらく凝固していると，組織変性が徐々に周囲に広がる現象である(図3)．最初に通電された部位は乾燥して抵抗値が上昇するため通電されにくくなり，その

結果として周囲の抵抗値が低い部位が通電されるようになる．それが繰り返されることで，徐々に周囲に変性が広がっていく．そのため，バイポーラでの凝固で周囲組織への影響を最小限にするためには，短時間の通電にとどめなければならない．

⑤ 高周波電流

一般にジェネレータから発生する高周波電流は 300 kHz〜5 MHz であり，ここまで高い周波数では神経細胞や筋細胞の細胞膜のイオンチャネルは開放せず，感電しない．そのため我々は電気手術器を手術で使用できるのであるが，その周波数の高低によって生体への効果が異なる．細胞膜は脂質二重層で構成されるため，直流電流は流れないが，我々が使用するジェネレータは交流電流であるために，細胞膜外の電流が経時的に変化することで，細胞内イオンがその変化に伴って移動を繰り返し，細胞内に熱

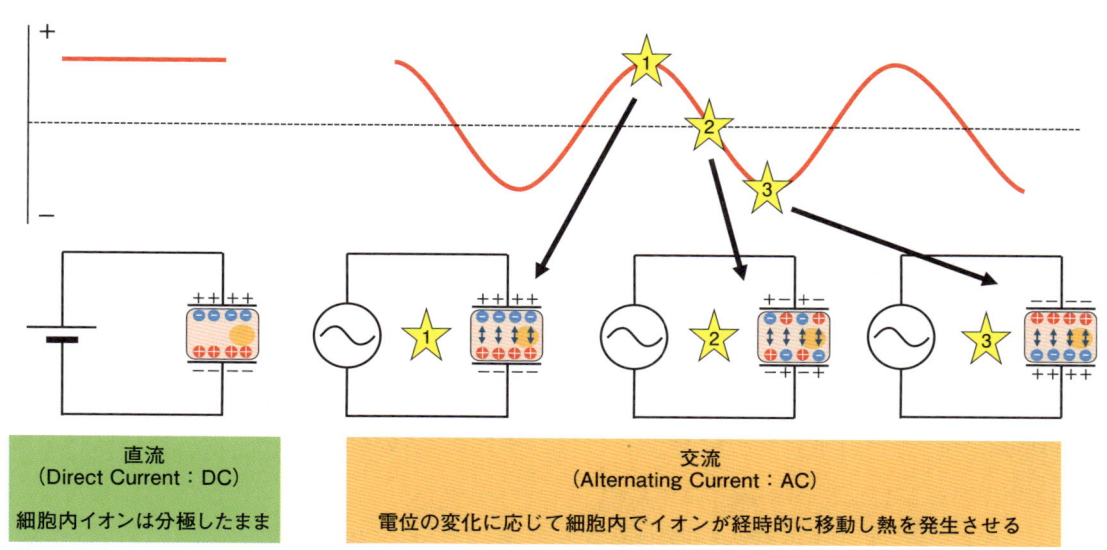

図4 直流と交流の違いによる細胞内イオンチャネルへの影響

直流
（Direct Current：DC）

細胞内イオンは分極したまま

交流
（Alternating Current：AC）

電位の変化に応じて細胞内でイオンが経時的に移動し熱を発生させる

を発生させる**（図4）**. しかし, 高周波電流の周波数が約1 MHz以上となると, 細胞膜を電流が通過するようになることが知られている. また電流の組織深達度は周波数の平方根に反比例することが知られており（skin effect）[3], 高周波電流になるほど組織の深部まで到達できない.

> skin effect
> $$d = \sqrt{(2\rho/\mu\omega)}$$
> 〔d：組織深達度, ρ：組織の電気抵抗率, μ：組織の透磁率, ω：角周波数＝$2\pi \times$周波数〕

2 超音波外科吸引装置

　超音波外科吸引装置は1967年に白内障手術において使用された論文が発表されたことからはじまり[4], 1978年にニューヨーク大学で38例の脳腫瘍で使用されたことが報告され[5], 現在では, 消化器外科, 整形外科, 産婦人科, 泌尿器科, 耳鼻咽喉科など, 様々な分野で使用される. 世界で初めて超音波外科吸引装置として販売されたのがCavitron社のCavitron Ultrasonic Surgical Aspirator（CUSA）であり, 現在ではその商標名CUSAが超音波外科吸引装置の通称となっている.

　健常成人の可聴域は一般に20 Hz〜20 kHzといわれており, 20 kHzを超える音波を超音波という. 超音波外科吸引装置は20 kHzを超える周波数で先端を前後に振動させることで, 組織の破砕・乳化を生じさせる. 振動によって組織の破壊が生じるのは, キャビテーションという現象による. 一般に液体が熱せられて気体へと変化することを沸騰というが, 液体にかかる圧力を減じていくことでも気体に変化し, これをキャビテーションという. 超音波外科吸引装置は先端を高速で前後に振動させることで周囲組織の水の圧力を変化させ, その内部に微細な気泡を生じさせてその気泡が膨張・収縮するという現象を生じさせる. キャビテーションがどのように組織を傷害するかのメカニズムについては完全には解明されていないが, いったん生じた気泡がつぶれることや, 高速で膨張・収縮を繰り返すことで, 衝撃波, 剪断応力, マイクロジェットを発生させるとされており, 気泡が収縮する時にはごく短時間（数ナノ秒）で内部が高温高圧（数千〜数万℃, 数百気圧以上）となることが知られている[6]. これらの物理的作

用・化学的作用によって組織を破砕・乳化させると考えられている．超音波外科吸引装置は流体のキャビテーションを利用しているため，その先端に接触する水分含有量が多い組織を選択的に破砕，乳化できる．破砕された組織はハンドピースを流れる生理食塩水によって浮遊し，吸引によって除去されていく．

　超音波外科吸引装置の本体には，出力，吸引，灌流水量の3つを設定することができる．超音波外科吸引装置はハンドピースごとに先端の振動する周波数が25 kHzや36 kHzというように決まっているため，出力を調整できるのはハンドピース先端の振幅である．そのため，機種によっては「Power」という表記の代わりに「Amplitude」と表記されているものもある．振幅の大きさを調節することで組織の破砕能力を術者が調節できるだけではなく，連続的振動ではなく断続的振動とするモードや，接触する組織の硬さに応じて出力を自動調節するモードなどが備えられている．適切なモードを選択することで，重要組織の損傷を避け，ターゲットとする組織を安全に破砕できるように設計されている．

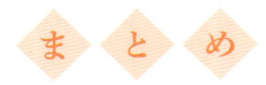

ま　と　め

● **CUTモードとCOAGモードの違いは通電様式.**

● **組織損傷を減らすには，低出力・連続通電・高周波が推奨されている.**

● **超音波外科吸引装置の出力は先端の振幅で調節する.**

文献

1) Cushing H: Electro-surgery as an aid to the removal of intracranial tumors with a preliminary note on a new surgical current generator by W.T. Bovie, Ph.D, Chicago. Surg Gynecol Obstet 47: 751-84, 1928
2) Munro MG: Fundamentals of Electrosurgery Part I: Principles of Radiofrequency Energy for Surgery, 15-59 (Feldman L, et al. ed. The SAGES Manual on the Fundamental Use of Surgical Energy. Springer, New York, 2012)
3) Vorst AV, et al: 38-42 (RF/Microwave Interaction with Biological Tissues. John Wiley & Sons, New Jersey, 2006)
4) Kelman CD: Phaco-emulsification and aspiration. A new technique of cataract removal. A preliminary report. Am J Ophthalmol 64: 23-35, 1967
5) Flamm ES, et al: Preliminary experience with ultrasonic aspiration in neurosurgery. Neurosurgery 2: 240-5, 1978
6) 西口　慶ほか：超音波キャビテーションによる細菌及び菌類の不活性化．混相流 35：11-8，2021

2

内視鏡

天野耕作 東京女子医科大学脳神経外科

はじめに

良性脳腫瘍摘出術における手術の成否は，いかに光学機器で腫瘍およびその周囲の正常構造物を視認できるかにかかっている．鏡で対象物に光を当てて肉眼で腫瘍を摘出していた時代と比べて，現代で脳腫瘍摘出術の成績が格段に向上したのは，ひとえに光学機器の飛躍的進歩のおかげである．頭蓋内最深部の下垂体・傍鞍部病変に対する画期的アプローチ法である経蝶形骨洞手術（transsphenoidal surgery：TSS）は，20世紀の初頭にSchloffer，Cushing らによって創始された．しかし，当時は光学機器が未発達で，狭く深い術野で十分に可視化できなかったために合併症率・致死率の高い手術であった．それゆえに普及することなく，1920年代後半には開頭術へと移行した．

いったんは廃れてしまったTSSであるが，それから数十年の歳月を経て1960年代にHardyらが顕微鏡と透視装置を導入し[1]，安全性を確立したことによって再び脚光を浴び，世界中に広まる標準的な手術となった．さらに，1990年代にはTSSに内視鏡が導入され，飛躍的な進歩を遂げている．ICG内視鏡[2]などの新たな機能が付加された内視鏡が開発されたことによって，内視鏡下経蝶形骨手術（endoscopic TSS：eTSS）は今後もさらなる発展が期待できる．

顕微鏡 vs. 内視鏡

顕微鏡は，解像度，立体感，操作性において優れ，我々脳神経外科医が使い慣れた光学機器である．一方で，内視鏡の特性はなんといっても広い視野角にある．また，対象物に近接させる（close up view）ことができ，斜視鏡を用いることで顕微鏡ではみえなかった領域を可視化できるようになった（図1）．eTSSには動作制限という克服すべき問題があるが，内視鏡下の手技の工夫や専用器具の開発が進み，徐々に顕微鏡から内視鏡手術へ移行するなかで，2010年代にはハイビジョン（HD）内視鏡が導入され[3-5]，TSSにおける内視鏡の優位性は顕著になった．

当科で2011年に導入したHD内視鏡はKARL STORZ社製で，スコープに脱着するカメラヘッドは従来型よりも大型化しているが，口径，長さ，形状の異なる3種類のスコープがラインアップする（図2）．0°のほかに30°，45°，70°の斜視鏡を有し，摘出状況・操作用途に応じてこれらを使い分ける．HD内視鏡（1,920×1,080＝2,073,600 pixel）は，従来型（640×480＝307,200 pixel）の6.75倍の画素数を誇る．その飛躍的に向上した解像度は赤血球を顆粒として視認できるほどで，手術顕微鏡を凌駕しているといっても過言ではない．その結果，従来型よりも対象物の境界が明瞭化し，スコープをこまめに動かして多角的に観察することによって立

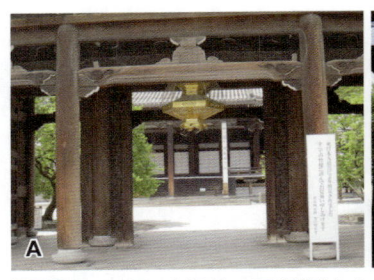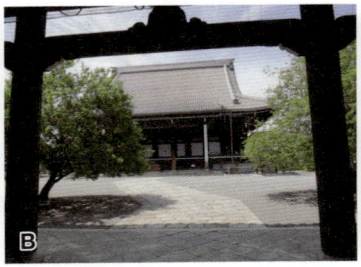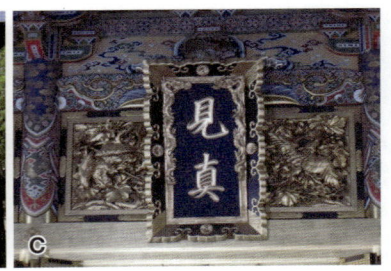

図1 顕微鏡と内視鏡の可視領域イメージ
A：顕微鏡．B：内視鏡．C：Close up view．

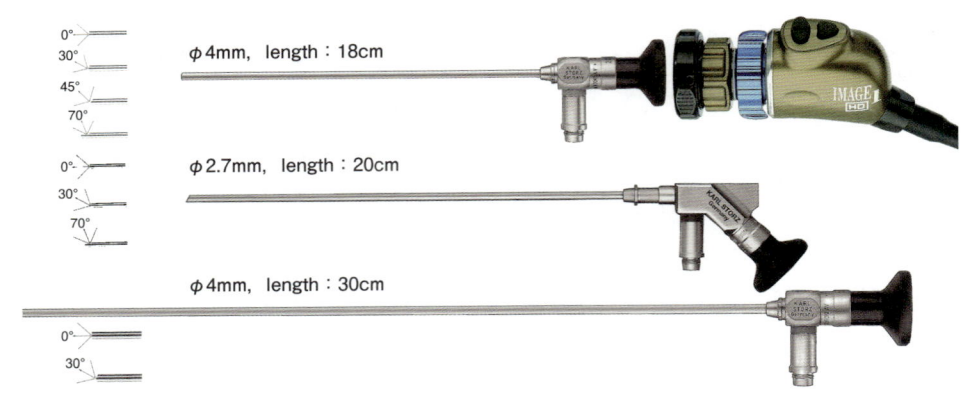

φ4mm, length：18cm
φ2.7mm, length：20cm
φ4mm, length：30cm

図2 内視鏡の斜視鏡
斜視鏡は，0°のほかに30°，45°，70°を有する．摘出状況・操作用途に応じて使い分ける．

体感を作り出しやすくなった．また，3タイプの形状のスコープを使い分けることによって操作性も向上した．視野角の広さは従来型と変わらず優れており，さらに内視鏡を対象物に近接させて用いることで，デジタルカメラの接写モードと同様の使い方が可能となり，腫瘍および周囲正常構造物の微細構造をより鮮明に確認できるようになった．その結果，拡大TSSにおいて，微小血管，下垂体茎，視神経などの周囲重要構造物の識別能力が格段に向上し，これまで以上に積極的な腫瘍の摘出が可能となった[3,4,6,7]．

内視鏡の欠点の一つに，2D画像であることが挙げられる．3D内視鏡がいまだ一般化していない現在，その対策として，内視鏡を前後に動かして距離感をつかむ，斜視鏡で多方面から観察して疑似立体感を作り出す，などの工夫が必要である．これは内視鏡手術の経験を積めば自然に身につく基本テクニックである．また，狭く深い術野で内視鏡そのものが障害物となる動作制限を克服するためには[8]，様々な工夫が必要である（Point ❶，図3）．

⬤oint

❶ TSS専用の器具を用いるうえで，動作制限のある内視鏡下の操作中に意識すべきなのは，ワーキングスペースを確保することである．内視鏡を対象物の対角線上に置き，吸引管・摘出器具などを術野に挿入して操作を行うための空間を作り出す工夫が必要である．

❷ 周辺機器・摘出器具

内視鏡下の操作中，先端に血液が付着したり結露したりして視界が妨げられた際には，腹腔鏡手術用の送水吸引システムを使用する．助手

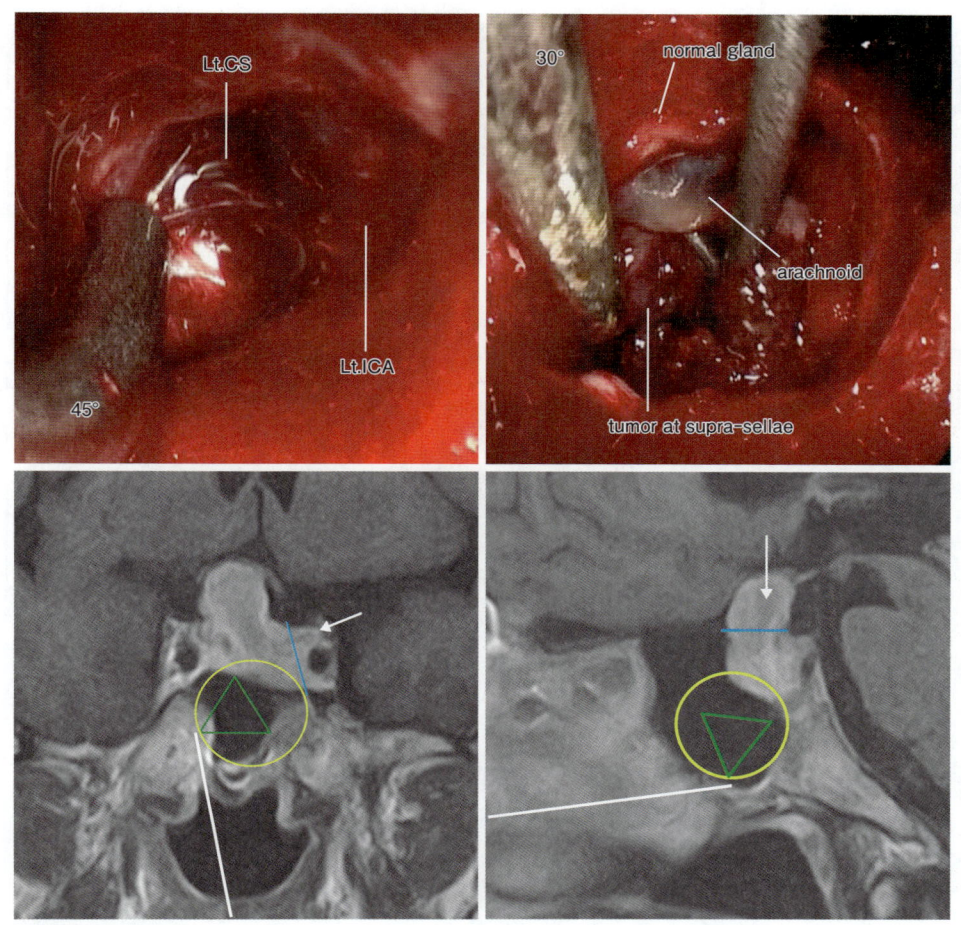

図3 空間を作り出す工夫
内視鏡を対象物の対角線上に置き，ワーキングスペースを確保する．
←：摘出部位．▽：視方向．○：ワーキングスペース．

がこの装置を用いて irrigation, suction の操作を行えば，内視鏡先端が汚れるたびに内視鏡を鼻腔外に出す必要がないので，術者はストレスなく集中力を保ったまま操作を継続できる．内視鏡は魔法瓶で温めておくと結露しにくいが，送水に用いる生理食塩水を 50℃ 程度に温めるとさらに効果が高まる．深く狭い術野の TSS では，助手が生理食塩水を的確に術野へかけることができないので，洗浄機能付き吸引管は必須である．TSS 用の長いもの，側方に対しては先曲がりのものを使用する **（図4）**．

内視鏡を用いることで可視領域は広がったが，みえるようになった部位に道具が届くとは限らない．また，届いたとしても的確かつ安全な操作ができるとは限らない．側方および上方に進展した腫瘍を摘出する際には，自在鉗子，先曲がり吸引管（＋延長チューブ），屈曲リングキュレット，自在吸引管などの術野内で曲がる器具を駆使する **（図5）**[5,9]．

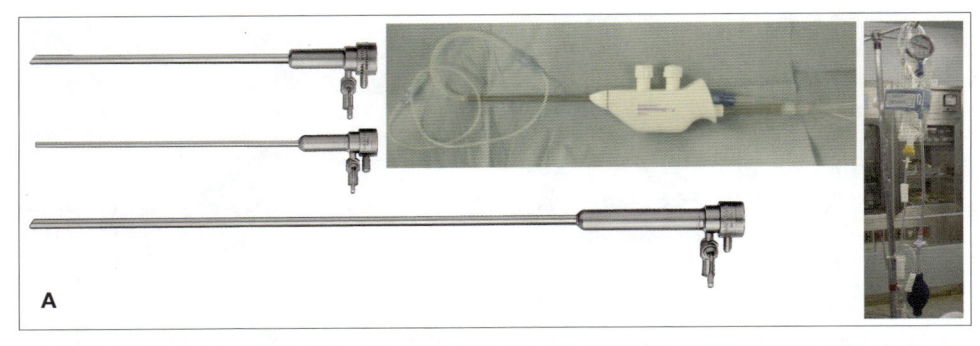

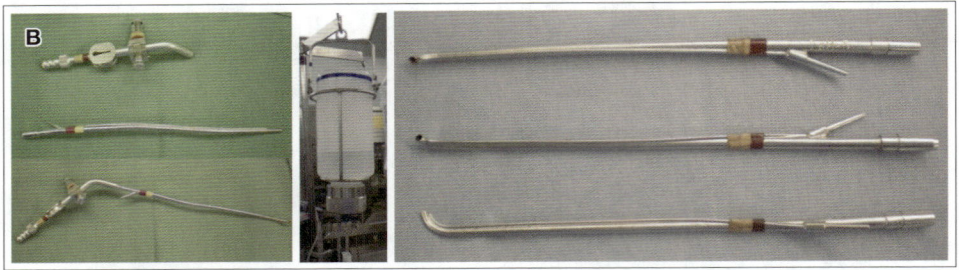

図4 内視鏡の吸引管
A：irrigation sheath．B：irrigation suction for TSS．
深く狭い術野の TSS では，洗浄機能付き吸引管は必須である．TSS 用の長いもの，側方に対しては先曲がりのものを使用する．

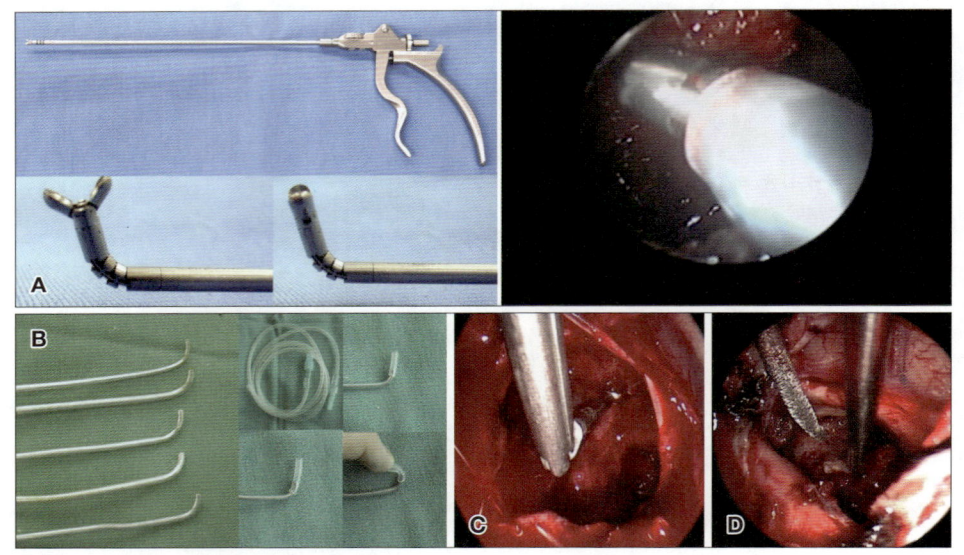

図5 内視鏡と TSS 専用の器具
A：自在鉗子．B：先曲がり吸引管（＋延長チューブ）．C：屈曲リングキュレット．D：自在吸引管．

● HD内視鏡の導入，摘出器具・周辺機器の進歩・開発によって，eTSSは目覚ましい進歩を遂げてきた．

● 2D画像で，動作制限を有するeTSSでは，常に手術機器の操作領域と可能な操作性を意識し，その限界を見極めつつ手術を行うことが大切である．

文献

1）Hardy J: Transphenoidal microsurgery of the normal and pathological pituitary. Clin Neurosurg 16: 185-217, 1969
2）Amano K, et al: Application of indocyanine green fluorescence endoscopic system in transsphenoidal surgery for pituitary tumors. Acta Neurochir（Wien）161: 695-706, 2019
3）Schroeder HW, Nehlsen M: Value of high-definition imaging in neuroendoscopy. Neurosurg Rev 32: 303-8, 2009
4）Conrad J, et al: High-definition imaging in endoscopic transsphenoidal pituitary surgery. Am J Rhinol Allergy 25: e13-7, 2011
5）Kawamata T, et al: Novel flexible forceps for endoscopic transsphenoidal resection of pituitary tumors: technical report. Neurosurg Rev 31: 65-8, 2008
6）天野耕作　ほか：ハイビジョン・3D内視鏡，140-3（橋本信夫　ほか編：先端医療シリーズ45 臨床医のための最新脳神経外科．先端医療技術研究所，東京，2014）
7）天野耕作　ほか：経鼻前頭蓋底手術—ハイビジョン内視鏡による可視化—．脳外誌 24：99-107，2015
8）Amano K, et al: Usefulness of the knot-tightener device following dural suturing in endonasal transsphenoidal surgery: technical report. Neurosurg Rev 42: 593-8, 2019
9）Kawamata T, Amano K: Novel Bendable Ring Curette for Endoscopic Transsphenoidal Surgery for Pituitary Tumors. World Neurosurg 151: 284-9, 2021

3

外視鏡

岩味健一郎 名古屋大学脳神経外科

 はじめに

映像技術の進歩に伴い，モニタ上の3Dデジタル映像をみながらマイクロ手術を行うことが可能となった．こうした観察機器は一般に3D外視鏡（以下，外視鏡）と呼ばれ，手術用顕微鏡の代わりに用いられるようになってきている．外視鏡は脳神経外科以外でも用いられはじめているが[1-3]，機器や技術は脳神経外科手術とともに発展していく可能性が高い．本稿では外視鏡の特性とメリット・デメリット・注意点などを解説する（**図1**）.

 1 外視鏡のメリット

最大のメリットは接眼レンズからの解放である．外視鏡の角度や位置が大きく動いても，術者は上肢の位置を変えるだけで，姿勢を崩すことなく手術を続けることが可能となり（**図2A**），水平視軸やlook-upの視軸も容易で（**図2B**），患者も仰臥位を中心に比較的楽な姿勢で手術を受けられるようになる[4].

小型であるため，複数チームによる同時手術でも邪魔にならず，術者と同一のモニタ画像をみんなで観察可能であることはチーム医療や教育にも役立つ．さらに，共通のモニタを使用で

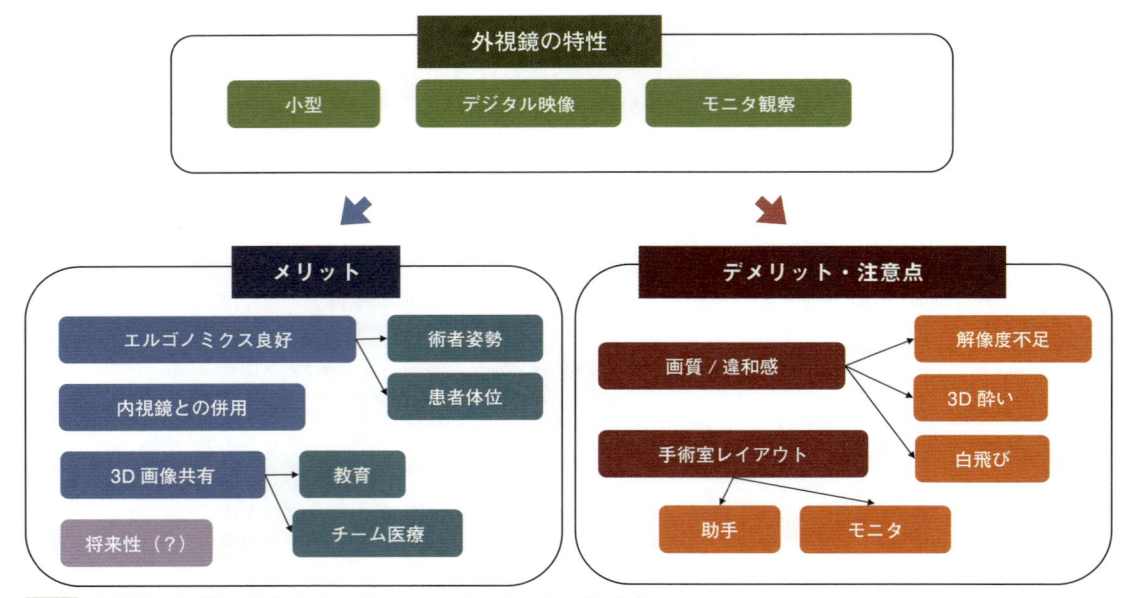

図1 外視鏡の特性がもたらすメリット・デメリット・注意点

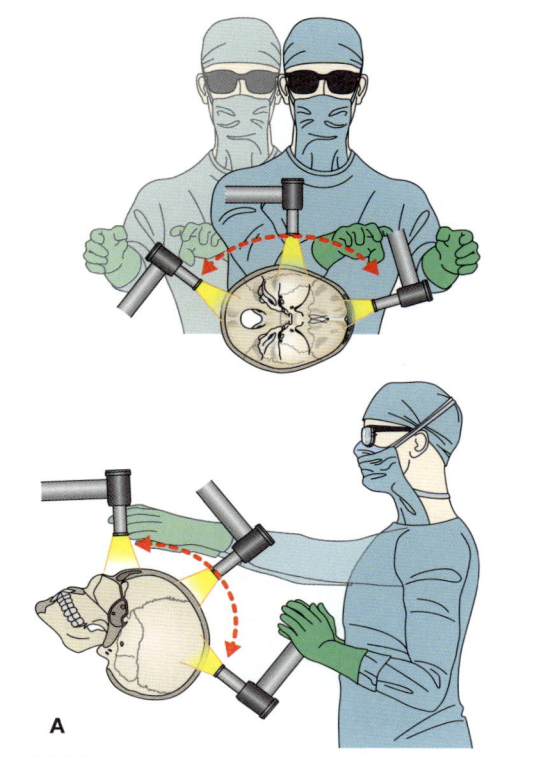

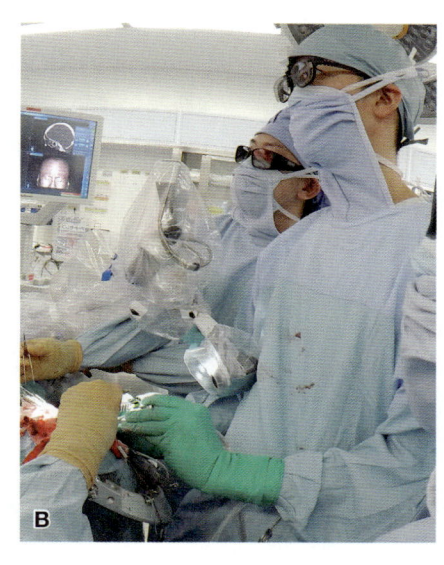

図2　外視鏡の動きと術者姿勢
外視鏡手術時，術者は 3D ゴーグルを装着してモニタを観察する．外視鏡が大きく移動しても術野の体幹移動は少なく（A），水平視軸でも楽な姿勢のまま手術を行うことができる（B）.

きることから内視鏡との切り替え・併用が容易である[5-7]．

② 外視鏡のデメリットと対応

現行機種は血管吻合などのマイクロ手術にも使用可能であるが，モニタ上の画像はドットの集合体であるデジタル画像であり，観察倍率や術野状況によっては，立体感や照度を含む“画質”の点で顕微鏡に劣ることがある．以下に画質の問題とその対策を挙げる．

① 解像度不足

3D 外視鏡は術野からかなり離しても焦点調整可能なものが多いが，離れれば離れるほど画質が劣化するため，手術操作の邪魔とならない範囲でなるべく術野に近づけて高画質で観察するように心掛ける．それでも画質が不十分な場合には，内視鏡への切り替えも考慮する．

② 3D 酔い

顕微鏡手術と同様に，外視鏡の視軸や拡大率もこまめに調整するべきであるが，3D 酔いを起こさないように，ゆっくりと正確に調整する．術野との距離を一定に保って外視鏡を移動させることは，焦点がズレにくくなり，3D 酔い予防とスムーズな手術進行に役立つ．

③ 白飛び

術野内に白色の組織などが多いと画像の白飛びが生じて，観察が難しくなる．ORBEYE（オリンパス）では，照明を調整して対応する．VITOM 3D（KARL STORZ）では術野に白いガーゼなどを入れた後，露出時間を短く固定することで対応可能であるが，ハンドコントローラーで拡大率や焦点の変更を行うと露出固定も解除されてしまうことに注意する．

④ 立体視ができない

3Dモニタと観察者の距離や角度が適切でないと、良好な立体感が得られない。同じ外視鏡でも、モニタの違いで適切な距離が異なる場合がある。また、3Dグラスの上に感染防御用のゴーグルを装着すると立体視できなくなることがあるので注意する（Point❶）。

> **Point**
> ❶ 2D観察用ゴーグルを間違えて使用していないかも注意すること。

⑤ そのほか

外視鏡手術に慣れるまでは、従来用いていた顕微鏡をバックアップとして用意しておき、いつでも顕微鏡手術に戻れるよう準備しておく。

3 外視鏡手術の注意点：手術室レイアウト

現行のいずれの機種においてもモニタ上での画像回転は180°のみ可能であることから、手術室レイアウトは2種類に大別される（図3A, B）。我々のチームでは、第二術者であるscopistが鏡体移動や拡大率・焦点の調整を担当している（Point❷）。

● レイアウト1

執刀医と助手が術野に対して横並する（図3A）。モニタは一面でも可能。サブモニタを助手用に設置することもある。

● レイアウト2

執刀医と助手が術野を挟んで対面する（図3B）。執刀医用モニタとは別に画像を180°回転した助手用モニタが必要である。将来、画像を90°回転して観察可能な機器が開発されれば、顕微鏡手術のように、執刀医と助手が90°の角度で術野を囲むレイアウトも可能になる。

実際の手術室レイアウトは患者体位によってさらに細分化されるが、我々が用いているレイアウト例を図示する（図3C-F）。

> **Point**
> ❷ 外視鏡は可動域が大きく、患者や術者の術中姿勢が楽になる反面、モニタ配置に注意が必要である。機種によっては鏡体や支持アームがモニタへの視線を遮ってしまうこともあり、慣れるまでは手術室レイアウトをしっかり確認して手術に臨む。

4 手術手技

外視鏡単独で腫瘍摘出を行う場合、皮膚切開や開頭などは顕微鏡手術と同様に行う。顕微鏡手術と同様に、鏡体を両手ないし片手で移動させ、フットスイッチないしハンドコントローラーで拡大率や焦点の調整・鏡筒微動操作を行う。腫瘍摘出に関しても、栄養血管の処理・腫瘍の剥離摘出などの手技は顕微鏡手術となんら変わりない。

我々の施設では外視鏡のメリットを最大限に利用するとともに、深部術野や高倍率観察時の画質低下を補うため、ほとんどの開頭手術を"外視鏡・内視鏡を併用したkeyhole手術"として行っており、直線視野内の浅部腫瘍を外視鏡下に摘出し、深部や死角の腫瘍は内視鏡下に摘出している（図4）。以下に手術時のコツを列挙する。

● 骨削除

Keyhole手術時には、小さな皮膚切開内で最大限の骨削除を行う必要があり、外視鏡による拡大観察下に術野辺縁の骨削除を行うことは安全性の向上に寄与する。

● 術野の確保

浅部操作時には外視鏡による立体視を活かして、繊細な剥離・切開操作を行う。接眼レンズをもたない外視鏡は、機器を大きく動かしても術者姿勢に影響しにくい（図2）ので、scopistは

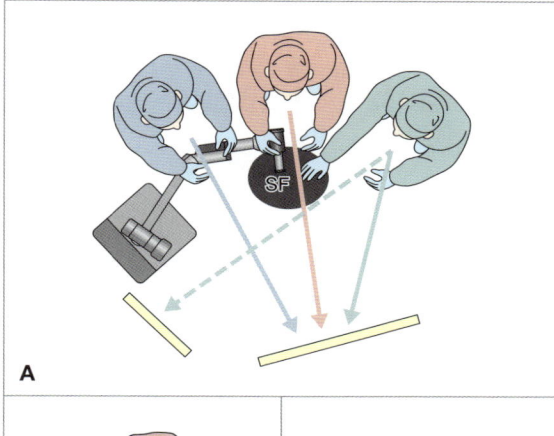
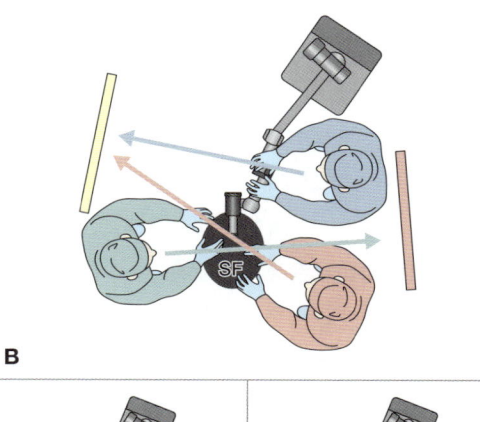
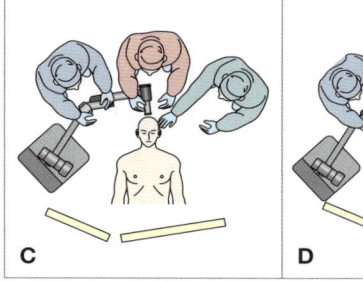
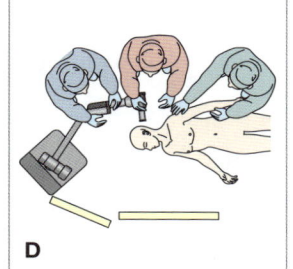
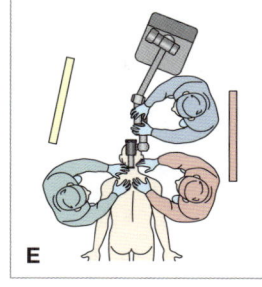
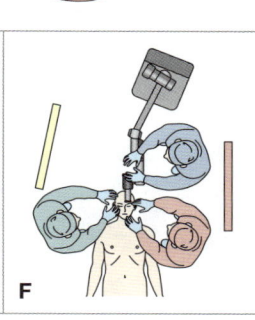

図3 手術室レイアウト例

A：レイアウト1. 執刀医と助手が術野に対して横並. モニタは一面でも可能. サブモニタを助手用に設置することもある.

B：レイアウト2. 執刀医と助手が術野を挟んで対面. 執刀医用モニタ（黄）とは別に画像を180°回転した助手用モニタ（赤）が必要.

C：レイアウト1の使用例. 天幕上手術の多くで用いられる基本のレイアウト.

D：レイアウト1の使用例. Lateral suboccipital approach などで用いられるレイアウト.

E：レイアウト2の使用例. 天幕下正中病変手術などで用いられるレイアウト.

F：レイアウト2の使用例. Interhemispheric approach などで用いられるレイアウト.

赤：執刀医. 青：Scopist. 緑：助手. SF：術野. 矢印は術者がモニタをみる視線を示す. 黄および赤の四角：外視鏡・内視鏡兼用モニタ. 赤色のモニタは180°回転した画像を描出.

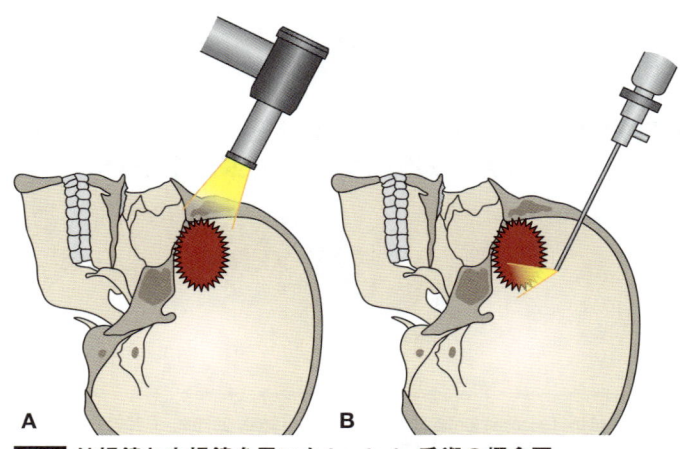

図4 外視鏡と内視鏡を用いた keyhole 手術の概念図

A：外視鏡による立体視を活かして浅部操作を行う.

B：術野が深くなり，外視鏡画質の低下や術野照度の不足を感じた場合には内視鏡に切り替える. 外視鏡では死角となる部位があれば，積極的に内視鏡を用いる.

外視鏡の位置をこまめに調整して，小さな key-hole からより広い頭蓋内腔を観察・操作できるように心掛ける．後の内視鏡操作に備えて可能な限りの腫瘍減量や栄養血管遮断を行い，内視鏡挿入スペースの作成や出血の少ない術野の確保を行う．

● 内視鏡への切り替え

病変や術者技量に応じて外視鏡と内視鏡の使用割合は異なるが，基本的には術野が深くなり，外視鏡画質の低下や術野照度の不足を感じた場合には内視鏡に切り替える．術野浅部でも死角となる部位があれば積極的に内視鏡を用いる（Point ❸）.

● Scopist

Scopist は第二の術者であり，術野解剖や手術の流れを把握しておく必要がある．執刀医と scopist の息が合えばスピーディーな手術が施行可能となる．

Point

❸ 外視鏡と内視鏡の両方をマスターして，両機器の長所をフル活用する．また，外視鏡→内視鏡の順に固執せず，必要に応じて両者を何度でも切り替える．

おわりに

外視鏡は徐々に普及すると考えられるが，機器自体はまだ発展途上であり，本稿の内容は執筆時点での機器性能に基づき，筆者の私見も含むことをお許し願いたい．外視鏡は遠隔医療やロボット手術などにも応用可能であり将来性は高いものの，これにとらわれることなく，よりよい機器を積極的に取り入れて，研鑽を重ね，よりよい手術を目指していかねばならない．

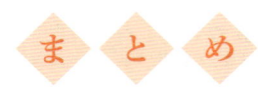

- ● 外視鏡の特性を理解し，メリットを活かした手術を行う．
- ● 画質の問題への対応を理解するとともに，内視鏡併用も検討する．
- ● 外視鏡においても，手術操作の基本は顕微鏡手術と同じであり，解剖の知識とマイクロ手術手技を身につける．

文献

1) Kanzaki S, et al: Pros and Cons of the Exoscope for Otologic Surgery. Surg Innov 28: 360-5, 2021
2) Corcione F, et al: Use of the ORBEYE TM Exoscope in General Surgery. Surg Innov 28: 79-84, 2021
3) Ahmad FI, et al: Application of the ORBEYE three-dimensional exoscope for microsurgical procedures. Microsurgery 40: 468-72, 2020
4) Iwata T, et al: Microsurgery "Under the Eaves" Using ORBEYE: A Case of Dural Arteriovenous Fistula of the Anterior Cranial Fossa. World Neurosurg 138: 178-81, 2020
5) Iwami K, et al: Feasibility of underwater microvascular decompression for hemifacial spasm. Acta Neurochir（Wien）163: 2435-44, 2021
6) Iwami K, et al: Combined Exoscopic and Endoscopic Technique for Craniofacial Resection. Curr Oncol 28: 3945-58, 2021
7) Iwam K, et al: A Combined Exoscopic and Endoscopic Approach for Radical Temporal Bone Resection and Usefulness of the Endoscopic Approach to the Medial Aspect of the Temporal Bone. J Craniofac Surg 34: 2261-7, 2023

V章

手 術

（疾患）

WEB 動画

髄膜腫 1

円蓋部髄膜腫
convexity meningioma

光原崇文　広島大学大学院医系科学研究科脳神経外科学

◆ はじめに

　円蓋部髄膜腫は，若手脳神経外科医にとってもなじみのある腫瘍である．Non eloquent area に生じた小型で治療しやすいものから，巨大なもの，周囲に高度浮腫を伴うもの，脳皮質に癒着・浸潤するもの，脳表側から栄養血管が腫瘍に豊富に入っているものなど，治療に難渋するものまである．手術原則は腫瘍の全摘出であり，手術によって治癒が期待される疾患である．

1 自然史と手術適応

　偶然に発見された腫瘍で，症候性病変になる可能性が低い小病変（2 cm 以下）に対しては経過観察が第一選択になると考えられる．けいれん発作や脳局所症状を呈する場合は治療適応となる．髄膜腫の増大因子として，男性であること，石灰化がないこと，囊胞性病変でないこと，MRI の T2 強調画像にて高信号であること，非頭蓋底病変であることなどが報告されている[1,2]．

　無症候性髄膜腫に対しては，ほとんどの症例でまず保存的加療を選択することになると思われるが，「mass effect を有する大型の腫瘍」「経過中増大傾向を示す腫瘍」「画像上 WHO grade 1 髄膜腫ではないと考えられる腫瘍」「患者が 30 歳以下」「保存的加療にて増大し，摘出度（Simpson grade）が下がる腫瘍」などの場合は治療を検討する[3]．

2 腫瘍術前評価と手術戦略

① 頭部 CT，CTA 検査

　頭蓋内血管と腫瘍との関係把握には，3D-CT angiography（CTA）が非常に有用である．腫瘍・骨の関係，腫瘍周囲の血管，または腫瘍内に encase された血管の形態，腫瘍の 3 次元的位置関係を描出できるため，腫瘍摘出の手術戦略に役立つ．3D-CT venography では腫瘍周囲を還流する静脈情報を 3 次元的に把握することができる．これらの情報を統合して術前の simulation image を作成し，術前の検討や術中のオリエンテーションの確認に役立てる．

② 頭部 MRI 検査

　頭部 MRI では，腫瘍の性状や周囲構造との関係，また腫瘍に伴う浮腫など，多くの情報が得られる．術前 MRI にて強い浮腫を示す髄膜腫では，しばしば軟膜浸潤が認められる．

③ 脳血管撮影

　血管構造の詳細な解析，および血流方向を含めた血行動態の把握には，いまだ脳血管撮影の果たす役割は多い．我々は特に多血性の腫瘍で術前の腫瘍栄養血管塞栓を考慮する症例や，静脈還流障害による脳浮腫などが危惧される症例などでは，あらかじめ脳血管撮影検査を行うこととしている．脳血管撮影にて腫瘍の vascular center を見極めることで，腫瘍発生起源の把握と手術戦略に役立つ．

④ 手術支援機器の準備

ニューロナビゲーションシステム，エコー，運動誘発電位（motor evoked potential：MEP）/体性感覚誘発電位（somatosensory evoked potentials：SEP）などの神経機能モニタリングを用意する．超音波手術器（CUSA Clarity〔Integra Japan〕，SONOPET〔日本ストライカー〕）を用いた手術の安全性と機器の有効性は，施術者の操作に大きく左右される（Point ❶）．腫瘍組織は超音波振動で破砕されるが，血管などの弾力性に富んだ組織は超音波振動を吸収するので破砕されにくく，機器設定を調整することで出血量の少ない手術が可能となる．特に重要な組織の近くを切除する際には，制御性と精度を向上させることが重要である．

> **Point**
> ❶超音波手術器を使用する際には個々の機器特性を十分に理解しておく必要がある．ハンドピース先端部を観察しやすいように，術野への機器の挿入方向・顕微鏡の挿入方向などを調整し，クリーンな術野を確保するために，止血・洗浄・吸引を工夫する必要がある．

3 手術手技

① 体位

円蓋部髄膜腫では，腫瘍が最も高い位置になるように体位を調整するのが原則である．頭頂部・後頭部発生のものでは腹臥位または側臥位の手術となるが，頸部屈曲が過度にならず，静脈圧を下げるような体位とする．上体を20〜30°程度挙上し，必要に応じて脳圧降下薬なども投与する．

② 開頭

腫瘍の全摘出を目指すためには，腫瘍より一回り大きめの開頭が必要となる．開頭範囲は周囲浮腫や架橋静脈などの状況も鑑みて検討す

る．開頭縁が皮切ラインの直下とならないように，開頭範囲より一回り大きな皮切をデザインする．皮切デザインは皮弁への血流や整容面への配慮も必要である．

円蓋部髄膜腫では，主に外頸動脈分枝から腫瘍が栄養されているため，開頭時には迅速で丹念な止血操作が必要となる．開頭時には手際よく中硬膜動脈などの腫瘍栄養血管を処理して腫瘍への血流を処理すること，そして，腫瘍発生部では骨と硬膜が癒着しているため，必要に応じてふだんより多めに burr hole を穿ち，硬膜外腔の剥離を容易にすることなどが時に必要となる．

硬膜切開前に開頭範囲が腫瘍全体を網羅できているか（予定どおり行えているか）をエコーやナビゲーションで確認する（Point ❷）．頭蓋内圧が高い場合には腫瘍直上硬膜を切開して（腫瘍のみを露出して）内減圧を先行させ，減圧後に追加で硬膜切開を行うこともある．特に大きな髄膜腫では，計画的に硬膜切開を行わないと脆弱な周囲浮腫脳が飛び出してくることもある．必要以上に周囲脳を露出すると術中に脳損傷を来すため，硬膜切開は腫瘍付着部ギリギリを必要十分に計画的に行う（腫瘍摘出後に付着部硬膜に浸潤があれば硬膜を追加切除する）．

> **Point**
> ❷硬膜切開前に硬膜外止血を十分に行っておく．多血性の腫瘍はもとより，術野の出血コントロールが不良であると，視野不良から神経血管損傷などの思わぬトラブルの原因となる．

③ 腫瘍切除

脳表側から栄養血管が腫瘍に豊富に入っていなければ，腫瘍全周で硬膜を切開することで腫瘍への血流はずいぶん減じられているはずである．周囲脳から腫瘍を適切なレイヤーで剥離す

るためには，"腫瘍をなるべく小さく，薄くしておく" ことがコツであり，腫瘍の薄い "殻" が残る程度まで徹底的に腫瘍の debulking を行い，脳と腫瘍の interface にくも膜が残り，おのずと剥離面が明確になることが理想的である．

腫瘍の内減圧では出血がみられるが，湧いてくるような出血であればサージセル（ジョンソン・エンド・ジョンソン）綿型や滅菌ベンシーツ（カワモト）を摘出部にパッキングすることで自然と止血が得られる．動脈性に出血する場合は，洗浄機能付きの吸引管などで出血点をよく見極め，的確に止血を行う．

④ 腫瘍と脳の剥離

腫瘍表面に癒着するくも膜や軟膜は浮腫脳より強いため，腫瘍を引き上げすぎると容易に軟膜下に入り込んでしまう．くも膜や軟膜を脳表に残す（戻す）ように，鑷子やハサミを用いた丁寧な剥離が必要である（可能であればくも膜下腔に入らない）．微細な血管も（正常脳側に残すべき血管を見極めて）すべて温存し，剥離しやすい場所を探しながら腫瘍を減圧していくと，剥離しにくかった部位が後に剥離しやすくなることもよく経験する．

脳表くも膜や軟膜との境界がはっきりせず周囲浮腫を伴う場合には，腫瘍が脳内へと浸潤していることがあり，脳表面の動静脈を損傷しやすく，大きな合併症につながる場合もある．軟膜下へ腫瘍浸潤している場合には，non eloquent area であれば腫瘍表面をこすりながら剥離する blunt dissection にて腫瘍を摘出することもあるが，その際も周囲の脆弱な脳を十分に保護しながら行う（**Point ❸**）．

円蓋部髄膜腫手術では，最終局面の腫瘍底面が最も脳と癒着している部位であり，最後まで気が抜けない．最終局面では脳表動脈や太い皮質静脈（腫瘍に圧迫されて細くなっている場合もある）などを障害するリスクが高くなるため，いかに出血がなく，くも膜や軟膜が温存された術野を作るかが重要である．腫瘍をゆっくり持ち上げ，肥厚したくも膜を少しずつ切開しながら血管を温存して摘出を進める．万が一，脳表の動脈が引き抜けるなどで出血した場合には，低出力のバイポーラで凝固するか，一時遮断して 10-0 ナイロンで縫合するなどの対応が必要となる．Eloquent area の脳や血管に癒着する部位では，わずかに腫瘍を一層残す決断も必要となる．

> **P**oint
> ❸弱いもの（eloquent area の脳皮質や細い血管など）は，① 直接触らないこと，② 動かさないこと，が機能温存には重要である．脳そのものに脳べらをかけることを極力避けて，内減圧した腫瘍腔へ腫瘍を牽引し（腫瘍をつぶしながら），顕微鏡を最大限動かし，時に手術台を動かすことで，弱いものを触らずに剥離面を見極める．

⑤ 閉創

腫瘍摘出腔の止血を，Valsalva なども行い，確実に行う．腫瘍付着部硬膜も可能な範囲で摘出する．我々は硬膜欠損部を開頭部周囲の骨膜や筋膜で再建することが多いが，人工硬膜を用いることもできる．腫瘍浸潤が疑われる肥厚した骨など，骨や頭蓋外浸潤部も摘出する．

④ 症例呈示

けいれん発作にて発症した 74 歳男性．造影 MRI にて比較的均一に造影される円蓋部髄膜腫を右一次運動野直上に認め，T2 強調画像にて高信号を呈する浮腫を伴っていた（**図1**）．術前 DSA にて pial feeder の存在も考えられ，脳表との癒着が想定された．3D-CTA にて腫瘍近傍を走行する発達した架橋静脈が確認された（**図2**）．

手術では腫瘍内減圧にて脳表栄養血管から出

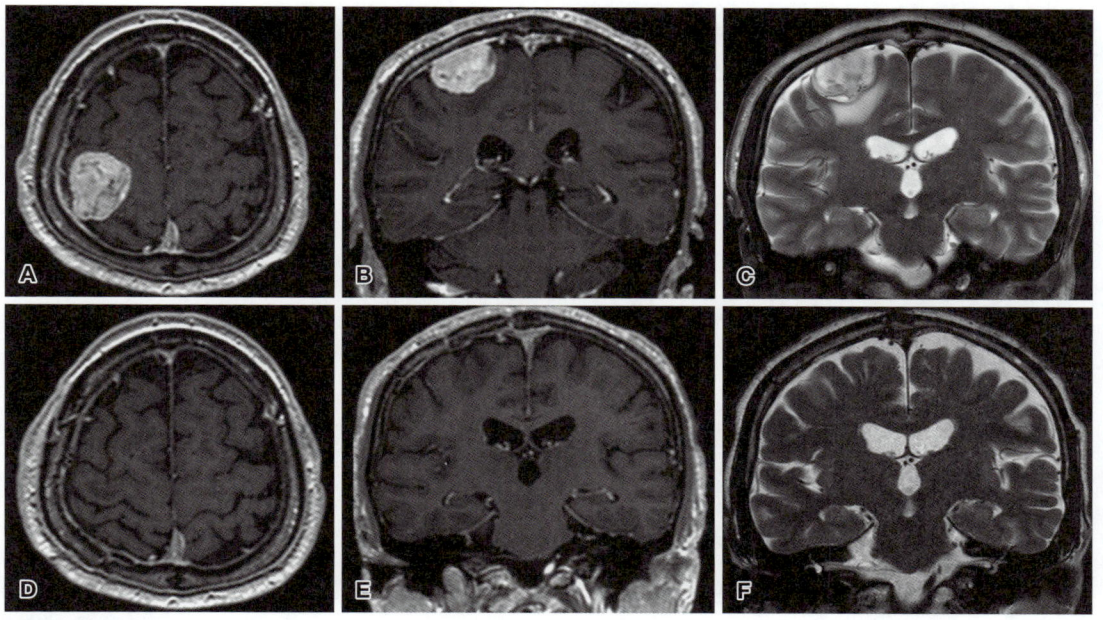

図1　症例画像

けいれん発作にて発症した右一次運動野直上の円蓋部髄膜腫で浮腫を伴っていた.

A：術前造影 MRI.　水平断.
B：術前造影 MRI.　冠状断.
C：術前 MRI T2 強調画像.　冠状断.
D：術後造影 MRI.　水平断.
E：術後造影 MRI.　冠状断.
F：術後 MRI T2 強調画像.　冠状断.

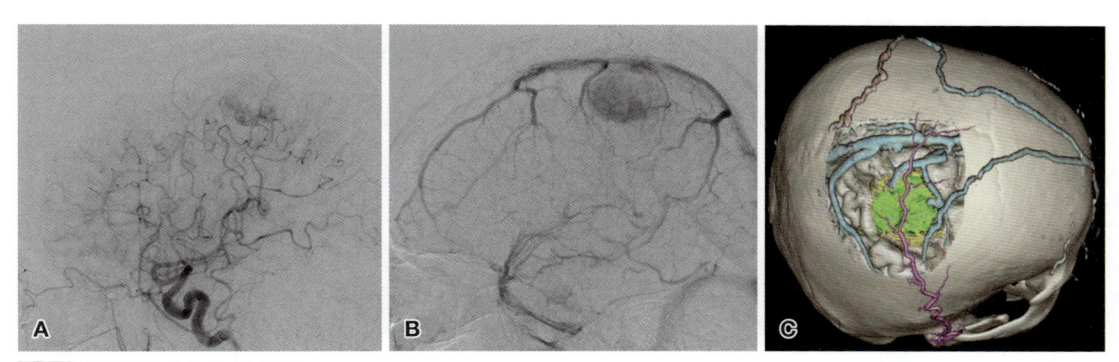

図2　術前 DSA および CTA

A：術前右総頚動脈撮影側面動脈相.　脳表からの腫瘍栄養血管も想定された.
B：術前右総頚動脈撮影側面静脈叢.　腫瘍近傍に発達した架橋静脈が走行していた.
C：術前 3D-CTA.　手術野を想定したシミュレーション画像.

血がみられたが，適宜止血を行いながら内減圧を行い，薄くした腫瘍に癒着するくも膜と軟膜を脳表に戻すようにしながら剥離操作を行った（WEB動画①）．一部脳表と癒着しており，凝固しながら境界を作り，剥離した．腫瘍は全摘出され，術後の神経脱落症状はなく，独歩退院した．

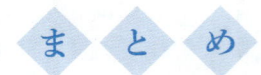

- 円蓋部髄膜腫では開頭時に早期に腫瘍付着部の処理による血流遮断が可能となるが，栄養血管の処理を含めた硬膜外操作における止血は確実に行う．脳表側から栄養血管が腫瘍に豊富に入っていれば，あらかじめの塞栓術や摘出順序の検討も必要である．

- 腫瘍を安全に周囲から剥離するためには，腫瘍内減圧による縮小化が重要である．内減圧した腫瘍腔へ腫瘍を牽引しながら，正常脳にくも膜・軟膜を温存した剥離を行う．

- 術野は弱拡大での鈍的剥離や内減圧と，強拡大での鋭的剥離をうまく使い分けて効率よく行い，肥厚したくも膜に埋没する動静脈を温存するための剥離面の見極めと，的確な止血によるクリーンな術野を心がける．

- 円蓋部髄膜腫では周囲骨・浸潤組織を含めた全摘出を目指し，長期治療成績を確信できる手術が望ましい．個々の症例で手術戦略を十分検討し，手術に望むべきである．

文献
1）Thomann P, et al: Natural history of meningiomas: a serial volumetric analysis of 240 tumors. J Neurosurg 137: 1639-49, 2022
2）Nakasu S, Nakasu Y: Natural History of Meningiomas: Review with Meta-analyses. Neurol Med Chir（Tokyo）60: 109-20, 2020
3）大宅宗一ほか：髄膜腫治療のエビデンス．脳外誌 25：654-9，2016

髄膜腫 2

傍矢状洞髄膜腫
parasagittal meningioma

荻原雅和　東京都立多摩総合医療センター脳神経外科

はじめに

傍矢状洞髄膜腫は，上矢状洞部近傍に存在するくも膜顆粒のくも膜表層細胞から発生し，髄膜腫の20〜30%を占め，中1/3に好発し，前1/3と続く[1]．中1/3に発生したものは，運動野に近いため，けいれん発作や片麻痺で発症することが多く，前1/3に発生したものは頭蓋内圧亢進や行動異常，見当識障害などで発症する．本腫瘍は，上矢状洞への浸潤が注意点であり，約半数で浸潤がみられる[2]．このため，術前に静脈の還流経路がどのようになっているかを十分に検討することが肝要である．以下，治療を考えるうえで重要な点を挙げていく．

① 治療方針

症候性のものは，小型であっても摘出を考慮する．また，無症候性であっても，経過観察中に増大傾向を示すものはやはり摘出を考慮する．静脈洞浸潤を認める場合，Simpson grade Ⅰとすることは困難であり，静脈洞内の腫瘍を摘出するリスクを考えると，初回手術では，浸潤した腫瘍はあえて残すことも必要である．加えて，MRI で腫瘍周囲の T2 高信号が認められる場合は，境界面での剥離が困難となり，軟膜下の摘出となりやすい．このため中1/3では運動野（特に下肢）の障害が生じやすく，腫瘍被膜を残すことも考える．巨大かつ血流が豊富で

外頸動脈系から栄養血管が流入している場合は，術前に栄養血管塞栓術を考慮する．また，残存腫瘍の増大や再発を認めた場合は，定位放射線治療も検討する．

② 術前検査

上矢状洞への浸潤の有無が重要であり，静脈洞が開存しているか，閉塞している場合には静脈の還流経路がどのようになっているかを評価する必要がある **(Point ❶)**．このため，造影 MRI は当然ながら，MR venography や 3D-CTA（可能であれば動脈相および静脈相），必要に応じて DSA を施行する必要がある **(図1)**．静脈洞が閉塞している場合，頭蓋骨の板間層を還流経路とすることもあるので，開頭範囲に留意する．また，腫瘍周囲に脳表静脈や架橋静脈が存在することが多い（特に中1/3）ので，これらも術前に評価し，アプローチの戦略を練っておく **(Point ❷)**．

 Point

❶術前の上矢状洞への腫瘍浸潤の評価が重要．

❷各種モダリティを駆使して静脈の還流経路を把握する．

③ 手術

① 体位

体位は，腫瘍の発生部位によって変わってく

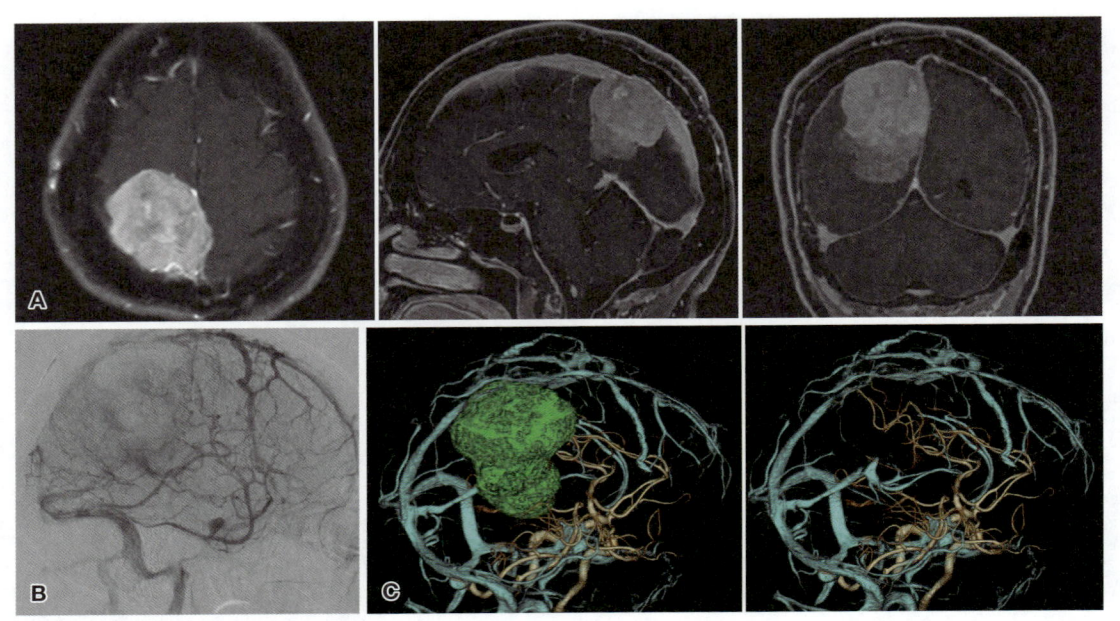

図1　再発の傍矢状洞髄膜腫の症例
A：造影 MRI．上矢状洞へ浸潤する巨大な髄膜腫を認める．
B：DSA．上矢状洞の狭窄を認める．
C：3D イメージ．上矢状洞の狭窄を認める．

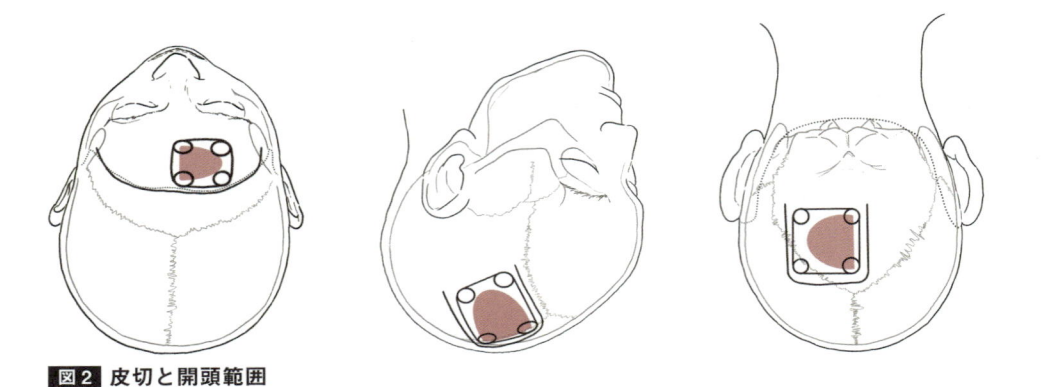

図2　皮切と開頭範囲

る．我々は，前 1/3 では supine，中 1/3 では supine lateral，後 1/3 では prone を選択することが多い．いずれも腫瘍と上矢状洞の静脈圧を下げるため，頭位を上げるように固定する．この際，空気塞栓には十分に注意する．

② 開頭

図2 に示すように頭髪線より前に腫瘍が存在する場合は両側前頭に，それ以外は正中線，上矢状洞を越えて中枢側に茎をもつコの字型の皮膚切開とする．円蓋部側に存在する腫瘍が十分

に露出する範囲に約 1 cm のマージン（腫瘍が浸潤した硬膜を切除しなければならない可能性があるため）を加えた開頭を心がけて，さらに腫瘍の前後縁に架橋静脈が走行することが多いため，余裕をもった開頭範囲がよい．

Burr hole は上矢状洞直上に穿ち，腫瘍を十分に露出する範囲に加え，対側まで開頭を行っておく．上矢状洞上から出血した場合は，サージセル（ジョンソン・エンド・ジョンソン）やゼルフォーム（ファイザー），フィブリングルー

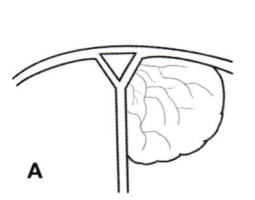 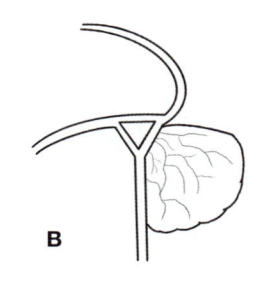 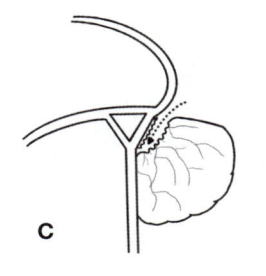 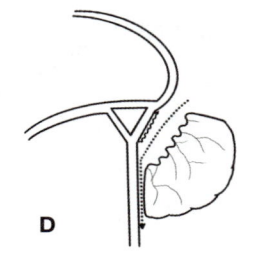

図3 摘出手順

硬膜と腫瘍を適宜電気凝固しながら剥離し，硬膜を翻転（A，B）．一部腫瘍を残すように凝固切断する（C）．大脳鎌と腫瘍を剥離して，離断する（D）．

などで止血を行う．この際，インテグラン（高研）は止血効果が強く，使い勝手がよい．硬膜は，上矢状洞側に茎をもち，腫瘍を十分に露出できる範囲で切開する．この際，前後縁で架橋静脈を損傷する可能性があるため，確認しながら慎重に行う．

③ 摘出手順

髄膜腫の摘出手順は，諸先生方が示されているとおり，4Ds（devascularization, detachment, debulking, dissection）を心がけて摘出する（**Point ❸**）．

まず，架橋静脈に注意しつつ硬膜と腫瘍を適宜電気凝固しながら剥離し，硬膜を翻転する（**図3A，B**）．上矢状洞近傍まで剥離したら，腫瘍の腹側および背側で大脳半球間裂と大脳鎌を確認する．本腫瘍の付着部は通常上矢状洞の外側壁であるため，ここを徐々に電気凝固し，切断していく．この際，腫瘍が上矢状洞に浸潤していると，静脈洞内に切除面が入ってしまい，上矢状洞壁に瘻孔が生じる可能性があるので，一部腫瘍を残すように凝固切断することも重要である（**図3C**）．付着部の detachment が完了した後，CUSA（Integra Japan）などを用いて適宜内減圧を行いながら，大脳鎌と腫瘍を剥離して，離断する（**図3D**）．腫瘍が深部に進展している場合は，前大脳動脈の損傷に留意する（**Point ❹**）．

その後，十分に内減圧し，腫瘍外層の可動性が得られたら，脳表との剥離を進める（**Point ❺**）．

MRI で腫瘍周囲の T2 高信号を認める場合，腫瘍境界のくも膜が消失し，強く癒着しているので，eloquent area においては，腫瘍を一層残すことも考える（**Point ❻**）[3]．

腫瘍底部の剥離時における最大の注意点は，前大脳動脈を損傷しないことであり，術前から解剖学的位置関係を十分に検討しておく．通常，callosomarginal artery などの分枝は腫瘍の外側に，pericallosal artery は腫瘍の深部に圧排されていることが多く，腫瘍周囲が T2 高信号を呈している場合，これらから細動脈が流入するので，血流を確認し，凝固切断する．静脈系では，腫瘍からの導出静脈は凝固切断し，正常還流に関与する脳表および深部の静脈や架橋静脈は温存する．腫瘍の流入および導出血管はくも膜と腫瘍被膜を貫通するため，剥離面を見失いやすいので，多方向から確認することが重要である．

Point

❸ 摘出は 4Ds（devascularization, detachment, debulking, dissection）を心がける．

❹ 架橋静脈に注意しながら硬膜を腫瘍から剥離して翻転し，上矢状洞部の付着部を凝固離断する．

❺ 十分な内減圧を行った後，周囲の脳表と剥離する．

❻ 癒着が強く，eloquent area の場合は，腫瘍を一層残すことも考える．

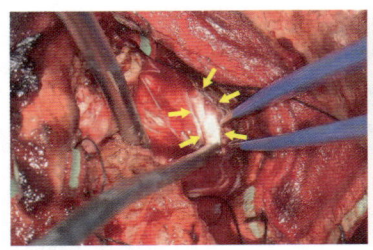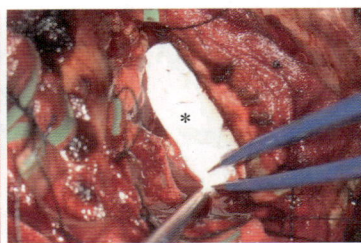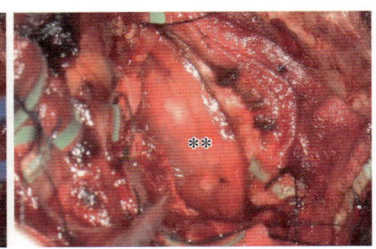

図4 術中所見
矢印：上矢状洞の瘻孔部．　＊：ゴアテックス人工硬膜．　＊＊：DuraGen.

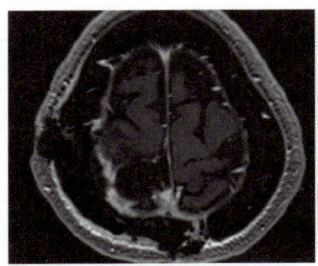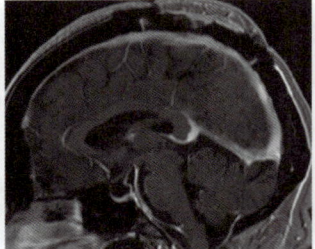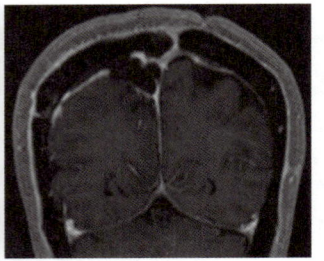

図5 術後造影 MRI
腫瘍は全摘出され，上矢状洞も温存されている．

④ 上矢状洞の処置

　前述のとおり，腫瘍をわずかに残して切除した後，残存した腫瘍を正常面が露出するまで電気凝固焼灼を行いながら切除する．その際，上矢状洞から出血した場合は，まず，頭位を挙上し，静脈圧を下げる．この際，挙上しすぎると空気塞栓を生じるため，呼気で出血が起こる程度とし，速やかに綿片で被覆しておく**(Point ❼)**．以下に，浸潤の程度による我々の方針を示す．

1．浸潤なし

　正常面が露出するまで切除し，付着部は電気凝固，焼灼する（Simpson grade 2）．瘻孔が生じた場合，小さければサージセルとフィブリングルーで被覆する．

2．浸潤あり（上矢状洞狭窄の場合）

　初回手術の場合は腫瘍を残すことも考慮する．可及的な摘出を要し，大きな瘻孔が生じた場合，その修復には縫合や筋膜パッチなど種々の報告があるが，我々は松島先生・河野先生らの方法に倣い，ゴアテックス人工硬膜（日本ゴア）を縫合せずにあてがい，その上から DuraGen（Integra Japan）もしくはネオベールシート（グンゼメディカル）で被覆して固定し，必要に応じてフィブリングルーで補強している**(Point ❽, 図4，5)**[4]．

3．浸潤あり（上矢状洞閉塞の場合）

　前 1/3 であれば，腫瘍辺縁を上矢状洞から出血を認める部分まで切除し，上矢状洞は結紮して摘出することが可能である．中 1/3 より後方の場合においては，側副血行を確実に温存しつつ，結紮もしくは腫瘍を残し，断端を電気凝固する．

> **Ｐoint**
>
> ❼ 上矢状洞から出血を生じた場合は，慌てないことが重要．
>
> ❽ 瘻孔の縫合は難しいことが多いので，ゴアテックス人工硬膜を用いた閉鎖が簡便である．

④ 閉頭

　円蓋部の硬膜は腫瘍が浸潤していることが多

いため，人工硬膜での硬膜形成が必要となる．最近では DuraGen を用いている．硬膜浸潤がない場合は，プライマリに縫合する．開頭骨片の内板に異常を認める場合は，ドリルで正常骨がみられるまで掘削する．

- ● 術前の上矢状洞への浸潤の有無，静脈還流の評価が重要である．
- ● 上矢状洞へ浸潤している場合は，腫瘍を一層残して早期のdetachを目指す．
- ● 静脈洞の瘻孔の処置は慌てずに行い，ゴアテックス人工硬膜を用いた閉鎖が簡便である．

文献
1）Colli BO, et al: Parasagittal meningiomas: follow-up review. Surg Neurol 66 Suppl 3: S20-7, 2006
2）Sughrue ME, et al: Results with judicious modern neurosurgical management of parasagittal and falcine meningiomas. Clinical article. J Neurosurg 114: 731-7, 2011
3）Nakasu S, et al: Microscopic anatomy of the brain-meningioma interface. Brain Tumor Pathol 22: 53-7, 2005
4）Matsushima K, et al: Management of Sigmoid Sinus Injury: Retrospective Study of 450 Consecutive Surgeries in the Cerebellopontine Angle and Intrapetrous Region. Oper Neurosurg（Hagerstown）19: 721-9, 2020

大脳鎌髄膜腫
falx meningioma

木村英仁 神戸大学医学部脳神経外科
篠山隆司 神戸大学医学部脳神経外科

◆ はじめに

脳腫瘍の摘出において，その発生母地がどこであるかを意識して摘出を行うことは忘れてはならない原則である．髄膜腫においては，発生母地は通常硬膜であり，硬膜の血管から栄養が供給されて成長する．ゆえに，この発生母地から，"生えた"腫瘍を離断することで腫瘍への流入血管は遮断でき，理論的には出血をさせずに腫瘍内減圧を進めて摘出することができるはずである．ただし，成長した髄膜腫は，脳実質からも栄養血管が入ってくることもあり，注意が必要になる．

内減圧は，腫瘍の発生部位が遠心性に発育したことを考えれば，求心性，すなわち発生母地の方向に戻すように腫瘍内を減量し，内減圧後の腫瘍被膜剥離の際も，腫瘍を発生部位に戻すように（求心性に）被膜を起こすと，周囲正常神経組織を圧迫することなく愛護的な手技ができる．髄膜腫摘出術における大原則4Ds(devascularization, detachment, debulking, dissection）は，この摘出手技の原則からきた頭字語で，手術中は常に意識しながら行うようにする．

1 体位

手術用顕微鏡の使用を原則とする場合，なるべく床面に対して平行かつ水平な術野が好まし

い．そのほうが，硬膜縁で正常脳が押しつけられて損傷するリスクが軽減し，さらに手術器械の出し入れを床に垂直な方向で行うことができ，人間工学的に楽である．

大脳鎌は，左右の大脳半球間裂，前方は前頭蓋底から，後方は小脳テントまで連続して存在する硬膜であるため，そこを発生母地とする腫瘍に近接した方向からの手術アプローチとなると，前方は仰臥位で前額部から，後方は腹臥位で頭頂後頭部からとなる．仰臥位では腫瘍が後方にいけばいくほど頭部を挙上する必要があり，頭頂部であれば腹臥位で顎を起こした体位（sealion position）をとる必要がある（**図1**）．

2 皮切

皮切は，開頭範囲を決めた後に描くことができる．開頭範囲はナビゲーションを頼りに腫瘍の局在するところになるべく短距離で到達できる橋静脈のない半球間裂を頭皮上にマーキングして決定する（**図2**）．円蓋部髄膜腫や傍矢状洞髄膜腫であれば腫瘍全貌を露出できる開頭が必要であるが，大脳鎌髄膜腫はアプローチ側の半球間裂が出れば十分であり，開頭を大きくする必要はない．開頭範囲を開けることができる，外側を基とするコの字型の皮切か正中線状皮膚切開を設ける．重要なのは上矢状静脈洞（superior sagittal sinus：SSS）をまたいで反対側に至る

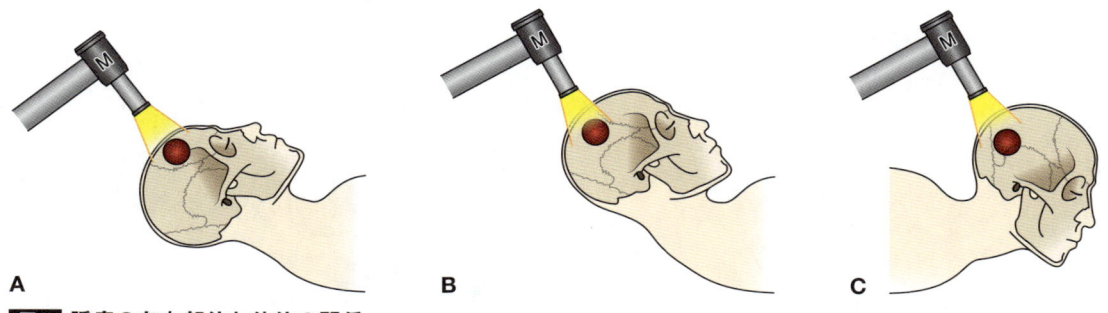

図1 腫瘍の存在部位と体位の関係
腫瘍が前方にあると頭部はほぼ水平位で手術が可能であるが（A），頭頂部方向にいくにしたがって頭部を前屈させる必要があり（B），頭頂後頭部であれば腹臥位で顎を持ち上げる体位（sealion position）をとる必要がある（C）．
M：手術顕微鏡．

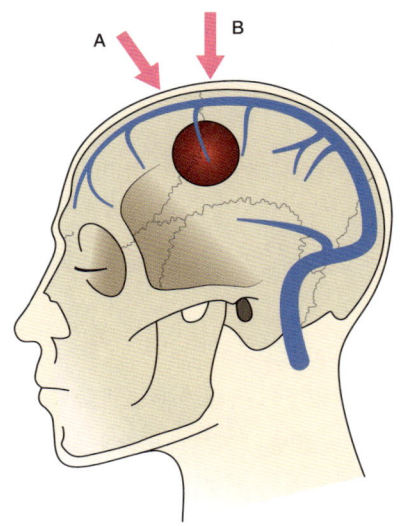

図2 橋静脈と腫瘍存在部位との関係からの侵入路の想定
術前CTVで腫瘍と橋静脈の関係をみておく．腫瘍が橋静脈直下近傍にある場合，橋静脈のないスペースからアプローチできるようにする．この場合，最短でアプローチできるのはBであるが，① より広い橋静脈間が確保できること，② 前頭部からのアプローチのほうが頸部屈曲が少なくて済むこと，③ 大脳半球運動領野の圧排を回避できること，などの理由から侵入路はAがよい．

開頭を行うことである．硬膜翻転後に，大脳鎌に沿った術野を確保するため，硬膜をSSSぎりぎりまで切開して翻転する必要があるが，開頭でSSSが露出されていないと，この硬膜の翻転が不十分になるからである．

 開頭

　病側は外側に，SSSから2〜3cm程度を開けるように，さらに対側はSSSから1cm外側までを開頭できるようにする．病側の開頭幅が広いのは，術中に脳べらで脳を保持するのに十分な幅を担保するためである．穿頭部位について，SSSの直上は穿頭時に硬膜を損傷する危険があるため避ける．そのためSSSをまたいでSSSぎわの開頭範囲前後に1カ所ずつ，病側の外側前後に1カ所ずつで計6カ所の穿頭を行う．穿頭する順番は，万が一，SSSを損傷した場合を考えて，開頭外側から開けるようにする．SSS周囲の穿頭は，穿頭から骨片が外れるまでの時間が少ないほうがよい（**図3A**）．

　骨片が外れると，SSS上面，開頭縁の骨断端の板間静脈からの出血に対応する．SSS上の硬膜面は薄く，硬膜の線維の方向に沿って軽度でも出血する場合が多い．通常は板間静脈からの問題となるような出血はないが，骨の断端からまったく出血がない場合は，体位によって過度に頭部が挙上されて静脈圧が陰圧となっている可能性があり，注意が必要である．開頭直後に断端骨髄に骨蝋を塗り込むのは，骨髄からの出血を止める目的のみならず，この板間静脈からの空気塞栓を予防する目的もある．術野に血液

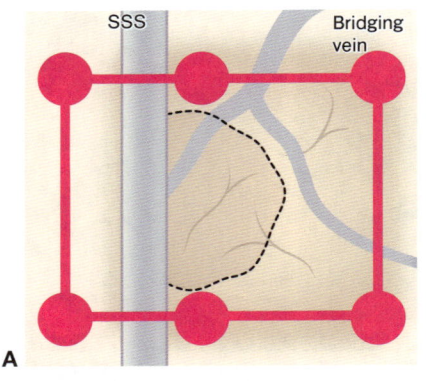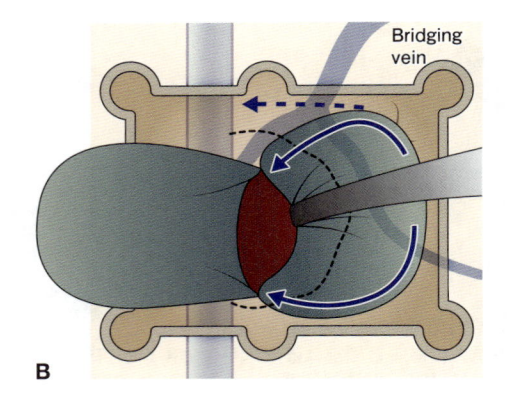

図3 開頭範囲と硬膜切開

A：開頭は SSS をまたぐ，病側に広めの開頭を行う．破線部：予想される腫瘍の存在範囲．

B：硬膜切開は，bridging vein の少ない外側で硬膜を切開し，その後内側に進む．Bridging vein が内側で硬膜に癒着，硬膜間に流入していれば，そこを避けて内側の falx ぎりぎりまで切開を行う（実線）．点線のように切開を行うと静脈を損傷する危険があり，推奨されない．

が流れ込まないように，十分に硬膜面を凝固止血しておく．中硬膜動脈からの栄養血管がある場合は，ここで凝固しておくと devascularization が一部可能となる．この開頭時に，後に続く硬膜切開のため D-マンニトール 300 mL の急速点滴を行っておく．

④ 硬膜切開

硬膜切開は脳表の橋静脈が走行していない外側から行う．頭部挙上と D-マンニトールの効果で，硬膜面のテンションは高くないはずである．硬膜切開は橋静脈を損傷しないように，SSS を基にするコの字型切開を行う．橋静脈があれば，その表面の硬膜はつけた状態で，その流入部を避けて大脳鎌が確認できるまで切開するようにする（**図3B**）．

上矢状静脈洞に切り込んで出血した場合には，組織接着剤のフィブリノゲン溶液を浸透させたサージセル（ジョンソン・エンド・ジョンソン）を丸めて玉状にしたものをあてがっておくと止血できるが，止血困難な際は上矢状静脈洞の裂け目に縫合閉鎖を行って止血するほうが，後の操作で再出血する心配がない．硬膜大脳鎌移行部まで翻転できれば手術顕微鏡を導入する（**Point ❶**）．

Point

❶硬膜翻転は venous lacunae のように静脈洞が外側まで張り出している場合があり，術前 CTV で十分検討しておく．

① Devascularization

手術顕微鏡下に病側の半球間から大脳鎌に沿って入り，腫瘍にアプローチする．この際，脳表を損傷しないように綿片などで覆っておく．大脳鎌面の腫瘍近傍では腫瘍に向かう栄養血管が発達しており，これらを凝固しつつ腫瘍に到達する．この時点では大脳半球裂の作業スペースは狭いが，脳の圧排を強めて腫瘍を広く確認する必要はない．腫瘍の周囲の硬膜を可能な範囲で凝固できれば，速やかに硬膜面から腫瘍の離断にかかる（**Point ❷**）．

Point

❷術野は狭いが摘出が進むうちに広がるので，案ずることなく detachment を進めるべし．

② Detachment

硬膜面と平行に腫瘍を発生母地の硬膜から離断し，栄養血管を遮断するのがこのステップの目的である．術野のいちばん手前の硬膜付着面

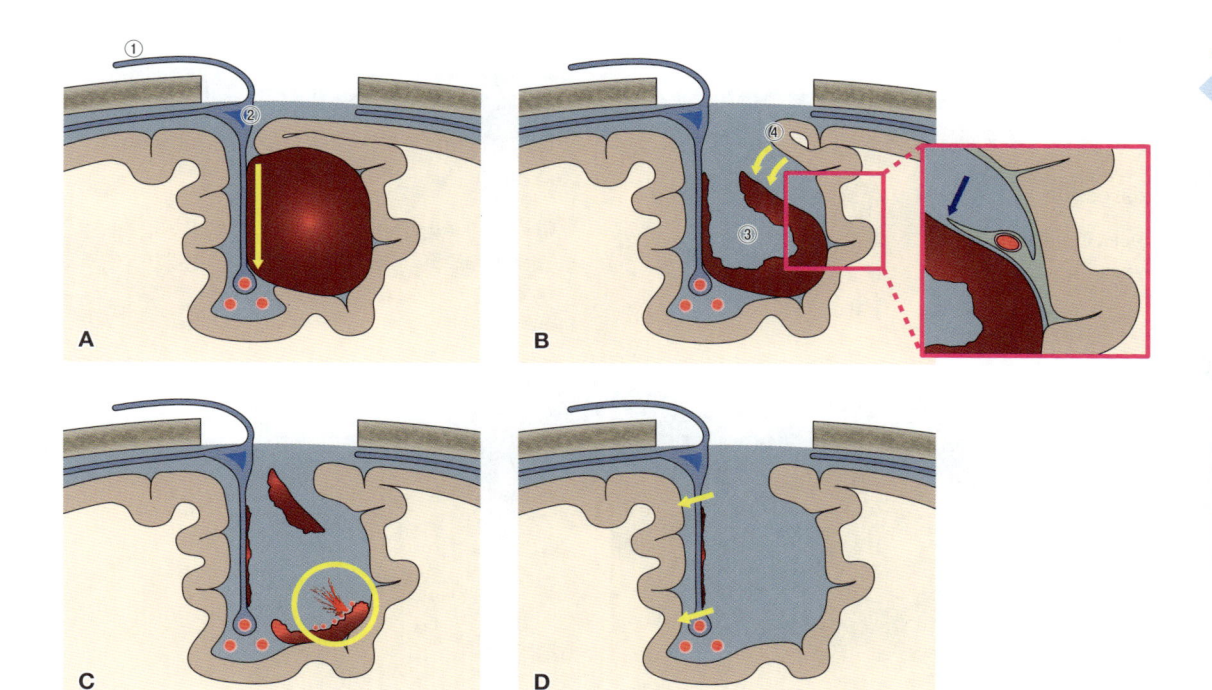

図4 腫瘍到達後の操作

A：硬膜を切開翻転し，付着部周囲硬膜を十分に凝固し，流入血管を遮断する（① devascularization）．次に falx に沿って腫瘍を離断する（② detachment）．これで硬膜からの栄養血管は遮断される．最初の段階で，いちばん底まで到達しなくてよい．むしろ不測にして被膜を穿通してしまうと A3 やその枝を損傷する危険がある．

B：内部の腫瘍を減量し（③ debulking）被膜が薄くなれば，周囲脳から剥離する（④ dissection）．被膜上にはくも膜の折れ返りがあることを意識して視認できれば（青矢印），ここをつまんで正常脳側に剥離する．

C：腫瘍が付着部から離断できているにもかかわらず起こる皮質近傍被膜内からの出血は，内動脈系からの栄養血管によるものと思われ，皮質との癒着が疑われる．この部分の皮質が non-eloquent であれば sub-pial に入り根治的摘出をすることが好ましいかもしれないが，eloquent であればこの被膜摘出は断念することを考慮する．

D：最終的に付着部を十分に凝固し，可能であれば付着部の大脳鎌を切離摘出し，Simpson grade Ⅰ の摘出とする．

の腫瘍を凝固して腫瘍内部に入る．この時点で，術中迅速病理診断のための検体を採取する．腫瘍内部から出血するので丹念に止血し，さらに硬膜面からの離断，そして止血を繰り返す．この時点で栄養血管本幹を凝固できれば後の操作が楽であり，栄養血管がきている方向を目指す．硬膜面から離断するのみでは作業スペースが狭いので，この時点で CUSA Clarity（Integta Japan）を導入して腫瘍内減量（debulking）も並行する．栄養血管に遭遇すると，それ相応の動脈性出血に遭遇するが，これを確実に凝固離断しておくと，後の腫瘍内部からの出血はコントロールしやすくなる（**図4A**）．

③ Debulking

十分に detachment ができれば本格的に debulking を行う．Debulking の目的が，次に続く脳表からの剥離（dissection）を行うためであることを意識する．CUSA Clarity, SONOPET（日本ストライカー）にて腫瘍減量を行うが，注意すべきは，けっして正常脳を押す方向に超音波手術器を動かさないことである．脳を押す力は不測に周囲脳の挫傷・出血を誘発させる危険があるためである．そのため，大脳半球に接した部分では，腫瘍付着部に戻すような方向で動かすようにする．

腫瘍内部からの出血は丹念に凝固止血を行う（**Point ❸**）．ある程度の debulking ができ，腫瘍

被膜が薄くなると腫瘍を起こす（dissection）操作が可能となる．分厚いままの被膜は起こしにくいので，なるべく多くを debulking してから dissection にかかるほうが被膜を起こしやすい（Point ❹，図 4B）．

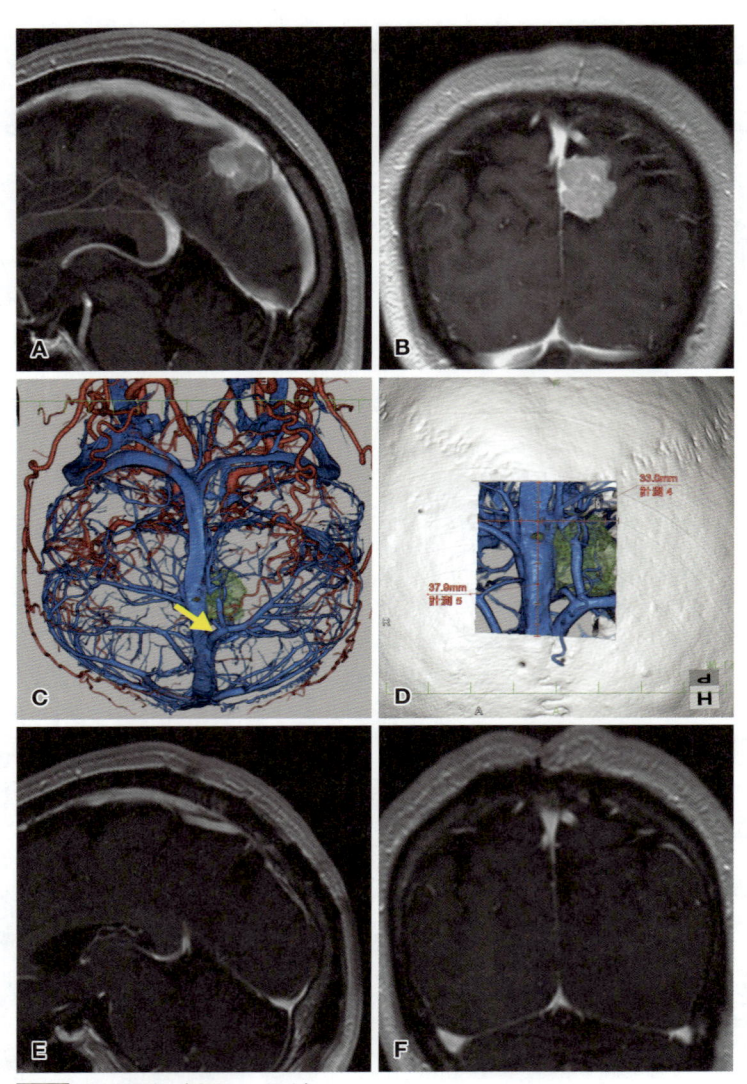

図5 症例画像（術前・術後）
A：術前 MRI（Gd 造影後 T1 強調矢状断）．B：術前 MRI（Gd 造影後 T1 強調冠状断）．大脳鎌後部に約 3 mm の腫瘍を認める．
C：CT venogram．腹臥位，下方が頭頂側．腫瘍直上の脳表に脳表静脈が走行し，頭頂側（術野下方）で上矢状静脈洞に流入するのが分かる（矢印）．
D：開頭のシミュレーションでは，同部位を開頭範囲に収める左右同大の開頭を想定した．
E：術後 MRI（Gd 造影後 T1 強調矢状断）．F：術後 MRI（Gd 造影後 T1 強調冠状断）．Simpson grade Ⅱ の摘出を確認した．

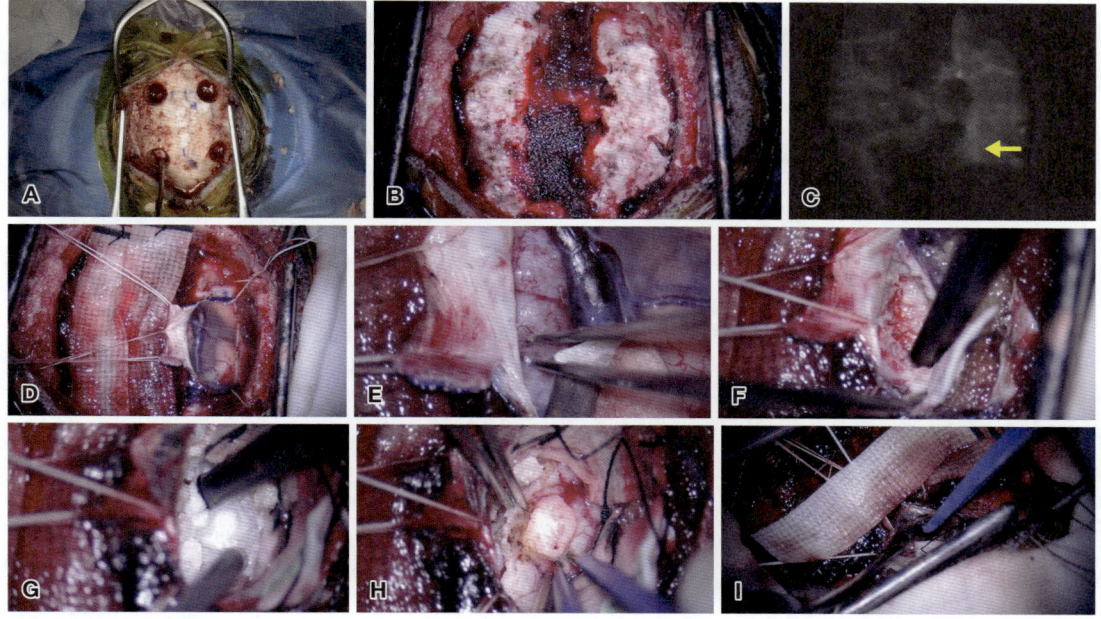

図6 術中所見

A：SSS をまたぐ開頭を行った.

B：硬膜面の止血を行った.

C：その後，ICG ビデオ撮影を行い，術前想定した皮質静脈が硬膜下にあることを確認（矢印）．その外側から硬膜切開を行うこととした.

D：硬膜を切開，正中を基として翻転した.

E：大脳半球間裂に入るとすぐに腫瘍を確認できた.

F：Falx に沿って，CUSA Clarity を用いて detachment を行った.

G：その後，腫瘍内部の debulking を行った．腫瘍が falx から離断されており，腫瘍内部からの出血はほぼなかった.

H：Debulking が十分できた部分から被膜を起こし，dissection を行った．脳表の血管が腫瘍被膜に癒着しており，くも膜面を把持して脳表に戻すように剥離した.

Ⅰ：腫瘍を摘出し，大脳鎌腫瘍発生母地を十分に凝固して，型どおり閉頭して終了した（Simpson grade Ⅱ）.

④ Dissection

　腫瘍内部に十分なスペースが確保できれば，腫瘍被膜を腫瘍の中心に向けて剥離を開始することができる．腫瘍は epi-arachnoid tumor であるので腫瘍表面と脳表の血管の間にはくも膜がある（あった）はずである．腫瘍内減圧が十分できていれば，被膜を起こせば被膜面を術野から観察しやすくなり，くも膜と腫瘍被膜を剥離しやすい（**図4B**）.

　吸引管で鈍的に引っ張るより，リング鑷子や SS 鑷子を用いて，くも膜の折り返し部分をつまんで起こすように（脳側に戻すように）引っ張り戻す．血管は直接つままず，あくまでくも膜を意識してつまんで起こすようにする．腫瘍被膜との癒着が強い場合は，くも膜面を見失わないように被膜と鋭的に離断する.

　腫瘍の前端・後端に到達できれば，オリエンテーションがついてくる．腫瘍が成長していると，くも膜面が保たれておらず軟膜との癒着が強固となり，摘出のためには皮質を犠牲にして軟膜下剥離を余儀なくされる場合がある．その際には癒着脳の機能を考慮し，被膜をつけた状態のまま摘出を断念することも厭わない（**Point ❺**）.

　また，大型の腫瘍になると，内頚動脈系から脳表を介して腫瘍に血管が流入することがある．被膜に近づくと腫瘍内部からの出血が増すことで被膜越しの判断ができる場合があり，軟膜下で被膜を起こして摘出するか，皮質温存の

ために被膜摘出は断念するかの判断が必要である（**図4C**）．

Point

⑤Eloquent area と癒着が強い部分は剥離を断念して被膜を残すことを厭わない．

⑤ 付着部の摘出

脳側の腫瘍がすべて取れれば，この時点でSimpson grade Ⅱとなり，最後に付着部硬膜大脳鎌を摘出し，Simpson grade Ⅰとする（**図4D**）．大脳鎌越しに反対側の大脳半球間裂に入ることとなるが，この際に対側の大脳半球，血管を損傷しないように注意が必要である．対側にも腫瘍がある場合，この時点で対側の腫瘍摘出を行うが，その残存の程度によっては，対側の開頭から新たに硬膜切開を行い，同様に摘出を行うのか，片側アプローチで摘出を完了するのかを症例ごとに検討する．SSS 静脈洞に腫瘍が浸潤している際，洞内の腫瘍を取るのか残存させるのかは，この時点で判断する．術野が広く展開できているので，洞内部の操作もこの時点であれば容易である．十分な摘出が達成できれば，麻酔科医に依頼して気道内圧を上げて，出血がないことを確認して型どおり閉頭する．

⑥ 症例紹介

図5・図6に代表症例（50 歳女性，脳ドックで発見，頭頂後頭部，無症候性大脳鎌髄膜腫）を提示する．

◆ おわりに

本稿では大脳鎌髄膜腫の手術法について，手術顕微鏡を用いた標準的な手術手技について解説した．一方で近年，内視鏡や外視鏡の進歩によって，これらのメリットを活かした，重力を利用して大脳半球間裂を展開する手術手技も散見される．基本的な摘出方法に変わりはないが，次世代低侵襲手術の入門にもなり得るため，参照されたい．

ま と め

- 大脳鎌髄膜腫においても4Dsの大原則を踏襲すべし．
- 正常脳を押さずに内減圧をし，内部の出血を外にこぼさない．
- 被膜面はくも膜を意識して剥離する．
- Eloquent areaを意識する．

文献

1）新井 一 編：テント上髄膜腫：アプローチから摘出まで．メジカルビュー社，東京，2008
2）河本圭司 ほか 編：イラストレイテッド脳腫瘍外科学．医学書院，東京，2011
3）Karatas D, et al: A new classification of parasagittal bridging veins based on their configurations and drainage routes pertinent to inter-hemispheric approaches: a surgical anatomical study. J Neurosurg 140: 271-81, 2023
4）Yu G, et al: Gravity-Assisted Ipsilateral Paramedian Approach for Parafalcine Meningioma Resection. World Neurosurg 135: 234-40, 2020
5）Kijima N, et al: Utility of a novel exoscope, ORBEYE, in gravity-assisted brain retraction surgery for midline lesions of the brain. Surg Neurol Int 12: 339, 2021

髄膜腫 **4**

WEB 動画

蝶形骨縁髄膜腫・前床突起部髄膜腫

sphenoid-ridge meningioma/clinoidal meningioma

末廣 諭 愛媛大学大学院医学系研究科脳神経外科学

 手術適応

髄膜腫の基本的な手術適応は症候性病変であるが，蝶形骨縁髄膜腫や前床突起部髄膜腫に関しては，「脳ドックのガイドライン」で視機能温存の観点から予防的な手術が推奨されている[1]．しかし，視神経管を開放して浸潤した腫瘍を摘出する手技は，かえって視機能を障害する危険性もあることから注意が必要である．髄膜腫は基本的には良性腫瘍であり，無症候性病変に対して手術を計画する際には，摘出が真に患者のメリットになるか，腫瘍の大きさや成長速度，年齢なども含めて熟考し，かつ患者理解が得られるように努める必要がある（Point **❶**）．

❶ 蝶形骨縁髄膜腫や前床突起部髄膜腫は予防的な手術も考慮されるが，慎重な判断を．

 体位（頭位）

蝶形骨縁髄膜腫・前床突起部髄膜腫は，多くの症例で pterional approach に準じた体位・開頭で手術可能である．体位は仰臥位で，静脈性出血のコントロールのために上体を 15° 程度挙上する．頭部の回旋に制限があれば必要に応じて肩枕を入れて調整する．頭位の回旋に関して

は，腫瘍の主座が前頭葉側か側頭葉側かを考慮し，脳の牽引がなるべく少なくなるように計画する．

腫瘍の大きさからある程度の脳損傷が予測される際は，eloquent area への障害がないように計画する．Vertex の up/down に関しては腫瘍の上方進展の程度と，開頭範囲を考慮して決める．Orbitozygomatic approach を行う症例では look up を目的とするため，vertex down で行う．また，回旋や vertex の up/down に関しては，髄膜腫手術は様々な視軸で行うので，操作性も考慮する．顕微鏡では接眼レンズをのぞいて手術操作を行うため，前方に見上げる際は腕が伸びて術者に負担の強い姿勢となっていたが，外視鏡の登場によってより楽な姿勢で手術を行うことも可能になった．しかし，顕微鏡・外視鏡ともに頭側から乗り込むような姿勢での手術操作は体勢的に無理があり，左右どちらかに回り込んだほうが操作しやすいこともある．

手術操作は，縦方向よりは横方向のほうが容易で，術中には様々な位置に移動してより繊細な手術操作が可能な位置で手術を行うようにトレーニングすることも重要である．手台の使用の有無など，安定した操作が可能な手術姿勢には個人差もあり，顕微鏡下（外視鏡下）での様々な場面において，自身の得意な姿勢を理解して

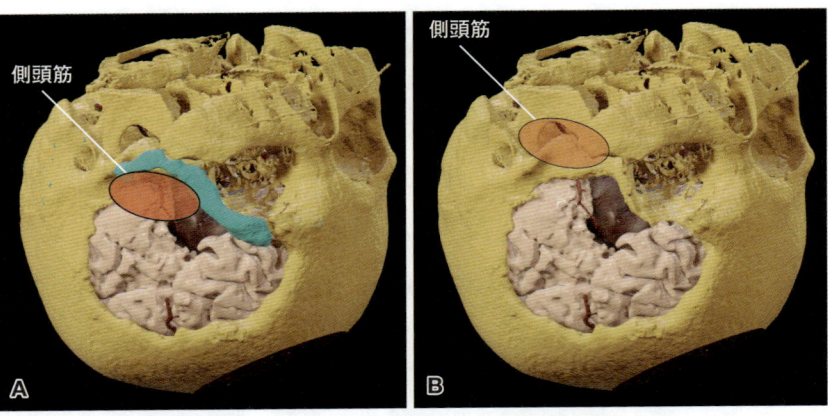

図1 Brainlab Elements（Brainlab）で作成した症例1の3D画像
Orbitozygomatic approach を行わない際は，側頭筋が土手のように視軸の妨げとなるが（A），追加することによって側頭筋をさらに尾側に牽引可能となり，また眼窩外側上縁の骨もなくなることで，look up した際の視野が広がることが分かる（B）.

おくのは必要なことであり，顕微鏡下（外視鏡下）での操作に慣れるまでは積極的に動いて色々と試すとよい．また，併せて手術台の角度調整も行い，角度変更による違いを理解するとよい.

③ 開頭

開頭範囲は，腫瘍の大きさにもよるが，通常は半弧状の皮膚切開を行って，前頭側頭開頭を行う．腫瘍の主座によって前方に広げるか，後方に広げるかを決定し，皮膚切開を前方に伸ばすか，クエスチョンマーク型に後方に膨らませる．腫瘍が上方に進展している症例ではorbitozygomatic approach もしくは zygomatic approach の追加を検討する．眼窩上縁の骨を削除すること，側頭筋をより尾側に牽引することで，look up しやすくなり，脳の牽引も少なくなる**（図1）**が，これらの approach は two layer で行うため，長期的に側頭筋の萎縮は必発である**（Point ❷）**.

しかし，orbitozygomatic approach は，広く浅い術野を供し，顕微鏡下（外視鏡下）での手術操作を容易にすることから必要に応じて実施

できるようにカダバートレーニングなどで十分に理解しておく．また，one layer で行う際も，側頭筋の前縁を剥離し，側頭筋を後方に牽引することで，頭蓋底側を通常より広く開窓することが可能であり，側頭筋の発達した症例では有用な方法である.

Point

❷ Orbitozygomatic approach は look up が必要な症例で行う.

④ 術前塞栓

術前塞栓は，術中の出血を減らすために有用な方法であり，術前塞栓によって長期成績が良好となるとの報告もあることから，必要な症例では実施を考慮する．しかし，蝶形骨縁髄膜腫・前床突起部髄膜腫の栄養血管では様々な動静脈吻合があり[2]，合併症のリスクもあるため，必要性と合併症リスクを十分に検討して実施する.

⑤ 腫瘍摘出

蝶形骨縁髄膜腫・前床突起部髄膜腫は，視神

経，動眼神経，内頚動脈，中大脳動脈，前大脳動脈などの重要構造物に近接，もしくは encase している症例もあることから手術難易度が高い症例も少なくない．巨大な血管を encase するものでは合併症の危険もある **(Point ❸)**[3,4]．

主幹動脈が腫瘍に encase されて壁不正や狭窄がある症例は，浸潤していることを想定する．また，レンズ核線条体動脈（lenticulostriate artery）など，穿通枝を encase している症例は部分的に残存させることも考慮する．

髄膜腫は基本的に良性腫瘍であり，安全な範囲で最大限の摘出を行うことを目標とする．安全な範囲に関しては修練によって広がるが，重要なのは術前に様々なシミュレーションを行い，術前検査から綿密な手術計画を行うことである．

脳血管撮影検査による栄養血管の評価と静脈還流の確認は必須で，また，各神経と腫瘍の関係性や，腫瘍が脳から剥離可能かを評価（腫瘍と脳の間の高信号の有無）するために CISS などの造影前後の heavy T2 も有用な情報を得られる．現在，様々な術前シミュレーションのソフトがあり，3D 画像を作成すると手術の安全性や習熟度の向上につながるので積極的に実施するとよい．

事前に把握困難な要素としては，腫瘍が硬いかどうか，また止血が容易かどうかなどが挙げられるが，術前情報から，安全な摘出限界に関して事前に決定し，患者と可能な限り共有することも重要だと考える．蝶形骨縁髄膜腫・前床突起部髄膜腫の摘出の実際にあたっては各構造物によってコンパートメントに分けて摘出を考慮する報告もあり[5]，臨床に即した内容であり参考にしてほしい．

この部位の手術を行うにあたって，orbitozygomatic approach と前床突起削除が安全に実施できるのは必須の技術である．カダバートレーニングは一つの有用な手段であり，積極的に参加してほしい．手術機器や手術材料も進化しているため特性を理解し，手術の tips なども様々な動画を web や学会でみることができるので，自身の引き出しを増やして修練を積んでほしい．

> **Ⓟoint**
> ❸蝶形骨縁髄膜腫・前床突起部髄膜腫は，視神経，動眼神経，内頚動脈，中大脳動脈，前大脳動脈などの重要構造物に近く，時に手術リスクが高い．安全な範囲で最大限の摘出を行うことを目標とする．

❻ 症例紹介

① 症例1：大型の蝶形骨縁髄膜腫

大型の蝶形骨縁髄膜腫の症例を動画とともに提示する．

60歳代，男性．1年前より左眼は手動弁で，1カ月前より緩徐に右片麻痺，失語が進行していた．自宅で動けなくなっているところを発見され，救急搬送され髄膜腫の診断で当院へ転院となった．前医で全身けいれんを認め，当院搬送時は完全失語で右片麻痺2/Vであった．麻痺は3/Vに改善傾向であったが運動性失語は改善なく，準緊急で手術を計画した（図2, 3）．

本症例では，失語と麻痺の改善を目的に手術を計画した．事前の検討で，内頚動脈は encase されていた．通常は術早期に視神経管の開放を目指すが，本症例では経過から視機能の改善は困難と思われたため，前床突起の削除にとどめて，まずは内頚動脈より後方の側頭葉側の腫瘍を摘出し，続いて前頭葉側の腫瘍を摘出し，腫瘍の減圧を図り，内頚動脈・視神経・動眼神経周囲は安全に摘出可能であれば摘出する方針とした（**WEB動画**①）．

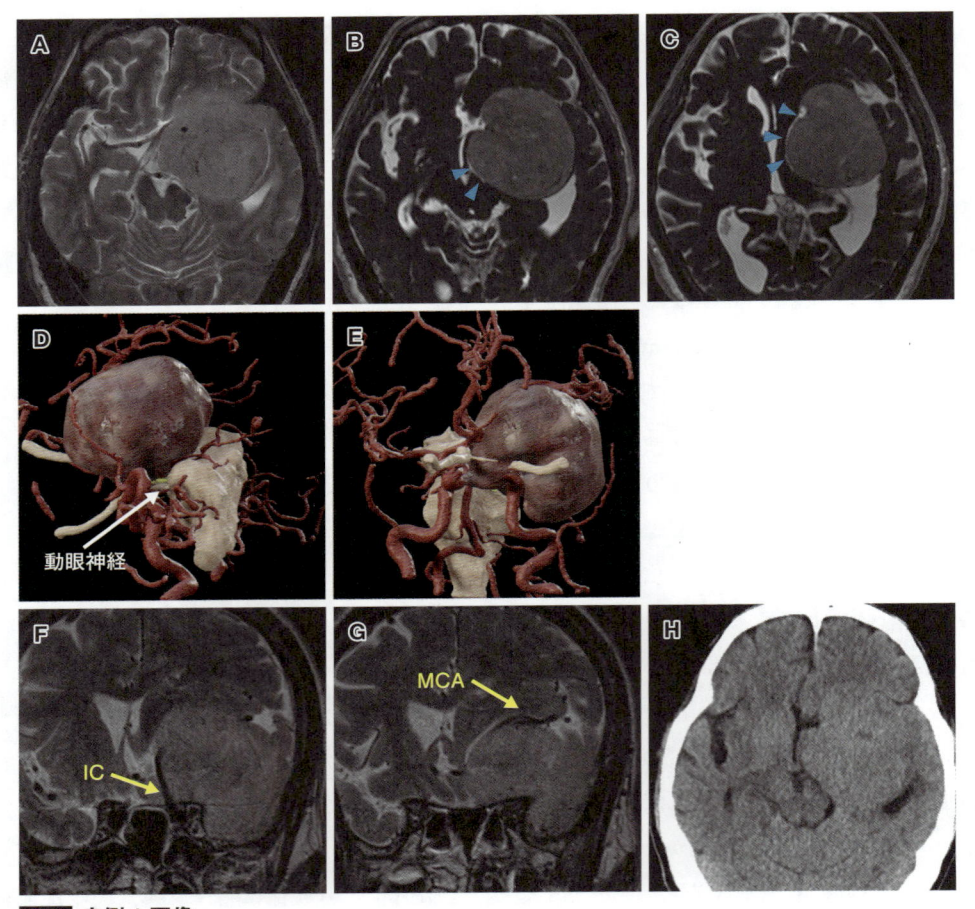

図2 症例1画像
A：T2 水平断．B，C：CISS Gd 水平断．D，E：Brainlab Elements で作成．F，G：T2 冠状断．
H：CT 水平断．
矢頭部分は腫瘍と脳の間に高信号を認め，剥離面があることが確認できる．CT で石灰化は認めない．
内頚動脈は encase され，腫瘍で引き伸ばされており，artery of the inferior cavernous sinus から腫瘍濃染を認める．中硬膜動脈からも腫瘍濃染あり．

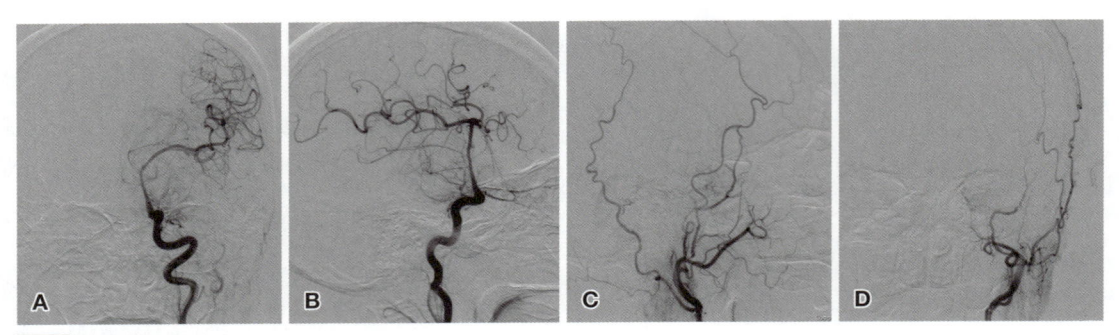

図3 脳血管撮影検査
A，B：Lt. ICAG. C，D：Lt. ECAG.

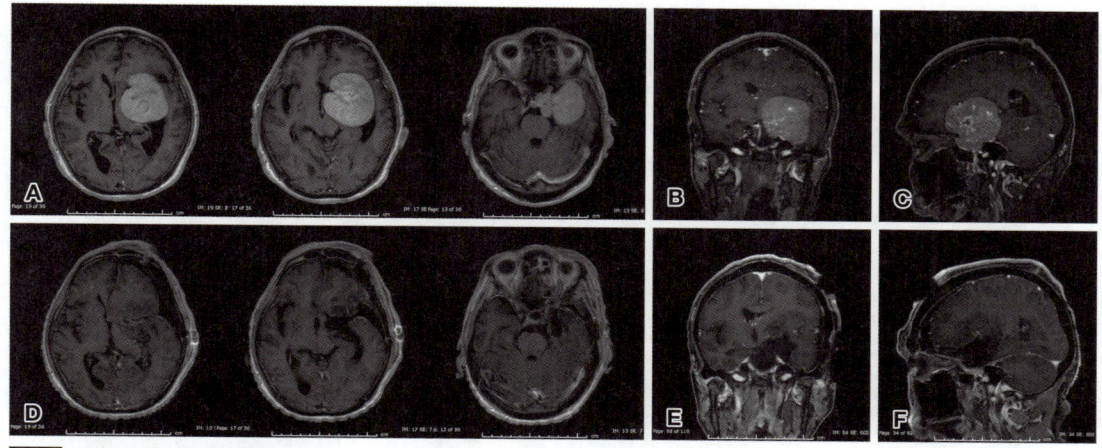

図4 症例1 術前後の造影 MRI
A-C：術前．D-F：術後．
A：T1Gd 水平断．B：T1Gd 冠状断．C：T1Gd 矢状断．
D：T1Gd 水平断．E：T1Gd 冠状断．F：T1Gd 矢状断．
海綿静脈洞内，内頚動脈周囲の腫瘍も摘出されている．

巨大腫瘍で，上方進展もあり，orbitozygomatic approach にて行った．腫瘍は肉眼的に全摘出された（**Point ❹**）．Simpson grade Ⅱ．術後に一過性の左動眼神経麻痺を認めたが2週間の経過で改善した．右片麻痺，失語も緩徐に改善し，リハビリテーション転院を経て，独歩自宅退院した．左視力は0.03まで改善し，ほかの神経脱落所見は認めていない．現在も外来フォローを行っており，4年間再発なく良好に経過している（**図4**）．

Ｐoint

❹巨大な蝶形骨縁内側型髄膜腫であったが，orbitozygomatic approach を行うことで上方の視野を改善し，また，内頚動脈が encase されていたが腫瘍が比較的軟らかく，全摘出することができた．

② 症例2：小型の前床突起部髄膜腫

症例は限定されるが，内視鏡手術の発展によって小開頭内視鏡下腫瘍摘出術の適応となる症例もあるので提示する（**Point ❺**）．

70歳代，女性．右眼の視力視野障害で診断された小型の前床突起部髄膜腫の症例である．軽度の視野障害以外の症状は認めていない（**図5**）．

腫瘍は前頭蓋底のみに存在することから，小開頭の subfrontal approach での摘出を計画した．視機能温存，改善が目的であり，視神経管の開放と視神経管内に進展している腫瘍の摘出も行う方針とした（**WEB動画**②）．

外視鏡と内視鏡を併用して摘出を行った．腫瘍は肉眼的に全摘出された（**図6**）．Simpson grade Ⅰ．術後に一過性の左動眼神経麻痺を認めたが，数日の経過で改善した．視力の悪化はなく，視野障害も改善した（**図7**）．

Ｐoint

❺内視鏡視下の小開頭による subfrontal approach の適応は，前頭蓋底病変であり，蝶形骨縁髄膜腫や前床突起部髄膜腫で適応になることは少ない．

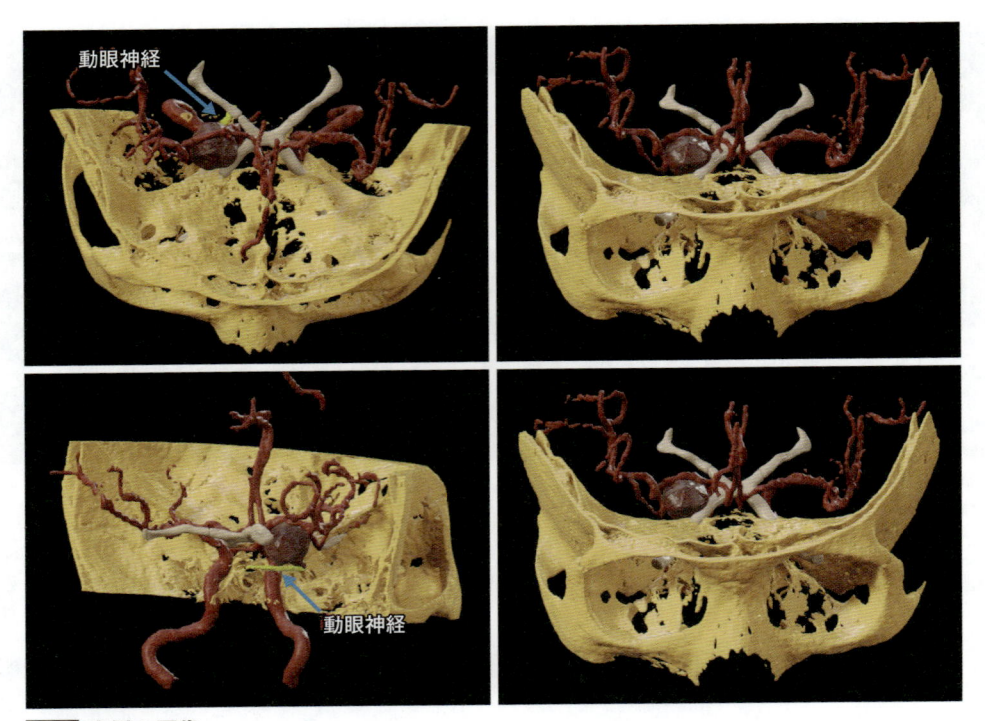

図5 症例2画像
Brainlab Elements で作成．腫瘍は内頚動脈と中大脳動脈に囲まれるように存在し，腫瘍の内側に視神経，尾側に動眼神経があるなどの立体的な位置関係が容易に把握できる．

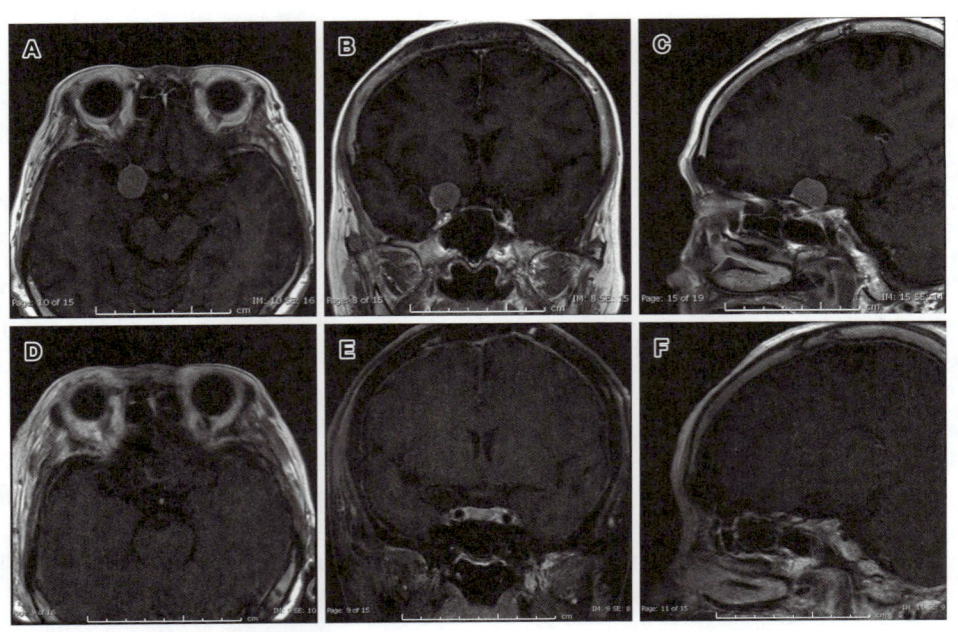

図6 症例2術前後の造影 MRI
A-C：術前．D-F：術後．
A：T1Gd 水平断．B：T1Gd 冠状断．C：T1Gd 矢状断．
D：T1Gd 水平断．E：T1Gd 冠状断．F：T1Gd 矢状断．
腫瘍は全摘出されている．

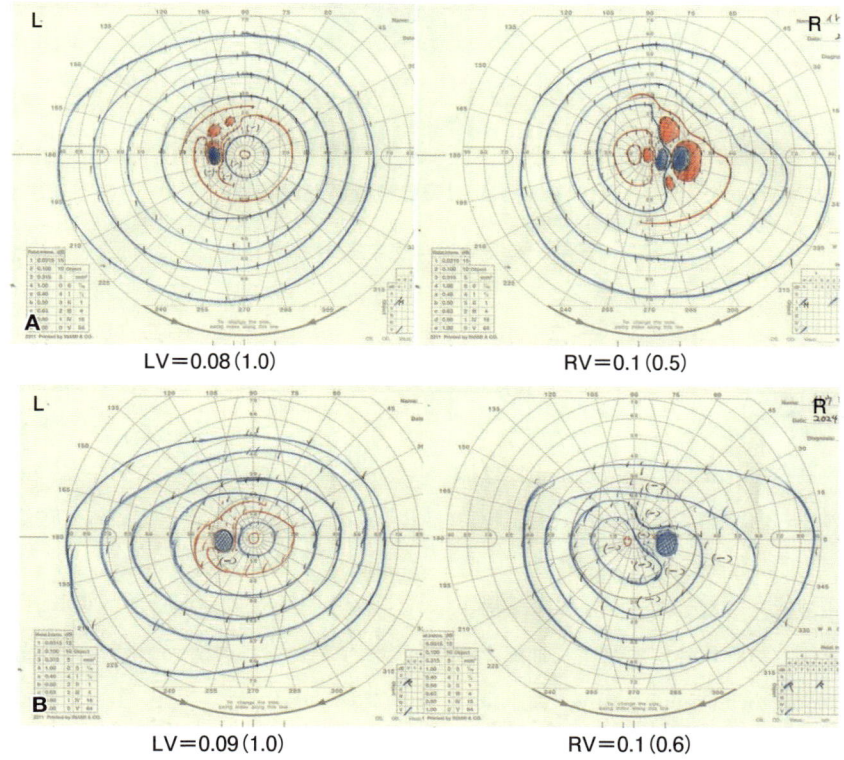

LV＝0.08（1.0）　　　　RV＝0.1（0.5）

LV＝0.09（1.0）　　　　RV＝0.1（0.6）

図7 視力・視野の評価
A：術前．B：術後．

ま　と　め

● 蝶形骨縁内側型髄膜腫や前床突起部髄膜腫に関しては
視機能温存の観点から予防的な手術を推奨されているが，
手術リスクもあり，適応を十分に考慮する必要がある．

● Pterional approachに準じた開頭で手術可能であるが，
orbitozygomatic approachのメリット・デメリットを理解し，
必要に応じて実施する．

● 蝶形骨縁髄膜腫・前床突起部髄膜腫は，視神経，動眼神経，内頚動脈，
中大脳動脈，前大脳動脈などの重要構造物と関連することが多く，
3Dシミュレーションやカダバートレーニングで理解を深めることが推奨される．

文献
1）無症候性脳腫瘍および腫瘍性病変．89-91（脳ドックの新ガイドライン作成委員会 編，日本脳ドック学会 編：脳ドックのガイドライン 2014．響文社，北海道，2014）
2）Hiramatsu M, et al: Detailed Arterial Anatomy and Its Anastomoses of the Sphenoid Ridge and Olfactory Groove Meningiomas with Special Reference to the Recurrent Branches from the Ophthalmic Artery. AJNR Am J Neuroradiol 41: 2082-7, 2020
3）Champagne PO, et al: Surgical management of giant sphenoid wing meningiomas encasing major cerebral arteries. Neurosurg Focus 44: E12, 2018
4）Kattner KA, Fukushima T: Management of vascular invasion during radical resection of medial sphenoid wing meningiomas. Skull Base 11: 99-104, 2001
5）宮原宏輔 ほか：Medial sphenoid wing meningioma の手術．脳外誌 21：724-30，2012

髄膜腫 5

テント髄膜腫
tentorial meningioma

安部 洋 福岡大学医学部脳神経外科

◆ はじめに

テント髄膜腫（tentorial meningioma）は頭蓋内髄膜腫の2〜3%とされ，腫瘍の発生部位は様々であり，腫瘍の進展方向もテントの上，下，外側，前方，後方と多様である．テント下で上錐体静脈洞を挟んで錐体骨側に発生・進展する場合には petrotentorial meningioma，大脳鎌との移行部に発生・進展する場合には falcotentorial meningioma に分類される．テント髄膜腫は発生母地や腫瘍進展方向によって手術 approach が様々であり，適切な approach を選択して安全で確実な手術を行うためには，小脳テント，テント切痕，中頭蓋窩，後頭蓋窩，錐体骨などの解剖を熟知する必要がある[1]．

① 解剖と手術 approach

小脳テントは左右の錐体骨稜から内側に張り出す硬膜組織で，正中に向かって高くなり tentorial apex を頂点とする．内側前方にはテント切痕があり，中脳，動眼神経，滑車神経，三叉神経，後大脳動脈，上小脳動脈，vein of Galen，basal vein of Rosenthal などの重要な構造物が密集している．テント上の前方外側は中頭蓋窩硬膜，テント下の前方外側は錐体骨後面の硬膜に連続し，間には上錐体静脈洞が存在する．テントの内側正中は大脳鎌に連続し，その間に直静脈洞が存在する．テント後方はテント上下の円蓋部硬膜に連続し，その間には横静脈洞が存在する．テントにはテント上下から bridging vein が多数流入し，テントの硬膜間には venous lake が存在している．硬膜間の venous lake を術前画像ですべて把握するのは困難で，予測よりも広い範囲で発達していることがあるため，テント切開の際には注意が必要である（図1A，B）[2]．

テント髄膜腫の手術 approach は，腫瘍の首座と発生母地，静脈解剖に規定される要素が大きい．テント上への approach とテント下への approach に大別され，テント上下の両方からの approach が必要な場合もある（Point ❶）．

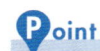oint

❶ 静脈還流障害は重篤な合併症を起こす可能性があり，極力静脈を温存する approach を検討する．

① テント上への approach

テント上への approach は，vein of Labbe や temporal veins が静脈洞に流入する部位の前方からの approach，もしくは後方からの approach に大別される．前方からの approach は subtemporal approach や anterior transpetrosal approach，後方からの approach は occipital approach が挙げられる．Subtemporal approach はテント切開を追加することで後頭蓋窩に到達できるが，三叉神経より尾側の術野

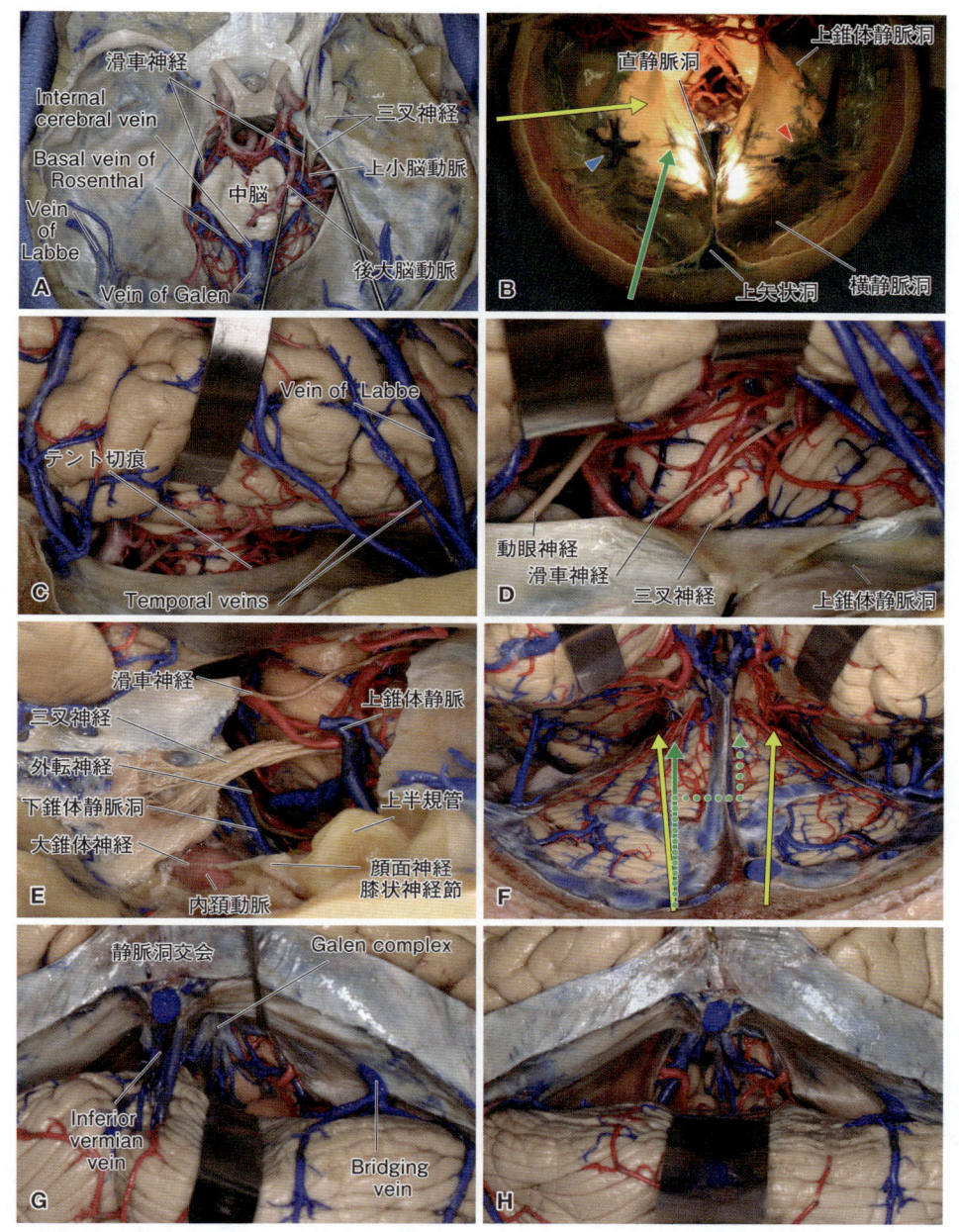

図1 Cadaver dissection

Ａ：大脳を切除し，テント切痕部を上方から観察．右側の小脳テント前方を外側に retract している．

Ｂ：後頭蓋窩からライトアップし，小脳テントの venous lake を描出．Venous lake から樹枝状に静脈が広がっている（赤矢頭）．Vein of Labbe と temporal veins の静脈洞への流入部位（青矢頭）より前方からの approach（黄矢印）と，後方からの approach（緑矢印）に大別される．

Ｃ：左側頭葉を挙上し，外側から観察した subtemporal approach の術野．テント切痕，テント前方部分が露出されるが，vein of Labbe や temporal veins によって後方への展開は制限される．

Ｄ：左 subtemporal approach に硬膜切開を追加している．三叉神経より尾側の術野は制限される．

Ｅ：左 anterior petrosectomy と小脳テント，中頭蓋窩硬膜，上錐体静脈洞の一部を切除している．メッケル腔から三叉神経尾側の術野が拡大する．

Ｆ：両側後頭葉を挙上し後方から観察．小脳テント，大脳鎌を除去している．左 OTA の進入路（緑矢印）に transfalcine approach を追加すると対側の術野が展開されるが，上矢状洞などで制限される（緑点線矢印）．両側 OTA（黄色矢印）では両側方への術野が広がる．

Ｇ：小脳円蓋部の硬膜を切除し，後方から観察．右小脳上面を尾側に圧排している．Inferior vermian vein と bridging vein の間からの paramedian supracerebellar infratentorial approach でテント切痕まで到達できるが，横方向の術野は制限される．

Ｈ：Inferior vermian vein を切断し，小脳虫部を尾側に圧排している．両側テント下からテント切痕前方までの幅広い術野が展開される．

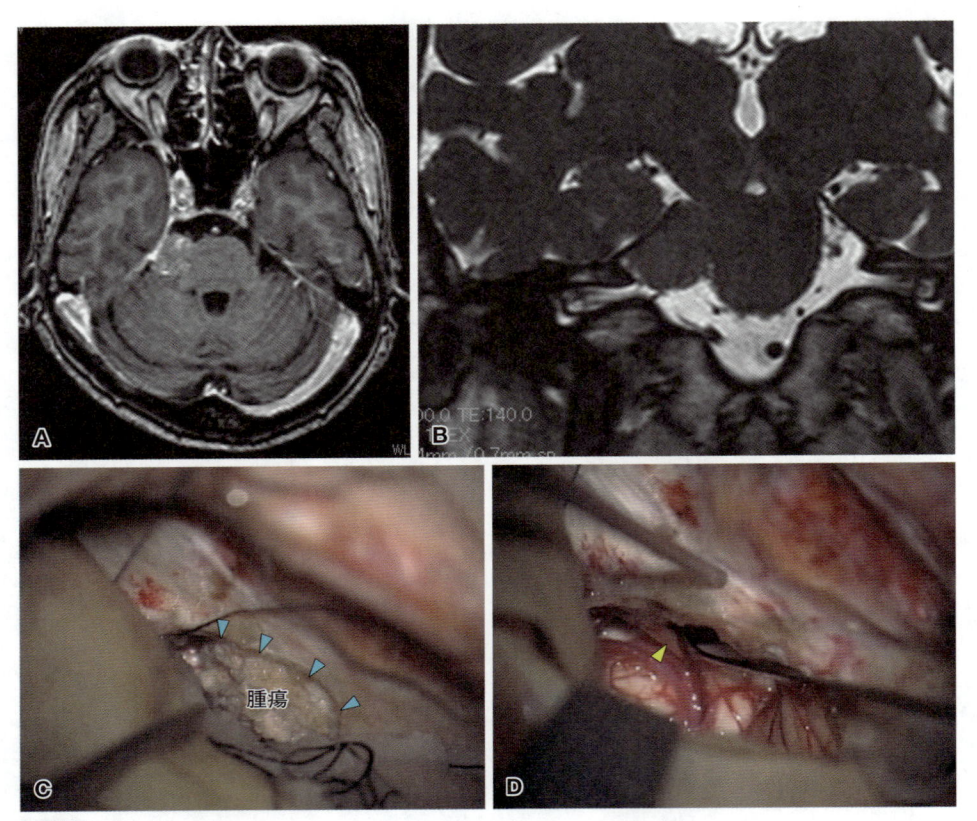

図2　症例1
A：MRI T1 強調 Gd 造影　水平断．右小脳橋角部の petrosal vein 内側に髄膜腫がみられる．
B：MRI T2 強調 CISS 冠状断．腫瘍の付着部は小脳テントで，錐体骨側には接していない．
C：右 subtemporal approach で腫瘍発生母地の硬膜を切除している（矢頭）．栄養血管の tentorial artery を凝固切断しており，腫瘍からの出血はみられなくなっている．
D：腫瘍摘出後．尾側に圧排されていた三叉神経（矢頭）を直線化させ，圧迫血管がないことを確認している．三叉神経より尾側の術野には制限がある．

を得ることはできない．Anterior transpetrosal approach はメッケル腔内から三叉神経尾側の後頭蓋窩視野が広がるが，内側は外転神経と下錐体静脈洞，尾側は内頚動脈と蝸牛，外側は内耳道が限界となる**（図1C-E）**[3]．Occipital approach はテント切開を追加した occipital transtentorial approach（OTA）によってテント下病変まで到達可能である **（Point ❷）**．大脳鎌を切開する transfalcine approach を追加することで対側への approach も可能になるが，上矢状洞によって制限されるため，両外側への進展が大きく直静脈洞の切断ができない場合には両側の OTA を行う必要がある **（図1F）**[4-6]．

Ｐoint
❷テントの角度が急峻な場合には，テント下病変においてもテント上からの OTA が適していることがあり，腫瘍の首座やテントの角度，静脈の状態などを十分に考慮して手術approachを決定する．

②テント下への approach

テント下への approach は，infratentorial supracerebellar approach が代表的であるが，inferior vermian vein や小脳上面からテントに流入する bridging vein によって approach が制限される．病変の部位によって inferior vermian vein と bridging vein の間から入る parame-

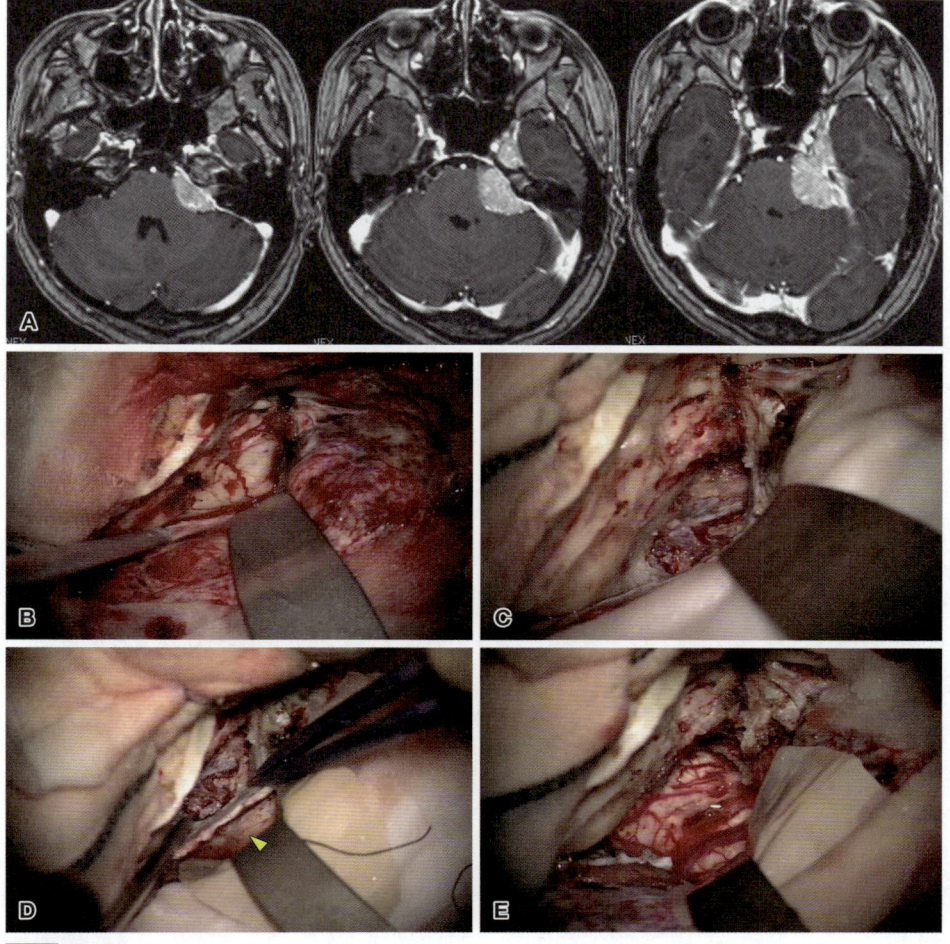

図3　症例2

A：MRI T1 強調 Gd 造影　水平断．左錐体骨先端部からテントが発生母地の髄膜腫を認め，メッケル腔内，内耳道尾側への進展がみられる．
B-E：左 anterior transpetrosal approach の術中画像．
B：左中頭蓋窩硬膜を挙上し，Kawase の rhomboid を露出している．
C：Anterior petrosectomy を行い，後頭蓋窩硬膜と腫瘍の一部が露出されている．
D：後頭蓋窩硬膜を切除して腫瘍を露出．脳べらの先の小脳テントが膨隆している部分（矢頭）が腫瘍発生母地．
E：腫瘍摘出後．発生母地を含めて全摘出されている．

dian approach や，より外側から侵入する extreme lateral approach があり，メッケル腔よりも外側の petrotentorial meningioma では retrosigmoid transhorizontal fissure approach も有用である．病変が大きく正中に首座があり，inferior vermian vein が切断可能な場合には，vein を切断するとテント切痕前方までの大きな術野を得ることができる（図1G, H）[7-9]．

2 症例提示

● 症例1（図2）

49歳，女性．右三叉神経痛で発症した右テント下内側部髄膜腫．腫瘍の首座は小脳橋角部にあるが，アタッチメントは小脳テントであり，右 subtemporal transtentorial approach で摘出した（Simpson grade Ⅰ）．

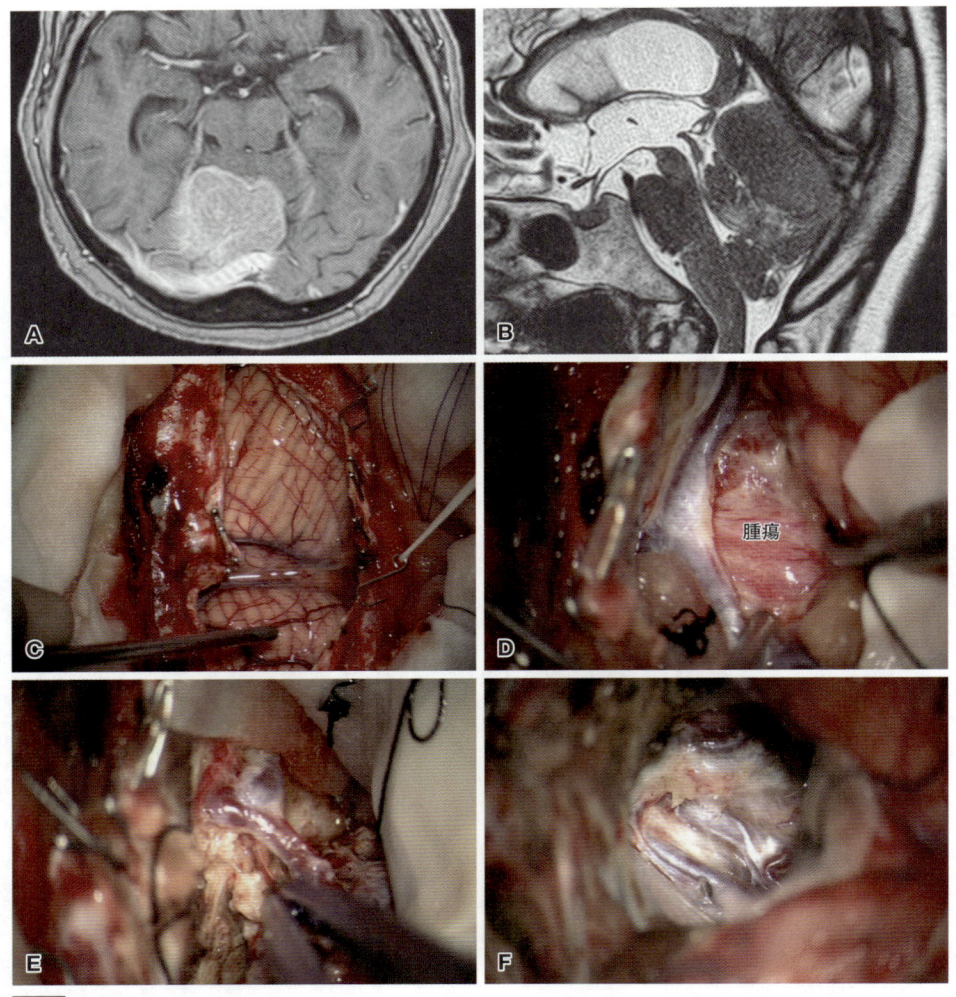

図4 症例3
A：MRI TI 強調 Gd 造影 水平断. 小脳テント下の正中やや右優位に髄膜腫を認める.
B：MRI T2 強調 CISS 矢状断. 腫瘍腹側と中脳背側の癒着はなく, 直静脈洞への腫瘍浸潤はみられない.
C-F：Infratentorial supracerebellar approach の術中画像.
C：横静脈洞を露出するように右優位の正中後頭下開頭を行い, 硬膜を頭側に翻転している.
D：Inferior vermian vein 周囲を十分に剥離し, 小脳を尾側に圧排して腫瘍を露出している.
E：Inferior vermian vein の腹側で腫瘍発生母地を凝固切断しながら腫瘍を摘出.
F：腫瘍摘出後. 最深部に Galen complex が確認される.

● **症例 2**（図3）

　40 歳, 女性. 左三叉神経障害を呈した左 petrotentorial meningioma. 腫瘍付着部の多くはテント側であるが, メッケル腔と内耳道より尾側への進展がみられたため, anterior transpetrosal approach で摘出した（Simpson grade Ⅰ）.

● **症例 3**（図4）

　69 歳, 女性. 運動失調, 歩行障害で発症したテント下髄膜腫. Infratentorial supracerebellar approach で inferior vermian vein を温存しながら腫瘍を摘出した（Simpson grade Ⅱ）.

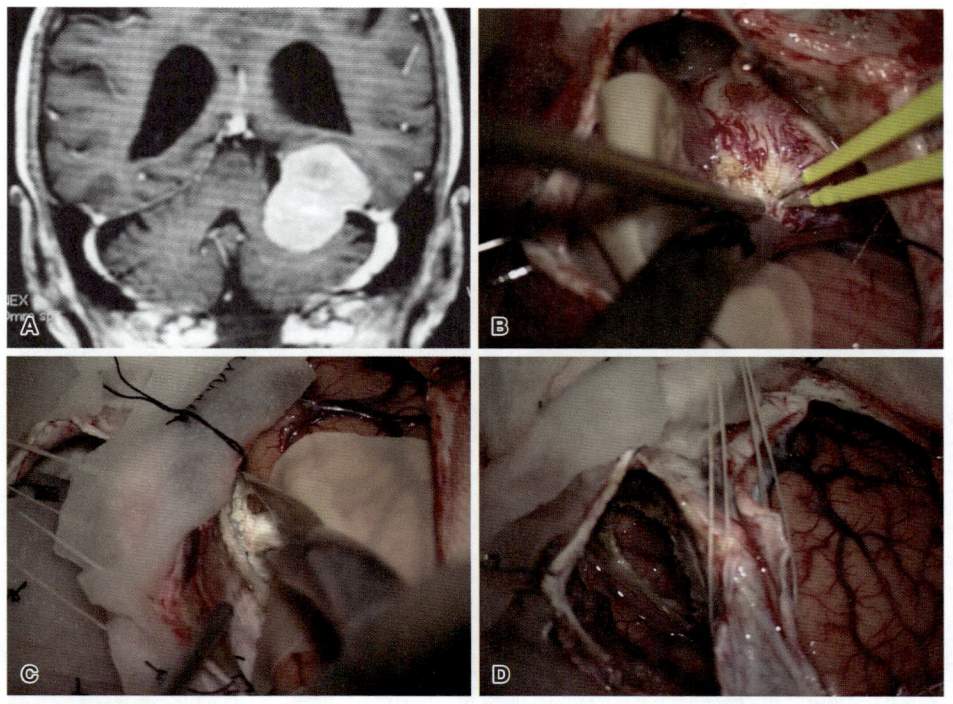

図5　症例4
A：MRI TI 強調 Gd 造影　冠状断．左テント上下に進展する髄膜腫を認める．
B-D：左側の supra and infratentorial approach の術中画像．
B：左 paramedian infratentorial supracerebellar approach でテント下の髄膜腫を摘出している．
C：左 occipital supratentorial approach でテント上の腫瘍を摘出している．
D：腫瘍摘出後．腫瘍発生母地の左小脳テントを含めて全摘出されている．

● **症例 4**（図5）

　72 歳，男性．歩行障害で発症した左テント上下に進展する髄膜腫．横静脈洞の上下にまたがる開頭を行い，supra and infratentorial approach で腫瘍を摘出した（Simpson grade Ⅰ）．

● **症例 5**（図6）

　68 歳，女性．頭痛，嘔吐，意識障害で発症した falcotentorial meningioma．閉塞性水頭症を合併しており，摘出術前日に脳室ドレナージと腫瘍栄養血管塞栓術を行い，翌日に両側 OTA で腫瘍摘出を行った（Simpson grade Ⅱ）（Point ❸）．

Point

❸テント髄膜腫が大きく，閉塞性水頭症を呈している症例では，いずれの approach を選択する場合でも脳室ドレナージを先行させることを検討する．

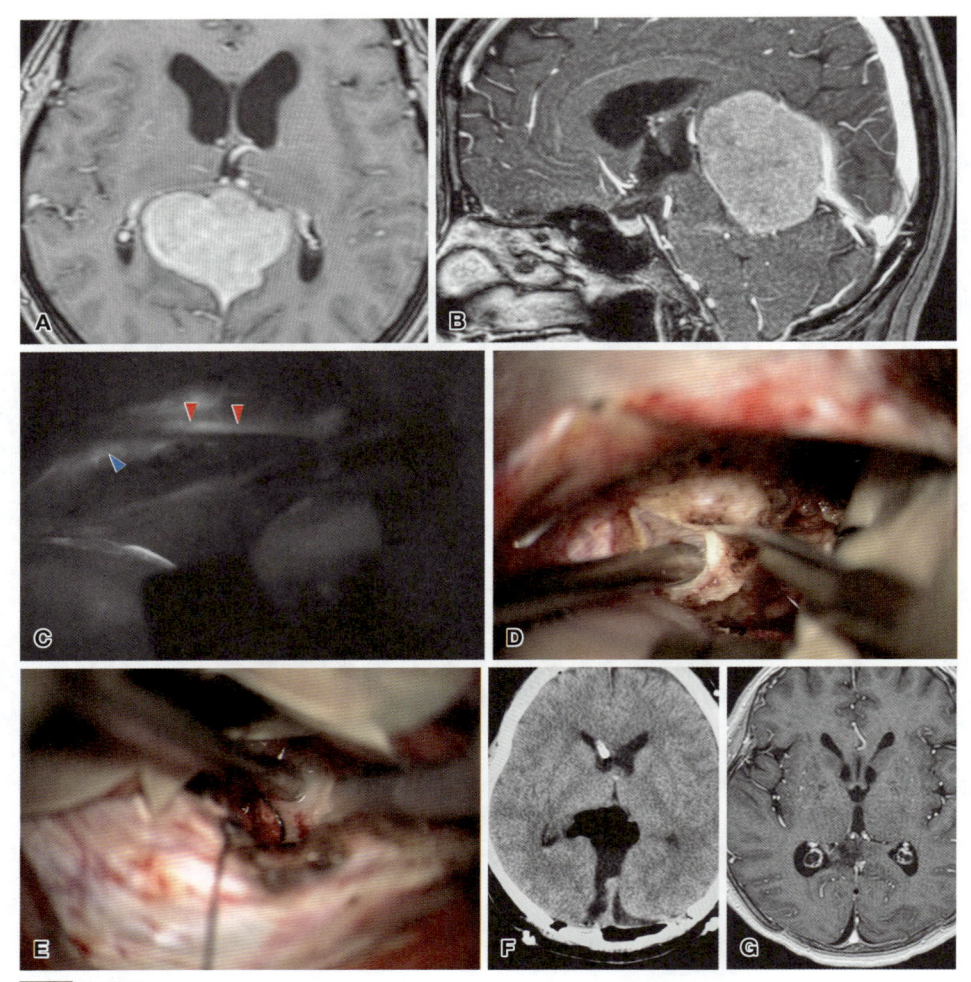

図6 症例5

A：MRI TI 強調 Gd 造影 水平断.

B：MRI TI 強調 Gd 造影 矢状断．両側に大きく進展する falcotentorial meningioma を認める.

C-E：両側 OTA の術中画像.

C：右 OTA にて術中 ICG angiography を施行．直静脈洞（赤矢頭）と venous lake（青矢頭）が確認
　　される.

D：静脈洞を損傷しないように右小脳テントを切開し，右側の腫瘍を剥離して摘出.

E：左 OTA にて左側の腫瘍を剥離して摘出.

F：術直後の頭部単純 CT 水平断.

G：術後半年の MRI TI 強調 Gd 造影 水平断.

ま　と　め

● テント髄膜腫は手術approachが様々であり，腫瘍の首座と発生母地，静脈解剖に規定される要素が大きい．

● 適切なapproachを選択して安全で確実な手術を行うためには，小脳テント，テント切痕，中頭蓋窩，後頭蓋窩，錐体骨などの解剖を熟知する必要がある．

● 手術approachはテント上へとテント下への2種に大別され，テント上下の両方からのapproachが必要な場合もある．

文献

1）坂田勝巳，山本勇夫：解剖を中心とした脳神経手術手技：テント髄膜腫の手術．No Shinkei Geka 28：1047-56，2000
2）Rhoton AL Jr: Tentorial incisura. Neurosurgery 47（3 Suppl）: S131-53, 2000
3）河野道宏：Anterior transpetrosal approach—工夫と注意点—．脳外誌 21：848-56，2012
4）Goto T, et al: Falcotentorial meningioma: surgical outcome in 14 patients. J Neurosurg 104: 47-53, 2006
5）Papadimitriou K, et al: Occipito-transtentorial approach for falcotentorial meningiomas: how I do it. Acta Neurochir（Wien）164: 2505-9, 2022
6）Iwami K, et al: Occipital transtentorial/falcine approach, a "cross-court" trajectory to accessing contralateral posterior thalamic lesions: case report. J Neurosurg 127: 165-70, 2017
7）Smrcka M, Navratil O: What is the risk of venous cerebellar infarction in the supracerebellar infratentorial approach? Neurosurg Rev 44: 897-900, 2021
8）Uchiyama N, et al: Paramedian supracerebellar transtentorial approach for a medial tentorial meningioma with supratentorial extension: technical case report. Neurosurgery 49: 1470-3, 2001
9）Vishteh AG, et al: Extreme lateral supracerebellar infratentorial approach to the posterolateral mesencephalon: technique and clinical experience. Neurosurgery 46: 384-8, 2000

錐体斜台部髄膜腫
petroclival meningioma

長濱篤文 大阪公立大学大学院医学研究科脳神経外科
森迫拓貴 大阪公立大学大学院医学研究科脳神経外科
後藤剛夫 大阪公立大学大学院医学研究科脳神経外科

◆ はじめに

　錐体斜台部髄膜腫は，一般的に主要発生母地がメッケル腔から頚静脈孔の内側で斜台上部2/3にある髄膜腫を総称する．画像診断，解剖学的知識，手術機器が進歩した現在でも，錐体斜台部髄膜腫に対する手術は非常に難しい．その理由として，頭蓋内深部に位置する点，腫瘍栄養血管に手術早期でアプローチすることが困難な点が挙げられる．大型の錐体斜台部髄膜腫の場合，脳幹を圧迫し，多数の脳神経や重要な脳血管を巻き込むため，さらに手術が難しくなる[1-3]．

　錐体斜台部髄膜腫に対する手術到達法は，前後合併経錐体到達法，前経錐体到達法，外側後頭下到達法などが挙げられ，最近では低侵襲な内視鏡下手術による報告も出てきている[4,5]．それぞれの特徴を理解し，手術到達法を選択する必要がある．

　本稿では，錐体斜台部髄膜腫に対する術前検討，手術到達法の選択，実際の手術手技について説明する．

1 術前検討：術前画像評価

　術前画像では，病変の進展範囲，周囲神経血管との位置関係，錐体骨解剖の把握，静脈還流パターンの評価のため，CT，3D-CTA/CTV，MRI，脳血管撮影を行う．

　CTでは，乳突洞，錐体骨先端の含気の程度，腫瘍付着部天幕前方部の石灰化の有無を評価する．3D-CTVでは，superficial middle cerebral vein（SMCV）の還流パターンや錐体静脈の走行，横静脈洞–S状静脈洞の発達程度を評価する．MRIでは，腫瘍付着部，腫瘍の進展範囲，脳幹浮腫の程度，病変周囲の神経走行を評価する．脳血管撮影では，病変周囲の動脈走行や腫瘍栄養血管の評価を行う．これらは，cone beam CTを撮影することで詳細な位置関係を評価できる．

2 手術到達法の特徴と選択

　錐体斜台部髄膜腫は，腫瘍発生母地が錐体から斜台まで広がっていること，主要栄養血管がmeningohypophyseal trunk，inferolateral trunk，中硬膜動脈であることが多く，錐体斜台移行部を中心として腫瘍が増大する．そのため，動眼神経，滑車神経，三叉神経，顔面神経，聴神経，下位脳神経は外側後方に圧迫されていると念頭に置くことが重要である．手術到達法の利点・欠点を**表1**に示す．

　中型〜大型の錐体斜台部髄膜腫に対しては，前後合併経錐体到達法を選択することが多い．前後合併経錐体到達法では，腫瘍発生母地に手術早期で到達でき，主要栄養血管を比較的早期

表1 錐体斜台部髄膜腫に対する手術到達法の特徴

		摘出可能な範囲				適応となる腫瘍サイズ	手術時間	術後側頭葉浮腫のリスク	髄液漏リスク
		海綿静脈洞後方部	メッケル腔	後頭蓋窩					
				内耳道前方	内耳道後方				
手術到達法	前後合併経錐体到達法	○	○	○	○	中~大	長	中	中
	前経錐体到達法	○	○	○	—	小~中	中	中	中
	外側後頭下到達法	—	—	○	○	小~大	中	なし	低
	内視鏡下 keyhole 前経錐体到達法	○	○	○	—	小~中	短	低	低

に切離できる．また，天幕上に進展する病変にも到達でき，様々な角度から脳，脳神経，血管と剥離することができるという利点がある．

一方，側頭葉を牽引するため，術後の静脈還流障害や側頭葉挫傷のリスクがある．また，SMCV の還流パターンには注意が必要である．SMCV が sphenopetrosal type の場合，硬膜切開で静脈を切断することになり，錐体到達法は基本的に行ってはならない．SMCV が主として卵円孔を介し，pterygoid plexus へと還流する sphenobasal type である場合，三叉神経の第3枝を露出する際に出血し，広範な静脈還流障害を来す可能性がある．手技が煩雑であり，手術時間が長くなるため，錐体骨削除と腫瘍摘出の手術を二期的に行うことも有用である．

小型~中型の病変には，前経錐体到達法がよい適応となるが，基本的に look down の術野となるため，天幕上の腫瘍が脚間槽側へ上方進展している病変には不適である．最近では，皮膚切開，開頭範囲を縮小したうえでも，側頭葉の牽引を最小限にすることができる内視鏡下 keyhole 前経錐体到達法も行われている[5]．

外側後頭下到達法は開頭，アプローチそのものは比較的容易であり，側頭葉の牽引の必要がない．一方，斜台背側や橋前槽，天幕上の病変に到達することは困難である．また，小脳の牽引が必要になり，脳神経越しに腫瘍を摘出しなければならない．錐体静脈が発達している場合，小脳の牽引に制限がかかり，術野展開が困難になることがある．高齢者で天幕下腫瘍を摘出して脳幹の減圧を企図する場合や，ほかのアプローチが不適な場合に選択する．

③ 症例提示

本稿では，前後合併経錐体到達法による大型錐体斜台部髄膜腫に対する腫瘍摘出手順について説明する．

① 代表症例

60歳代，女性．脳ドックで偶発的に 50 mm 大の大型錐体斜台部髄膜腫を認めた．軽度右感音性難聴，右声帯麻痺を認め，腫瘍は天幕上下に広がり，メッケル腔や内耳道まで進展し，高度な脳幹圧迫を認めていたため（図1），前後合併経錐体到達法により，腫瘍摘出術を行った．

② 体位と皮膚切開

全身麻酔導入後，スパイナルドレーンを留置した（Point ❶）．体位は semi-prone parkbench position，頭部は側頭部が水平になるように3点ピンで固定した．モニタリングは聴性脳幹反応（auditory brainstem response：ABR），顔面神

Ｖ章　手術（疾患）　髄膜腫 6　錐体斜台部髄膜腫

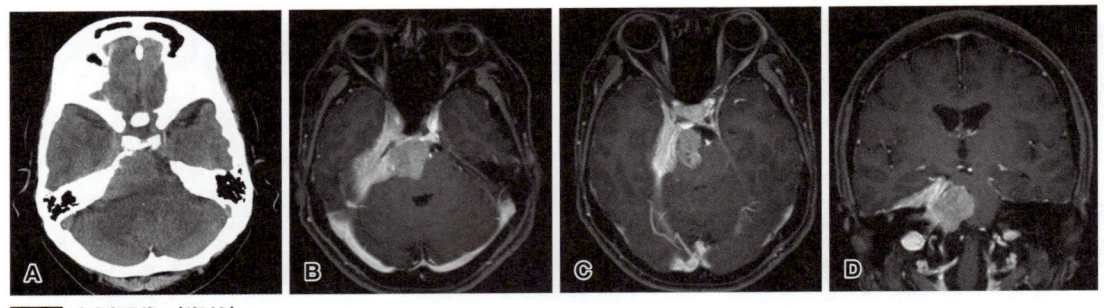

図1 症例画像（術前）

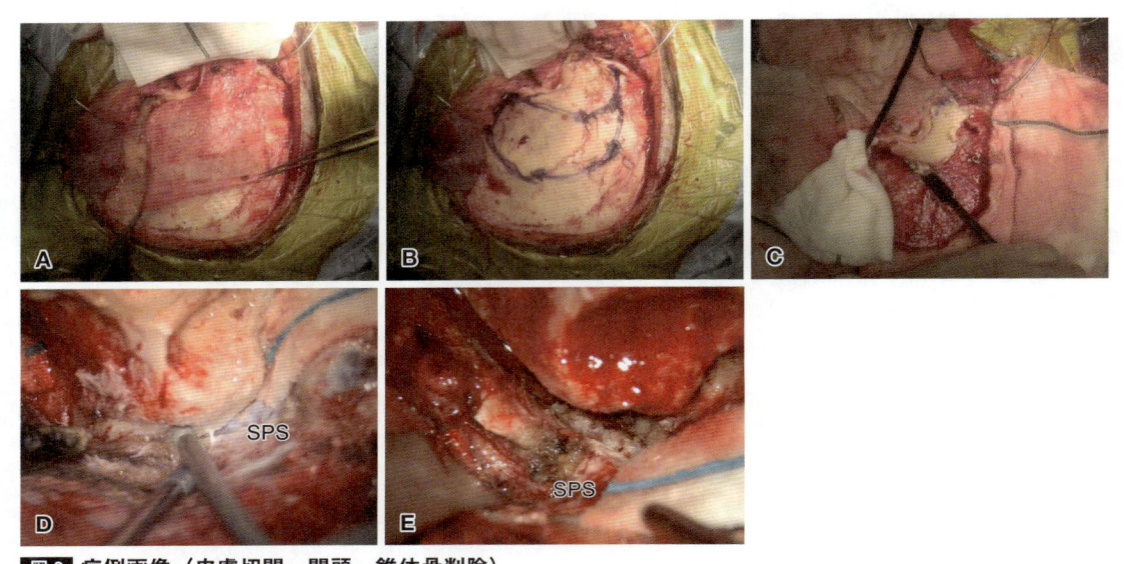

図2 症例画像（皮膚切開〜開頭〜錐体骨削除）
A：皮膚切開．B：バーホール．C：乳様突起の外板を外す．D，E：SPS を露出させるように，錐体骨縁を削除．

経モニタリング，ナビゲーションをセッティングした．

皮膚切開は耳珠前方から耳介の 2〜3 cm 頭側を通り，乳様突起の後端をつなぐ，耳介を囲うコの字型とした（**図2A**）．皮弁を尾側に翻転したのち，胸鎖乳突筋を基部とした有茎側頭筋膜骨膜弁を作成した．側頭筋は前方に，後頭下筋群は尾側に牽引し，側頭後頭骨を露出した．この有茎弁は，髄液漏予防のための硬膜形成に用いる．

Point

❶ 水頭症を伴う症例ではスパイナルドレーンではなく，脳室ドレーンを留置する．

③ 開頭

まずは側頭後頭下開頭を行い，錐体骨削除へと移る．側頭開頭のため，① asterion，② supramastoid crest と鱗状縫合の交点，③ mastoid emissary foramen，④ 頬骨弓基部，⑤ 側頭骨鱗状縫合上，⑥ 側頭骨後方，これら 6 カ所にバーホールを穿つ（**図2B**）．②→④→⑤→⑥→①をクラニオトーム（ジンマーバイオメット）でつなぎ，①-② 間および②-③ 間はドリルで骨削除を行い，横静脈洞を損傷しないように側頭後頭下開頭を行った．錐体骨削除による術後の皮膚陥凹を防ぐため，乳様突起の外板を外した（**図2C**）．

その後，transverse sigmoid junction 側からS状静脈洞の short horizontal segment まで骨削除を行い，S状静脈洞を露出した (Point ❷).

> **P**oint
>
> ❷ S状静脈洞を露出する際, mastoid emissary vein と S状静脈洞の合流部で静脈洞を損傷しないよう十分に注意が必要である．一方，そのほかの部分は容易に剥離ができ，リュウエルでマクロ下に骨削除を行うことで，手術時間を安全に短縮できる[6].

④ 錐体骨削除

外耳道直上の骨を削除し，mastoid antrum を開放し，lateral semicircular canal の位置を確認した．後頭蓋窩では presigmoid の硬膜を錐体骨から剥離し，内リンパ嚢を凝固切断して posterior semicircular canal の位置を推定した．さらに，presigmoid の硬膜剥離を内耳孔側に追加することで，後頭蓋窩側の硬膜を広く露出させた．

中頭蓋窩ではまず棘孔を確認し，中硬膜動脈を凝固切断した．次に，三叉神経の第2枝・第3枝を確認し，固有硬膜と骨膜硬膜の間で固有硬膜を剥離し，trigeminal impression までの硬膜を錐体骨縁に沿って剥離した．顔面神経刺激を用いて，greater superficial petrosal nerve (GSPN) および顔面神経膝神経節の位置を同定し，顔面神経の走行および superior semicircular canal の位置を推定した．

顔面神経膝神経節の内側で superior petrosal sinus (SPS) を露出させるように，錐体骨縁を trigeminal impression の尾側まで削除した (Point ❸, 図 2D, E).

> **P**oint
>
> ❸ 狭い術野での錐体骨削除は難しい操作となる．安全な術野で錐体骨を削除するために，中頭蓋窩，後頭蓋窩で錐体骨から硬膜を剥離することが重要である．
>
> 錐体骨削除の範囲としては，三半規管をすべて露出する錐体骨削除は必要ない．SPS が露出できれば十分である．錐体骨縁の削除は 3〜4 mm の幅で十分なことが多い．錐体骨先端部の骨削除は，ある程度の腫瘍を摘出した後に行うことで容易になる[4].

⑤ 硬膜切開

中頭蓋窩では側頭葉下面で硬膜を切開し，三叉神経外側から SPS に沿って後方に硬膜切開を延長すると，天幕に沿って腫瘍が確認できた．続いて，後頭蓋窩で presigmoid の硬膜を切開し，SPS の下縁に沿って硬膜切開を延長して，後頭蓋窩でも腫瘍を確認した．Vein of Labbe が SPS に流入する点を確認し，腫瘍後縁で SPS を凝固切断した後に，腫瘍の後縁に沿って徐々に内側へと腫瘍天幕付着部の凝固切開を進めた (図 3A).

天幕前方でも SPS に沿って超音波手術器を用いて，腫瘍を減量した．次に，錐体静脈が SPS に流入する点を確認し，共通幹となっている部分で錐体静脈を凝固切断し，小脳半球に付着させて静脈血流を温存した (図 3B).

再度，腫瘍の天幕後縁に沿って天幕切開を追加し，天幕内側縁で滑車神経を確認し，天幕切開を完遂した (図 3C). 天幕前方側へと腫瘍摘出を進めた．Anterior petroclinoid ligament (APL) に沿い，石灰化成分を認めて摘出した (図 3D).

三叉神経外側に沿ってメッケル腔を開放した．三叉神経を露出して，メッケル腔内の腫瘍を摘出した (図 3E). 三叉神経脳槽部を露出するために，三叉神経に沿って腫瘍を縦割した (図 3F).

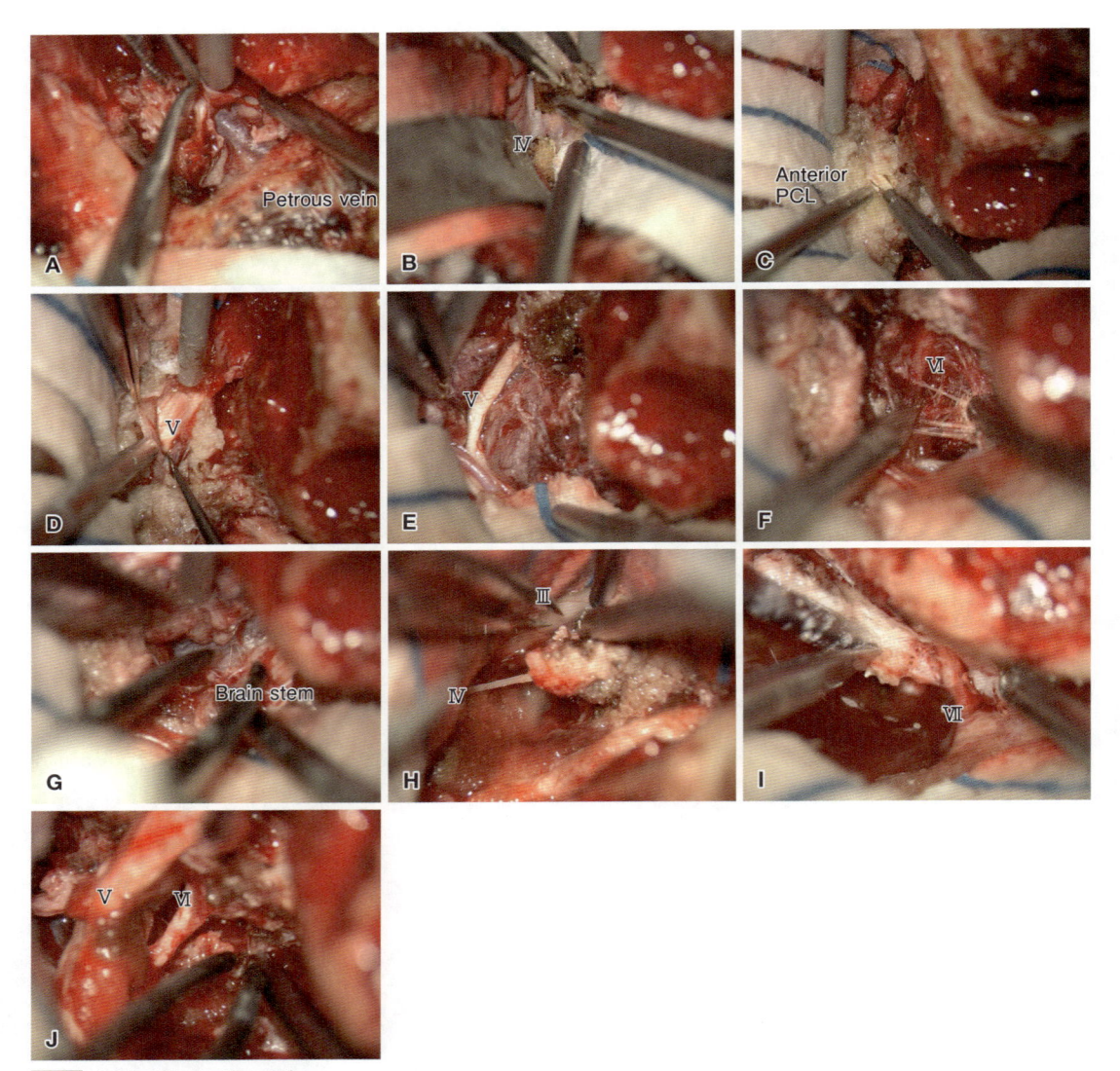

図3 症例画像（硬膜切開）
A：腫瘍天幕付着部の凝固切開．B：錐体静脈を凝固切断し，小脳半球に付着させて静脈血流を温存．C：天幕切開を完遂．D：石灰化成分を認め，摘出．E：三叉神経を露出して，メッケル腔内の腫瘍を摘出．F：三叉神経に沿って腫瘍を縦割．G：外転神経，脳幹を確認．H：腫瘍上縁で動眼神経を確認．I：後頭蓋窩側で内耳道内に進展していた病変を摘出．J：錐体骨先端部を骨削除し，外転神経硬膜入口部周囲の腫瘍も摘出．

三叉神経尾側で錐体骨面の付着部から detachment し，腫瘍の減圧を進めると外転神経が確認できた．さらに腫瘍摘出を進めると，脳底動脈，脳幹を確認できた（図3G）．

天幕より頭側の腫瘍摘出に移る．側頭葉を牽引し，メッケル腔上壁の硬膜を凝固切開し，再度，後方から前方へと天幕の腫瘍を摘出し，海綿静脈洞後方の腫瘍を摘出した．腫瘍が尾側へ引き出せるようになり，腫瘍を摘出した．腫瘍上縁では動眼神経が確認できた（Point ❹，図3H）．

錐体骨縁の骨削除を追加し，後頭蓋窩側で内耳道内に進展していた病変を摘出した（図3I）．錐体骨先端部を骨削除し，外転神経硬膜入口部周囲の腫瘍も摘出した（図3J）．

この段階での錐体骨縁の骨削除は，硬膜切開・腫瘍摘出によってできた空間を活用できる

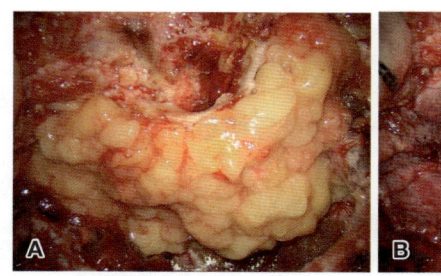
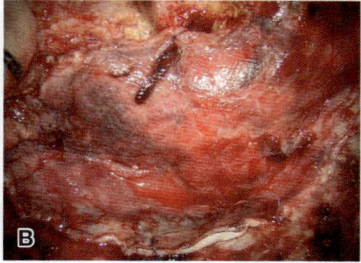
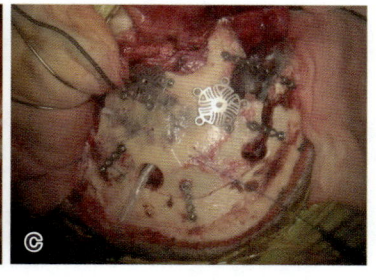

図4 症例画像（再建）
A：皮下脂肪を充填．B：有茎側頭筋膜骨膜弁で錐体骨全体を覆う．C：側頭骨と乳様突起の外板をチタンプレートで固定．

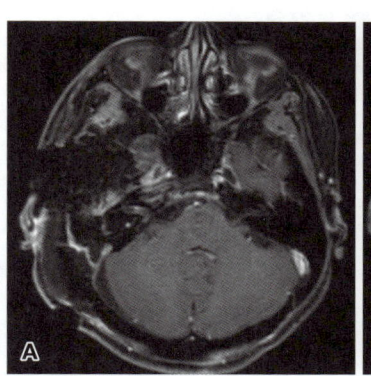
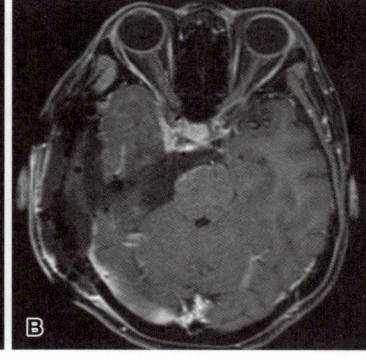
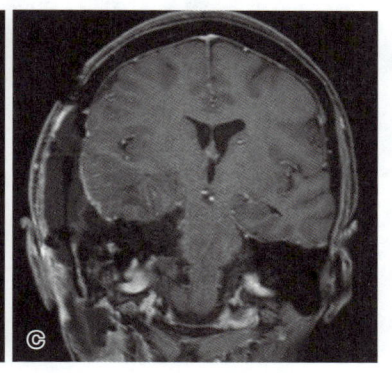

図5 症例画像（術後）

ため，より安全にできる．海綿静脈洞内の腫瘍は線維性成分が主体で比較的硬く，神経温存を優先して残存させた．

Ｐoint

❹動眼神経，滑車神経の走行を推定する際，APL，posterior petroclinoid ligament（PPL）が重要な解剖学的ランドマークとなる．後方から前方にそれぞれの ligament を追っていくと，APL の外側には滑車神経，APL の内側・PPL の頭頂側には動眼神経，PPL の尾側には外転神経が走行していることに留意する．

⑥ 再建

開放した乳突蜂巣には，フィブリン糊を塗布し，臀部より採取した皮下脂肪を充填し（**図4A**），有茎側頭筋膜骨膜弁で錐体骨全体を覆った（**図4B**）．側頭骨と乳様突起の外板をチタンプレートで固定した（**図4C**）．

硬膜外ドレーンを挿入し，皮下および皮膚を縫合し，手術終了とした．

⑦ 術後

術後，一過性に右外転神経不全麻痺を認めたが，約3カ月で改善を認めた．画像上は海綿静脈洞内に残存腫瘍を認めるが，おおむね腫瘍は摘出された（**図5**）．

● 錐体斜台部髄膜腫摘出の際は，各到達法の利点・欠点を理解し，
治療戦略を立てる.

● 解剖学的知識（錐体骨，三半規管，蝸牛，顔面神経膝神経節, GSPN,
天幕, APL, PPL, メッケル腔，内耳道，脳神経など）を整理し，
手術の解剖学的ランドマークについて理解する.

● 前後合併経錐体到達法は手技が煩雑であるが，要所を抑えることで，
大型病変であっても安全に大部分の腫瘍摘出が可能である.

文献

1）Almefty R, et al: True petroclival meningiomas: results of surgical management. J Neurosurg 120: 40-51, 2014
2）Park CK, et al: The selection of the optimal therapeutic strategy for petroclival meningiomas. Surg Neurol 66: 160-5, 2006
3）Seifert V: Clinical management of petroclival meningiomas and the eternal quest for preservation of quality of life: personal experiences over a period of 20 years. Acta Neurochir（Wien）152: 1099-116, 2010
4）Morisako H, et al: Minimal anterior and posterior combined transpetrosal approach for large petroclival meningiomas. J Neurosurg 135: 1180-9, 2021
5）Morisako H, et al: Purely endoscopic subtemporal keyhole anterior transpetrosal approach to access the petrous apex region: surgical techniques and early results. J Neurosurg: 1-10, 2024, Online ahead of print.
6）Goto T, et al: Simple and safe exposure of the sigmoid sinus with presigmoid approaches. Neurosurg Rev 36: 477-82, 2013

髄膜腫 **7**

鞍結節部髄膜腫
tuberculum sellae meningioma

川俣貴一 東京女子医科大学脳神経外科
天野耕作 東京女子医科大学脳神経外科

◆ 外科解剖のポイント

鞍結節部髄膜腫は，その発生母地ならびに進展方向から視機能の温存・改善が手術の目的であることが多く，視機能合併症の低減に努めなければならない．視路との位置関係とともに，視神経管に関する情報も重要となる．

腫瘍が小さくても，視神経管に入り込み，強い症状を来す症例をしばしば経験する．腫瘍が大型になれば，内分泌機能（視床下部・下垂体茎・下垂体），嗅覚（嗅索）などにも関係する．血管系としては主幹動脈以外に穿通枝（superior hypophyseal artery：SHA，posterior communicating artery，anterior choroidal artery など）の位置を念頭に置き，これらの温存に努める **（Point ❶）**．

一部の症例では endoscopic endonasal approach（EEA，神経内視鏡下拡大経蝶形骨洞手術〔endoscopic extended transsphenoidal surgery〕）が選択される．そのため，経鼻アプローチの外科解剖にも精通する必要がある．

Point

❶ 視路や穿通枝を中心とした外科解剖の理解が必須．

❶ 手術適応

視力・視野障害の改善が手術の主目的であることが多い．近年では無症候性の鞍結節部髄膜腫として診断されることが増えている．『脳ドックのガイドライン 2019』では，「蝶形骨縁内側型の髄膜腫は，視力障害発症後はその回復が困難な場合があり，予防的な摘出手術が勧められる」とされており，鞍結節部髄膜腫を示唆する腫瘍の一部はこれとオーバーラップするが，根拠となる論文が付記されておらず，推奨レベルには疑問がある[1]．しかし，実臨床では，視路への圧迫が認められている場合には早期に外科的介入が行われているのが実状であろう．

❷ アプローチ選択

Pterional approach，interhemispheric approach（片側，両側），subfrontal approach（片側，両側），EEA，supraorbital approach がある．腫瘍の大きさや進展具合，視機能障害などを考慮してアプローチを決定する．最もアプローチのバリエーションが多い髄膜腫の一つである．

① Pterional approach （図 1-3）

側方性があり，特に視神経管内進展がある場合に用いられる．アプローチ方向は非優位半球側から，腫瘍進展側から，その反対側から，視機能障害が強い側から，その反対側からなど，

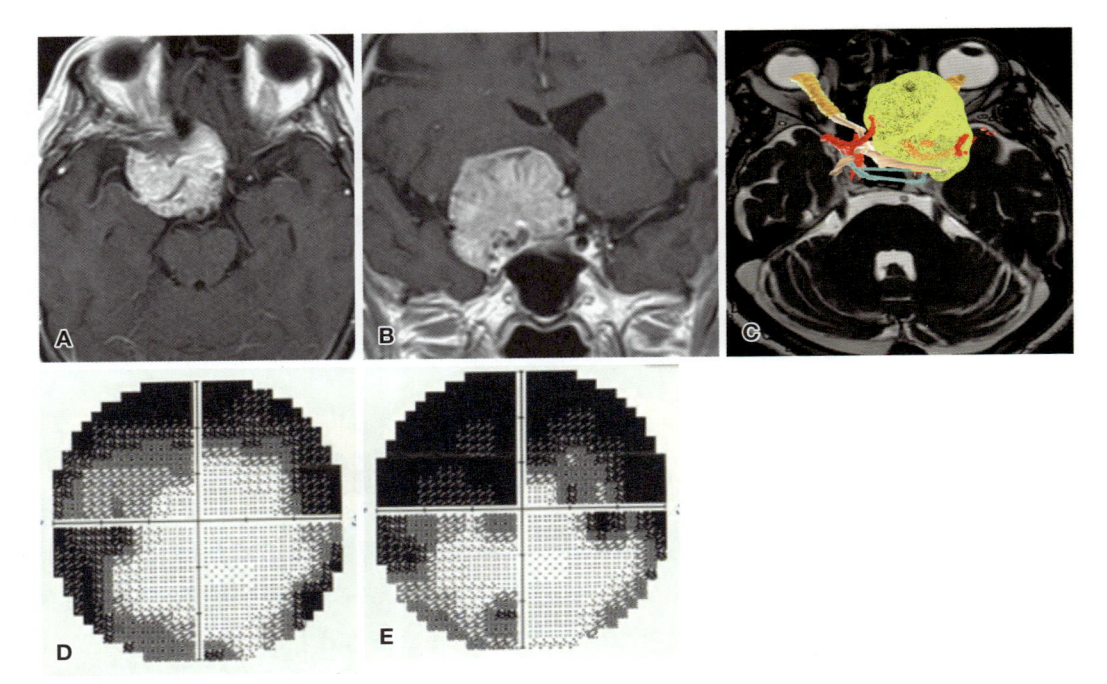

図1 症例1：術前
70 歳代，女性．進行する視力・視野障害にて診断．術中所見では，attachment は鞍結節部右外側であった．
術前造影 T1 強調画像．A：軸位断．B：冠状断．
C：術前シミュレーション画像（オレンジ色：視路，赤：主幹動脈）．
D, E：左眼・右眼視野検査（Humphrey 30-2）．視力は，左（0.8），右（0.8）．

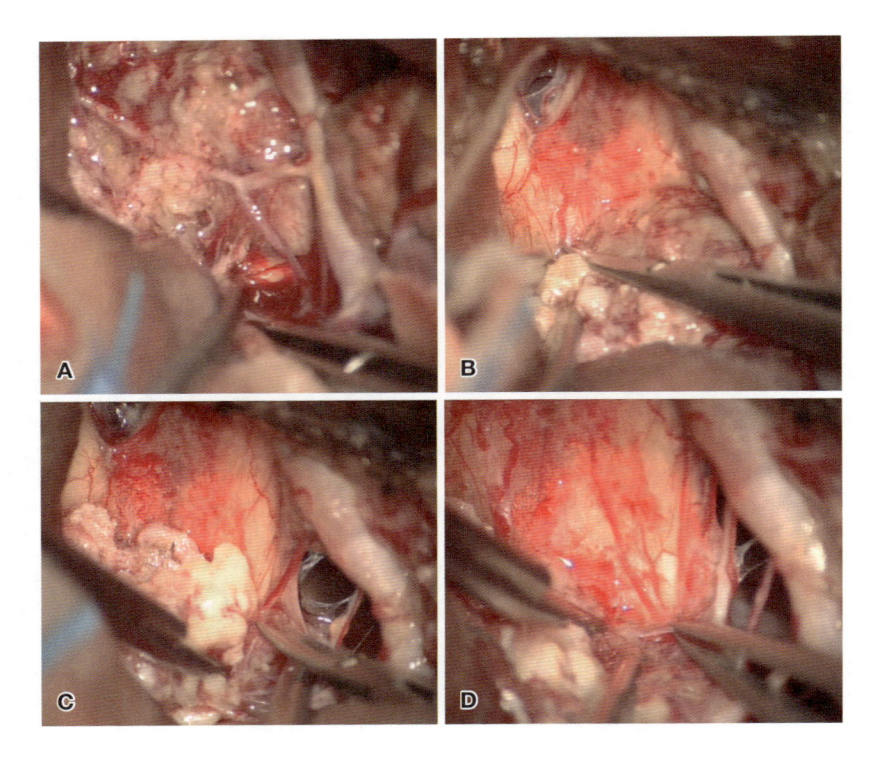

図2 症例1：術中
右 pterional approach.
A：血管を巻き込み，B：視交叉〜右視神経に癒着している．C, D：視神経，SHA との剥離．

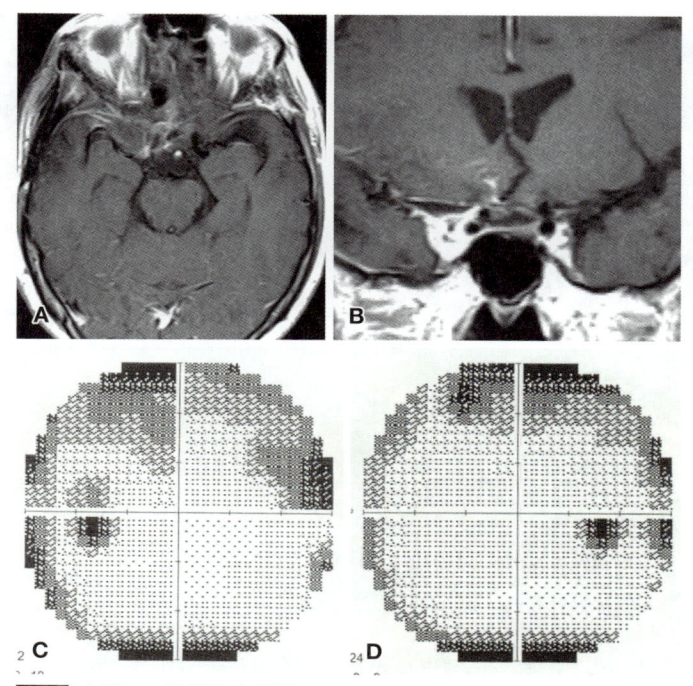

図3 症例1：術後検査所見
造影T1強調画像．A：軸位断．B：冠状断．C，D：左眼・右眼視野検査（Humphrey 30-2）．

様々な報告があるがコンセンサスはない[2]．同側の視神経内側がブラインドとなりやすいこととアプローチ側の視神経が障害されるリスクがあることを念頭に置く必要がある[2]．このため，対側アプローチを優先して推奨する報告もあるが[3]，視機能の改善には有意差はないという報告もある[4]．視神経管開放は容易にできる．

1．体位・開頭

仰臥位で上体を30°挙上し，対側へ頭部を30°ほど回旋する．角度とvertex positionは症例に応じて決める．Subfrontal approachのスペースも活用する可能性がある場合には，前頭側も広く開頭する．

2．アプローチ

シルビウス裂を開放し，前頭葉に十分な可動性を持たせる．前内側から（subfrontal）観察すると，死角になりやすい同側視神経や内頚動脈の内側の視野を補える．その際には同側の嗅索の十分な剥離が必要である．

② Interhemispheric approach（片側，両側），subfrontal approach（片側，両側）（図4-6）

左右均等に発育し，視神経管内進展を認めない大きめ（上方進展あり）の腫瘍が適応となる．摘出部位や進展方向などに応じて，術中に両アプローチを適宜組み合わせて摘出を進めることが多い．

視神経管内側の開放は可能であるが，全体の完全な開放は片側の嗅索をsacrificeしない限り容易ではない．腫瘍の側方進展が大きな症例（内頚動脈の外側〔後方〕へ進展している場合）では，単独での摘出は困難である．

1．体位・開頭

仰臥位で上体を30°挙上し，頭部は正中位（neutral position）で床面に水平になるように固定する．両側冠状皮膚切開を用いる．

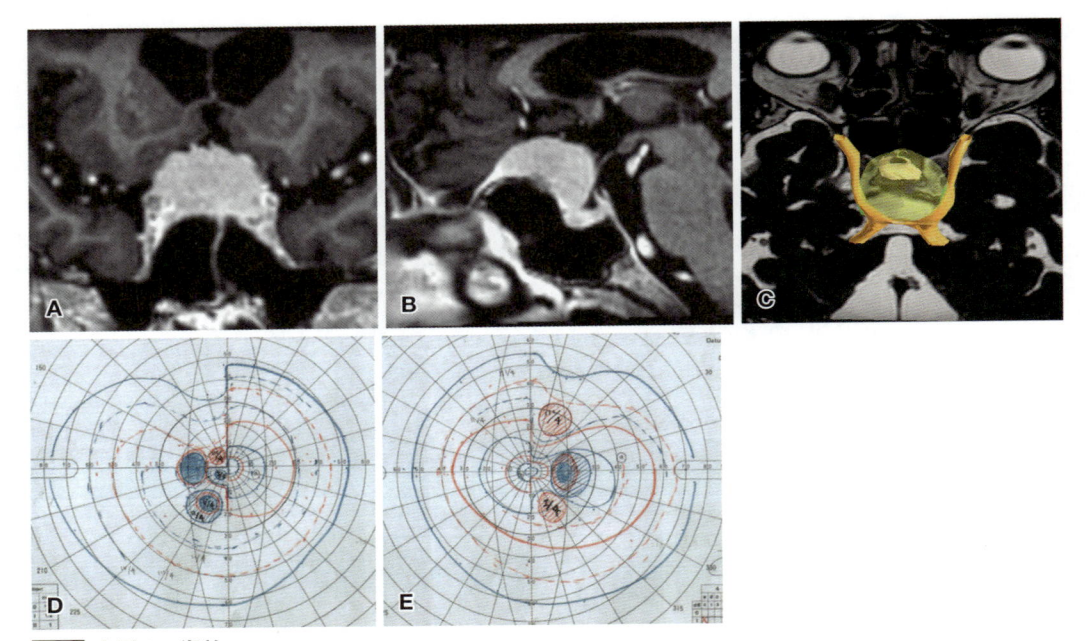

図4 症例2：術前

60歳代，男性．視力視野障害で発症．右眼は中心視野に視野欠損がみられ，検査所見以上にみえにくく日常生活に支障を来す状況．

術前造影T1強調画像．A：冠状断．B：矢状断．

C：術前シミュレーション画像（オレンジ色：視路）．

D，E：左眼・右眼視野検査（Goldmann）．視力は，左1.0（1.0），右0.7（0.7）．

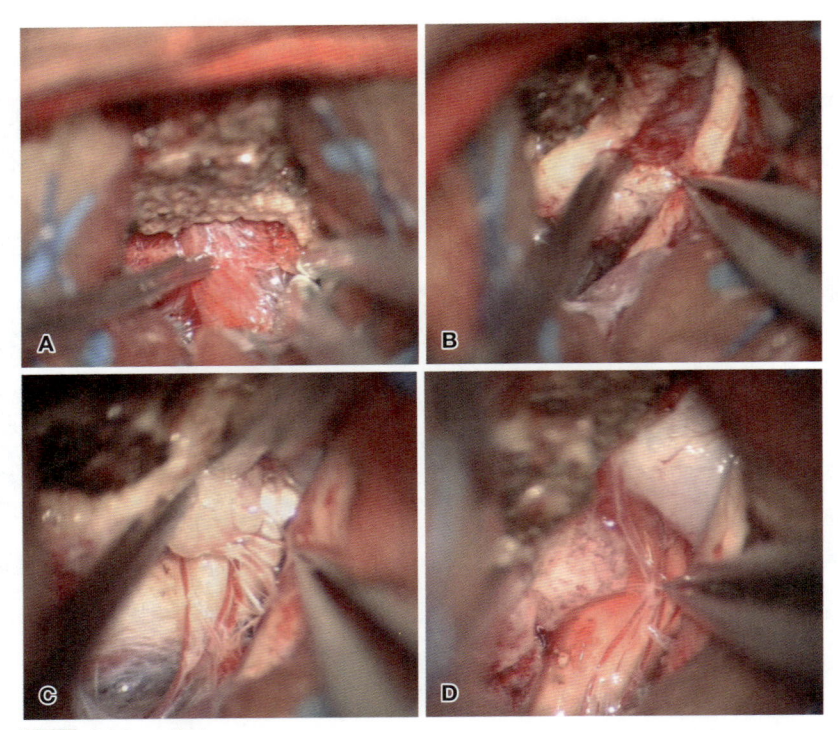

図5 症例2：術中

Interhemispheric approach.

A：attachment側を処理して腫瘍を摘出し，下垂体茎を確認．B：癒着している視神経との剥離．C，D：腫瘍への血管にもみえるが，くも膜も意識しながら剥離していくとpassingしているSHAであることが判明．

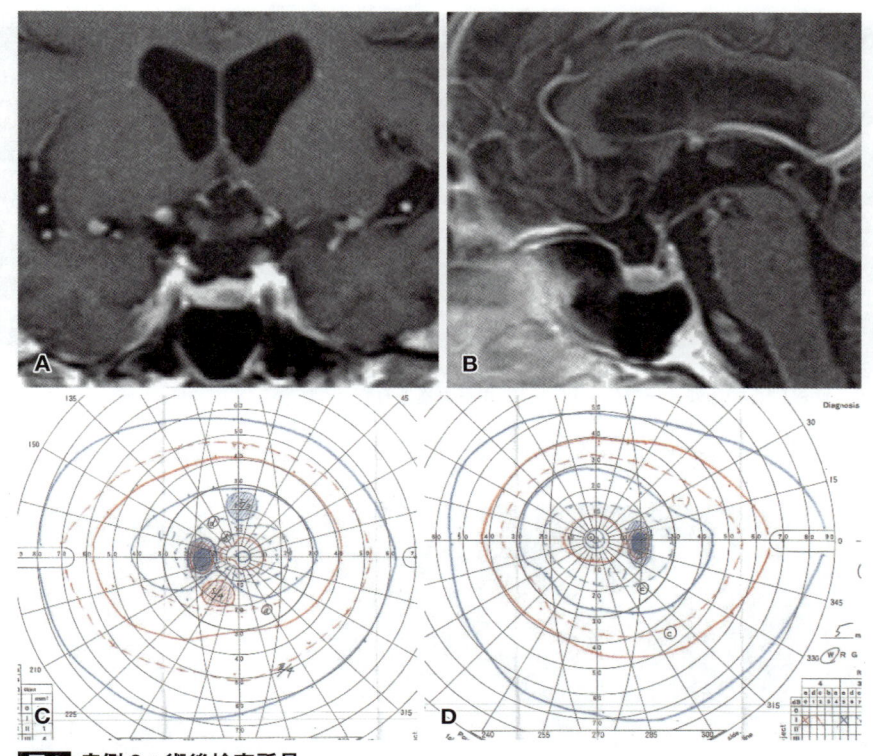

図6 症例2：術後検査所見
造影 T1 強調画像．A：冠状断．B：矢状断．C，D：左眼・右眼視野検査（Goldmann）．
視力は，左 1.0（1.2），右：1.0（1.0）．

2．アプローチ

多くの症例では unilateral approach にて摘出可能であるが，左右方向の大きさや術者によっては bilateral approach が選択される．その際には両側嗅索損傷のリスクがあるため，十分な剥離や前頭葉の牽引方向の工夫が必要である．

③ EEA （図 7-9）

近年の拡大経蝶形骨洞アプローチでの閉創技術の向上，ならびに神経内視鏡の技術革新に伴い，鞍結節部髄膜腫に対して本アプローチが用いられることが増えている．症例選択が重要で，主幹動脈が巻き込まれておらず内頚動脈の外側への進展がない wide dural attachment をもたない腫瘍がよい適応となる．開頭術と比較して視機能改善には差がないとする報告[5]や，視機能悪化や再発については差がないが，

gross total resection 率は開頭術のほうが高く，視機能改善については EEA のほうが良好であるという報告がある[6]．適切な症例選択がなされれば，EEA のほうが優れているとされる（**Point ❷**）[7]．

1．体位

仰臥位で上体を 30° 挙上し，顔を術者と対面するように傾ける．

2．アプローチ

鼻孔から入るとやや角度がつくため，腫瘍の側方性がある場合には対側鼻孔を中心としたアプローチをとるという考え方もあるが，近年の神経内視鏡の技術革新もあり，ハイビジョンまでの時代ほどはその必要性を感じない．現在，我々はほぼすべての症例で右鼻孔を中心とした両鼻孔アプローチにて対応している．

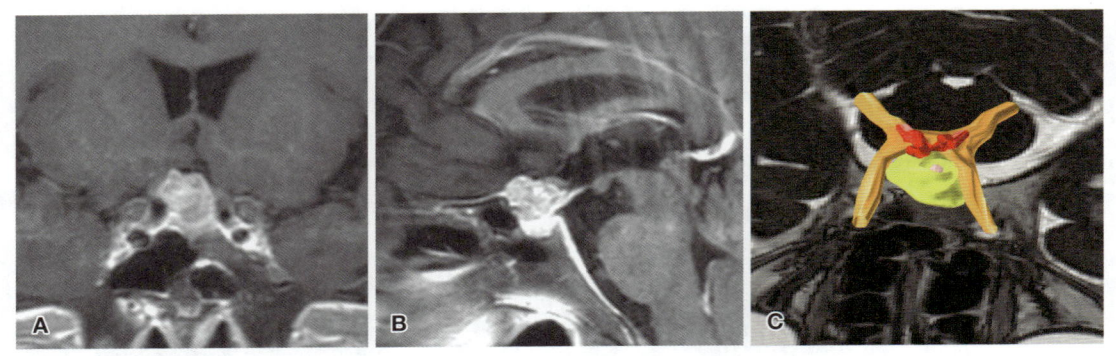

図7 症例 3：術前

60 歳代，女性．頭痛精査で診断．視野検査にて軽度視野欠損あり．
術前造影 T1 強調画像．A：冠状断．B：矢状断．
C：術前シミュレーション画像（オレンジ色：視路，赤：主幹動脈）．

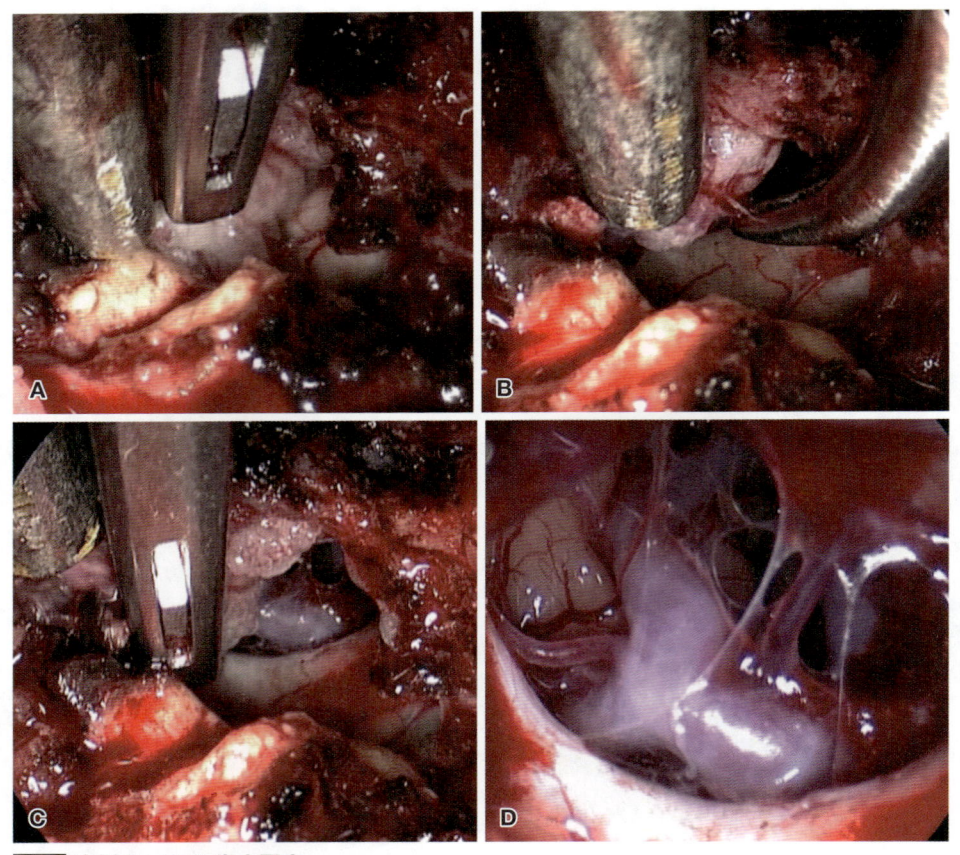

図8 症例 3：EEA 術中写真

A：腫瘍と正常下垂体の剥離操作．
B：SHA の剥離．
C：摘出終盤像．右側に残存腫瘍を認め，手前から正常下垂体，視交叉，前交通動脈を視認．
D：摘出後．

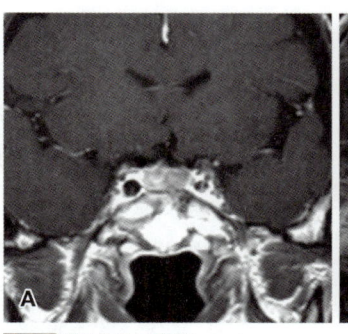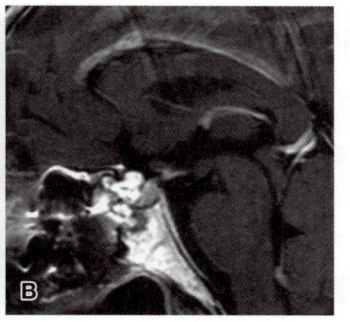

図9 症例3：術後
術直後造影 T1 強調画像．A：冠状断．B：矢状断．正常下垂体の前方に
脂肪が充填されている．

④ Supraorbital approach

　近年報告されているアプローチではあるが，前頭蓋底髄膜腫のなかでは olfactory groove meningioma や anterior clinoid meningioma に対して用いられるという報告もある[8]．EEA と supraorbital approach を比較した報告によれば，EEA は側方進展ならびに上方進展が少なく小さい腫瘍で適応される．鞍結節部髄膜腫ではしばしば内側から視神経管に進展がみられることを考えると，EES のほうが適している[9]．ただし，これらの報告では対象症例数が多くないことは念頭に置く必要がある．最近では鞍結節部髄膜腫に対する contralateral supraorbital eyebrow approach が報告されているが，いまだ一般的とはいえない[10]．

Ｐoint
❷適切なアプローチ選択が重要である．最近用いられることが増えている EEA も，良好な成績のためには症例選択が重要である．

③ 術中モニタリング

① Visual evoked potential（VEP）[11]

　鞍結節部髄膜腫摘出術では VEP は必須と考えられる．S/N 比が優れておらず，判定にはある程度の慣れが必要である．

　判定には再現性の確認も重要である．偽陽性や軽度視機能低下での偽陰性の問題はあるものの，コントロール波形の振幅の 50% 低下を指標として手術操作に反映させることが可能で，視機能合併症低減には有用なモニタリングである[11]．

② そのほかのモニタリング（MEP, SEP, 眼球運動モニタリング）

　主幹動脈や穿通枝が，近接していること，あるいは巻き込まれていることを考慮し，MEP, SEP も必須である．

　眼球運動モニタリングは，一般的には直接脳神経刺激による方法が広く用いられているが，鞍結節部髄膜腫で動眼神経が問題となる場合には，摘出が進まないと使用できない．我々が報告してきた electrooculography（EOG）を用いた方法は，当初は経蝶形骨洞手術用に開発したものであるが，開頭術でも使用でき，腫瘍摘出の途中で脳神経が同定・露出されていない段階でも眼球運動に関係する脳神経に対する圧迫などの影響を察知できるため，有用である[12]．また，本法は脳波計で施行でき，簡便であることも利点である[12]．

④ 基本的な摘出手順と剥離操作

腫瘍摘出に先立ち，術前の腫瘍塞栓や栄養血管塞栓が考慮される．髄膜腫の基本的な摘出手順，4Ds（devascularization, detachment, debulking, dissection）に沿って操作を進めることは，鞍結節部髄膜腫でも同様である．鞍結節部髄膜腫では，症例に応じて硬膜外からアプローチすることで，最初の devascularization を行いながら視神経管開放・前床突起削除を行うことを考慮する．

髄膜腫の手術では，正常構造側のくも膜などの膜構造，ならびに腫瘍側の膜状構造物を意識することが極めて重要である．髄膜腫は理論的には epiarachnoid space に存在する腫瘍であり，その摘出術はくも膜を正常構造側へ戻す手術である．これが理想的に達成されれば，脳・脳神経・血管はすべて温存され，最終目標を達成することになる．実際の手術で完遂することは容易ではないが，この点を強く意識することは極めて重要である．

鞍結節部髄膜腫では，視路との境界部分で腫瘍側に存在するくも膜などの膜状構造物を SHA などの血管構造とともに正常構造側へ戻しながら剥離を進め（図 2C, D・図 5B-D），剥離が困難な場合は意図的に腫瘍を残すことも考慮する．軟らかい腫瘍では薄い膜状構造物を残すにとどめられるが，硬い腫瘍ではある程度の厚みを残さざるを得ないこともある．

⑤ 視神経管開放

視神経管開放は，前床突起削除と同時に施行されることが多いが，両者の目的は異なる．鞍結節部髄膜腫では，視神経管開放と前床突起削除をルーティンに硬膜外から行う方法を推奨する向きもある[2]．しかし，腫瘍の進展方向を十分に検討し，症例に応じた対応をすることが望ましい．

大型の腫瘍においては，硬膜外操作は早期に中枢側のオリエンテーションをつけやすいという点も含めて優れた方法ではある．その際には VEP モニタリング下に視神経管開放を優先し，前床突起削除には必ずしもこだわる必要がないし，硬膜内・硬膜外どちらからでも操作できるように柔軟に対応すべきである．硬膜内の状態を観察しながら操作し，画一的に最初の操作として硬膜切開前の視神経管開放の施行に執着することはリスクがある．Meta-analysis と systematic review によると，鞍結節部髄膜腫における optic canal unroofing は術前の視機能障害を改善させて，gross total resection を遂行しやすくなるとされている（Point ❸）[2]．

Point

❸状況に応じた視神経管開放と前床突起削除が望ましい．

⑥ 重要構造物との剥離操作

くも膜を強く意識することが重要である．それが適切な剥離面を作成して維持することにつながり，最終的に正常構造物の解剖学的・機能的温存に結びつく可能性を高める．

① 腫瘍を貫通している血管の剥離

髄膜腫が大きくなり，特に柔らかい場合では，主幹動脈あるいは穿通枝が腫瘍内を走行していることは頻繁にみられる．主幹動脈については，それを境にして左右・上下・前後などのいくつかのコンパートメントに分けて剥離・摘出する（図 2A）．穿通枝の存在を常に念頭に置き，剥離の際に留意する（図 2C, D・図 5C, D）．

一見して栄養血管のようにみえても，剥離を進めると視路などの正常構造への血管であると

判明することはしばしば経験する．腫瘍への終末血管であることが確認できない限り，sacrifice しないという姿勢が大切である．血管との間にくも膜が介在している場合には剥離は容易であるが，くも膜が介在せず強固に癒着している場合には腫瘍を残存させることを考慮する．

② 視神経・視交叉と腫瘍の剥離

くも膜が介在して難なく剥離できる場合は問題がないが，腫瘍と視路の間にくも膜が介在せずに，癒着が強いことがしばしばある．その場合には，腫瘍側（にみえる）膜状構造物，あるいは腫瘍の薄皮を視神経視交叉側に残すようなイメージで，剥離面をやや腫瘍側で作成することが合併症の低減につながる（図 2B-D・図 5B）．

まとめ

- ● 視路や穿通枝を中心とした外科解剖の理解が必須である．
- ● 適切なアプローチ選択が重要である．
- ● くも膜と腫瘍側の膜状構造物を意識することが重要である．

文献

1）無症候性脳腫瘍および腫瘍様病変，75-7（脳ドックのガイドライン 2019 改訂委員会，日本脳ドック学会 編：脳ドックのガイドライン 2019．響文社，北海道，2019）

2）Lin PW, et al: Efficiency and safety of optic canal unroofing in tuberculum sellae meningiomas: a meta-analysis and systematic review. Neurosurg Rev 46: 240, 2023

3）Kim YJ, et al: Contralateral subfrontal approach for tuberculum sellae meningioma: techniques and clinical outcomes. J Neurosurg 138: 598-609, 2022

4）Grutza M, et al: Pterional approach for tuberculum sellae meningiomas: a 17-year single-center experience. J Neurosurg 140: 1576-83, 2023

5）Marian-Magana R, et al: Visual outcomes in tuberculum sellae meningiomas comparing transcranial and endoscopic endonasal approaches. World Neurosurg X 23: 100319, 2024

6）Magill ST, et al: International Tuberculum Sellae Meningioma Study: Preoperative Grading Scale to Predict Outcomes and Propensity-Matched Outcomes by Endonasal Versus Transcranial Approach. Neurosurgery 93: 1271-84, 2023

7）Magill ST, et al: International Tuberculum Sellae Meningioma Study: Surgical Outcomes and Management Trends. Neurosurgery 93: 1259-70, 2023

8）Carnevale JA, et al: Endonasal, supraorbital, and transorbital approaches: minimal access endoscope-assisted surgical approaches for meningiomas in the anterior and middle cranial fossae. J Neurosurg 140: 38-46, 2024

9）Mallari RJ, et al: Endoscopic Endonasal and Supraorbital Removal of Tuberculum Sellae Meningiomas: Anatomic Guides and Operative Nuances for Keyhole Approach Selection. Oper Neurosurg（Hagerstown）21: E71-E81, 2021

10）Das KK, et al: Contralateral supraorbital eyebrow approach for tuberculum sellae meningioma. Acta Neurochir（Wien）165: 2925-9, 2023

11）川俣 貴一：術中視覚誘発電位（VEP）．No Shinkei Geka 51: 415-24, 2023

12）Kawamata T, et al: A novel simple real-time electrooculographic monitoring system during transsphenoidal surgeries to prevent postoperative extraocular motor nerve dysfunction. Neurosurg Rev 36: 371-6, 2013

髄膜腫 **8**

WEB 動画

小脳橋角部髄膜腫
cerebellopontine angle meningioma

渡邉健太郎　東京慈恵会医科大学脳神経外科

 はじめに

小脳橋角部の領域には，多くの重要な血管や神経が通過している．脳神経は，上から滑車神経，三叉神経，顔面神経，前庭神経，蝸牛神経，外転神経，舌咽神経，迷走神経，副神経，舌下神経が観察できる．脳幹から出る神経，脳幹周りの血管，小脳，脳幹，これらの解剖的特徴を理解することが手術アプローチの選択と安全な手術のために重要である．

1 髄膜腫摘出の基本

① 腫瘍の発生部位

小脳橋角部の発生部位は**図1**のように分類される．腫瘍の発生部位に応じてそれぞれの硬膜を支配している硬膜血管を中心に考えることで，手術の手順・腫瘍摘出の計画を論理的に立てることができる．

② 栄養血管

小脳橋角部の髄膜腫に関連する栄養血管は，petrous branch from MMA (middle meningeal artery)，tentorial artery from MHT (meningohypophyseal trunk)，ascending pharyngeal artery（錐体骨の頚静脈孔，舌下神経管，斜台の尾側半分），posterior meningeal artery（S状静脈洞より背側の後頭蓋窩の硬膜），medial or lateral clival artery from MHT（斜台の頭側半分）などがある．これらの動脈が周囲の硬膜を栄養しており，栄養血管を考慮しながら手術の方法を検討することで，腫瘍の安全な摘出・再発の減少が可能となる．

腫瘍の発生部位がどの血管の栄養を受けているかを考えると，腫瘍の進展の過程や，神経がどのように押されているかなどを予想できる．手術アプローチから腫瘍までの間に神経があるかどうかが手術の難易度にかかわってくる．

術野と腫瘍の間に神経，または superior petrosal vein などが横たわっていると，神経，または静脈越しに腫瘍摘出を行わなくてはならないため，手術難易度が上がり，注意が必要である．

③ 手術アプローチ

腫瘍の位置や腫瘍の進展度合いに応じて手術アプローチ (lateral suboccipital approach〔retrosigmoid approach〕，supracerebeller approach，farlateral transcondylar fossa approach) を選択する．

④ 手術前準備

- 造影 MRI，3D-CTA，血管撮影（必要に応じて）
- ナビゲーションシステム
- 神経モニタリングシステム

各部位に神経電極を穿刺し，手術中にモニタリングを行う．各モニタリングは腫瘍の部位に応じて選択する（Ⅶ：顔面神経〔眼輪筋・口輪筋〕，Ⅸ：舌咽神経〔軟口蓋〕，Ⅹ：迷走神経〔声

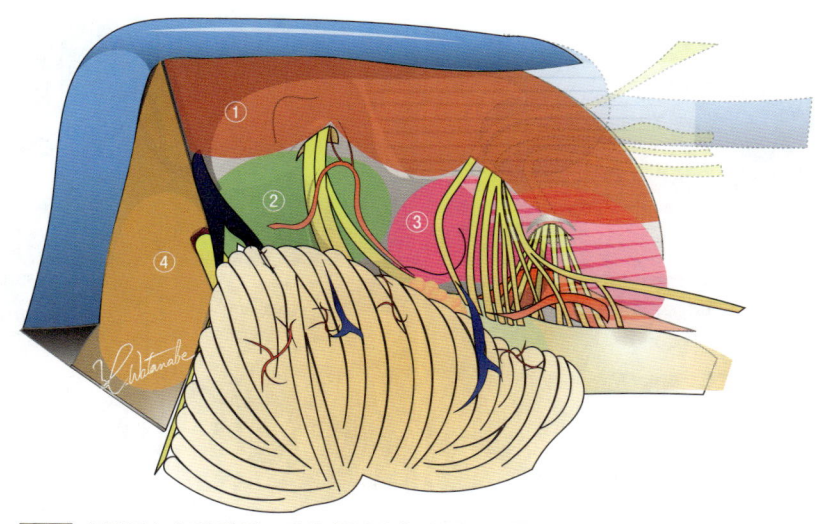

図1 小脳橋角部髄膜腫の発生領域を色分けした図
① 赤領域：錐体骨外側．　② 緑領域：錐体骨内側から斜台，内耳道内側．　③ ピンク色領域：錐体骨内側から斜台，頚静脈孔内側．　④ オレンジ色領域：テント．

表1 側臥位におけるチェックリスト

1. 頚部が詰まっていないか．頚静脈の確認．顎と胸部の間，二横指の隙間の確保．
2. 術野をできるだけ術者の近くに置くため，患者の背中をベッドの縁に近づける．
3. 腰，体幹部は全体の安定のためにベッド中心に置く．
4. 腋窩部のスペースを確保する（腋窩枕，または側臥位用クッション）．
5. 側胸部の圧迫・除圧の確認．
6. 上の腕は斜め前下 45° に引く，または前良肢位に固定．
7. 上肩が手術の際に邪魔にならないように，テープなどで前下方に引く．
8. 背中側の側板は臀部（仙骨）を支えるように配置．
9. 側胸部，骨盤部，大転子部，脛骨部の骨の出ている部分の除圧．
10. 下になる脚にかかる荷重を十分に減圧する．

帯・挿管チューブ〕，ⅩⅠ：副神経〔僧帽筋〕，ⅩⅡ：舌下神経〔舌〕モニタリング，聴性脳幹反応，ABR〔auditory brainstem response〕モニタリング）．

- 0.3 mm or 0.25 mm nonstick バイポーラ
- イリゲーション付き吸引管（またはイリゲーション付きバイポーラ）
- 超音波手術器

❷ 治療の実際

実際の手術動画を提示する（**WEB動画**①）．

① 手術体位（surgical position）

基本的には側臥位（lateral park bench position）が選択される．近年では外視鏡が導入され，lateral suboccipital approach の場合でも，仰臥位を選択する術者もいる．Far lateral transcondylar fossa approach（w/o C1 laminectomy）の際には 3/4 lateral position（modified park bench position）が選択される．本稿では，lateral suboccipital approach の体位に注目する．

側臥位におけるチェックリストを**表1**に示す．側臥位用のマットを準備できれば有用である．通常は，腋窩部分を守るために腋窩枕を準備す

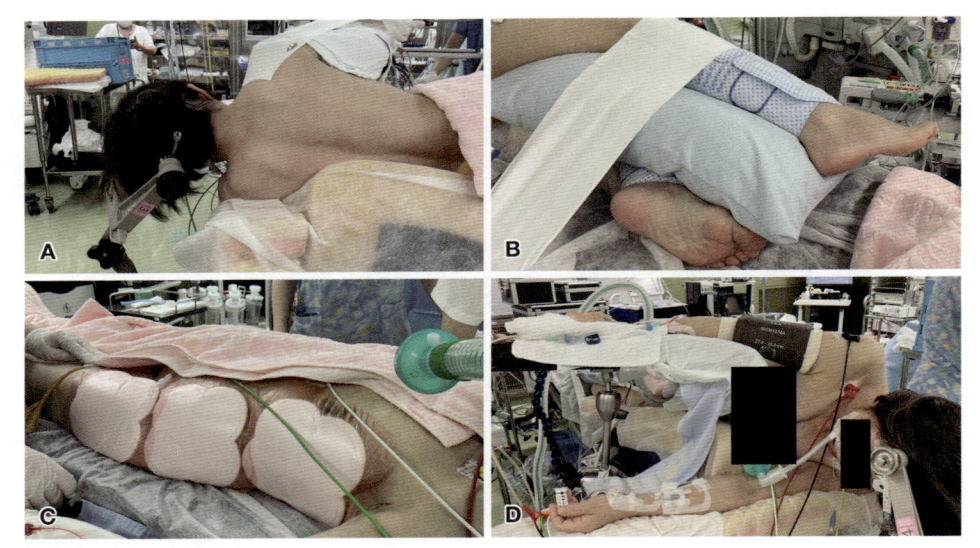

図2 lateral position
A：腋窩のマットで腋窩周囲の高さを十分に出すことで，頚部周囲に十分なスペースを作る．
B：脚の間にクッションを置き，下の脚に重さが乗りすぎないようにする．
C：側胸部，骨盤部，大転子部，脛骨部周囲にクッション付きのシールを貼る．
D：顔は側方をみるような位置で固定する．鼻がわずかに下を向く程度の傾きをつける．

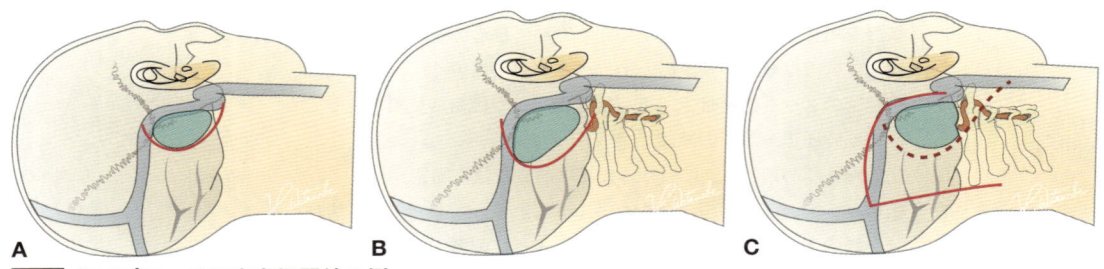

図3 各アプローチの皮膚切開線の例
A：Lateral suboccipital approach（retrosigmoid approach）.
B：T-S junction suboccipital approach.
C：Lateral suboccipital ＋ transcondylar fossa approach.

る．下の腕はベッドの下の腕台にのせるか，もしくは胸部が十分な高さを確保できて，腋窩部の高さを得られるようであれば，ベッドの上に置き，前方に固定するとよい（**図2A**）．上の腕は若杉氏上肢台（ミズホ）に置き，前下方45°に引くように固定する．腕は可能な限り良肢位を保つようにする．下になっている脚に荷重がかかりすぎないように十分なクッションで保護して（**図2B**），側胸部，骨盤部，大転子部，脛骨部の骨が皮膚に近いところには，クッション付きのシールを貼ることで，術中の褥瘡を予防する

（**図2C**）．頭は手術側を上にし，頭部の回旋はあまり行わず，鼻がわずかに下を向く程度でよい（**図2D**）．

② 皮膚切開・開頭
（skin incision & craniotomy）

図3に後頭下開頭のバリエーションを示す．**図3A**が最もスタンダードな外側後頭下開頭である．皮膚切開はC型で，開頭範囲を囲うような切開線を描く（**Point ❶**）．皮膚切開線は術者によって様々なので，本稿では筆者がふだん行っている皮膚切開から開頭の方法を示す．

図3Bは腫瘍が錐体骨テントに伸びた腫瘍の場合，テント側を十分にみられるように，後方への開頭範囲を広くし，皮膚切開を少し膨らませたかたちとなる．図3Cは腫瘍が頚静脈孔から大孔部近傍まで伸びている場合で，condyle fossa周囲の骨の削除を側方に伸ばすことで筋肉を尾側に展開し，小脳を下から持ち上げるような操作が可能となる．

Ｐoint

❶皮膚切開は皮下の筋肉の切開を考えてデザインする．

③ 摘出

髄膜腫の摘出の基本である血管の処理が最も優先される．小脳橋角部腫瘍における発生の特徴を捉えておく必要がある．

Lateral suboccipital approach を適切に行うこと（S状静脈洞の後端，transvers sigmoid junction，inferior nuchal line の尾側までの開頭）で，安全に腫瘍摘出が可能である．

硬膜切開は，十分に硬膜を展開して，テントまたは錐体骨を無理なく観察できるように行う．そして，小脳を適切に引くことができるように，sigmoid sinus ギリギリまで，または T-S junction ギリギリまで硬膜切開線の切り込みを入れるようにする．後方への膨らみは小脳を引きすぎない程度であれば，手術への支障はあまりない．

④ 栄養血管の処理（devascularization）

小脳橋角部の髄膜腫を栄養する血管は，小さい動脈であることが多い．Meningeal branches of ascending pharyngeal artery，posterior meningeal artery，MHT（lateral，medial clival artery）が，小脳橋角部髄膜腫の腫瘍血管となり得るが，円蓋部髄膜腫の MMA のような太い血管が入り込んでいることはない．

栄養血管は，様々な方向から入ってくる可能性がある．髄膜腫が成長して，より多くの血液が必要となった場合，元来の生理的血管吻合の周囲の血管網から血管を引き込んでくるため，手術の際には正常血管解剖の理解が大事となる（Point ❷）．

通常円蓋部の髄膜腫などは，すべての血管を処理してから内減圧をはじめられるが，小脳橋角部髄膜腫は，腫瘍発生部位に神経や静脈などが絡んでおり，はじめから硬膜からのすべての血管の処理ができないことがある．可能な限り血管処理をした後，出血の少ない部位の内減圧を行い，ワーキングスペースを得たところでまた血管処理を行い，内減圧を行うというように，安全な範囲で4Ds（devascularization，debulking，decompression，dissection）を行い，地道な手術展開が必要である．

頚静脈孔周囲の髄膜腫の場合，特に注意が必要なのは，神経と神経の間で作業をしなくてはならないことである．

Ｐoint

❷正常血管の吻合をよく理解しておくことが重要である．

⑤ 術野の展開

腫瘍の栄養血管の部位によって術野の展開をイメージする（図4）．

● 腫瘍の付着部

開頭野から近く，アクセスしやすい．血管処理の際，内耳道や頚静脈孔近傍の付着部処理には注意が必要になる．

● 上錐体静脈三叉神経と顔面神経の間から栄養血管・腫瘍の付着部を処理する場合

静脈の裏の処理に注意が必要になる．

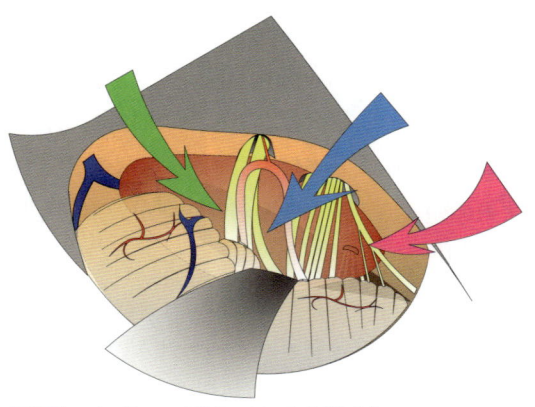

図4 神経越しに腫瘍がある症例のシェーマ
腫瘍へアクセスする際，神経と神経の間から内減圧を行うコリドーを示す．緑矢印：聴神経・顔面神経と三叉神経の隙間から腫瘍にアクセスするルート．青矢印：聴神経・顔面神経と舌咽神経の隙間から腫瘍にアクセスするルート．ピンク色矢印：迷走神経の線維の隙間，または迷走神経と副神経の隙間から腫瘍にアクセスするルート．

● 顔面神経と頸静脈孔の間に入り，栄養血管・腫瘍の付着部を処理する場合

上から見下げるような術野が必要になる．頸静脈孔の神経の間から処理する．神経が収束している周囲の処理は最後になる．頸静脈孔内，舌下神経管の中に腫瘍が進展していることがあるため，腫瘍摘出の際には神経への熱侵襲がないように，頸静脈孔，舌下神経管の周囲の付着部は神経に気をつけながら，硬膜の焼灼を実行しなくてはならない．

● 架橋静脈または superior petrosal vein

小脳上面からテントに入る架橋静脈，またはsuperior petrosal vein は凝固してはならない．テントの方向に応じた手術ポジションを考える必要がある．

⑥ 内減圧（debulking & decompression）

血管処理が行われると，腫瘍からの出血が少なくなる．完全に出血がなくなっていることが理想であるが，小脳橋角部の髄膜腫は，一度にすべての血管を処理できることがあまりないので，順々に行う（**図5**）．

減圧は腫瘍を内側に寄せていくことが目的で

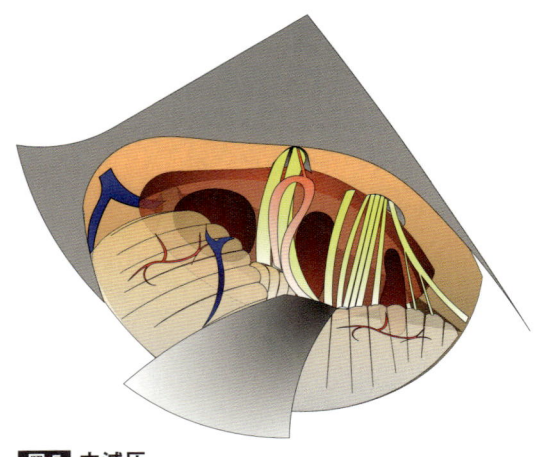

図5 内減圧
腫瘍の硬膜発生部位を凝固して腫瘍の血流を減らした後，神経と神経の間から内減圧を行う．

あり，腫瘍の中心部，コアの部分を徐々に抜いていく．超音波手術器が有用であり，腫瘍の硬さで道具を選ぶのがよい．

腫瘍を綺麗なかたちで中抜きすることで，腫瘍周囲の剥離が容易になる．狭い術野での作業になるので，周囲の神経に力がかからないように細心の注意を払いながら腫瘍を摘出する必要がある．脳べらなどを使用する場合は，小脳を牽引する際に，前庭神経や舌咽神経，迷走神経が引き伸ばされる方向に力がかからないように十分に注意を払う必要がある（**Point ❸**）．

> **P**oint
> ❸ わずかな隙間からの内減圧になるため，神経の保護を忘れずに行う．

⑦ 腫瘍剥離（dissection）

内減圧を適切に行った後，腫瘍を周囲の小脳・脳幹から剥離する．小脳橋角部の髄膜腫は，小脳・脳幹に癒着していないことが多いが，剥離は十分に注意が必要である．特に，脳幹からの剥離の際に，腫瘍表面を走っている血管が腫瘍血管であるのか，脳幹や神経を栄養している血管なのかを判別する必要がある．しか

し，判別は難しいので，周囲の血管は極力温存することを勧める．

　脳幹から自然に剥がれてこない腫瘍の場合，無理に剥がそうとすると，脳幹表面の血管を損傷する可能性があるので，行ってはならない．脳幹表面の動脈は，非常に細い動脈でも，Wallenberg症候群などの大きな症状を引き起こすことがあるので，注意が必要である．脳幹への癒着が強い腫瘍の場合には，脳幹の表面は被膜下で腫瘍を摘出するか，腫瘍の一部を残すほうが賢明である．

　脳幹の損傷は，脳組織の損傷よりも，周囲の小さな血管障害のほうが，患者の神経症状に直結しやすい．後下小脳動脈（posterior inferior cerebellar artery：PICA），前下小脳動脈（anterior inferior cerebellar artery：AICA）の脳幹に送る微小血管の温存が最も重要である．

⑧ 神経の温存（preservation of nerves）

　小脳橋角部には，狭い領域内に滑車神経をはじめ，第Ⅳ神経，第Ⅴ神経，第Ⅵ神経，第Ⅶ神経，第Ⅷ神経，第Ⅸ神経，第Ⅹ神経，第Ⅺ神経，第Ⅻ神経が含まれ，これらの神経が髄膜腫によってどちらに圧排されているかを予想する必要がある（Point ④）．腫瘍の栄養血管を考えると，腫瘍のもともとの発生部位が予想できるので，神経の圧排される方向が予想できる．メッケル腔，内耳道，頚静脈孔，神経が出てくる孔と腫瘍の関係をよく考察しておくことが神経の温存につながる．

　腫瘍に切り込む際には，神経モニタリングで腫瘍の周囲の神経を念入りにチェックする必要がある．神経が直接みえる場合は，神経モニタリング 0.2〜0.5 mA で確認可能である．神経が腫瘍の中に埋もれている場合は，2 mA もしくは 3 mA で腫瘍を刺激して神経の位置を予想しておく必要がある．神経が反応する場合には，

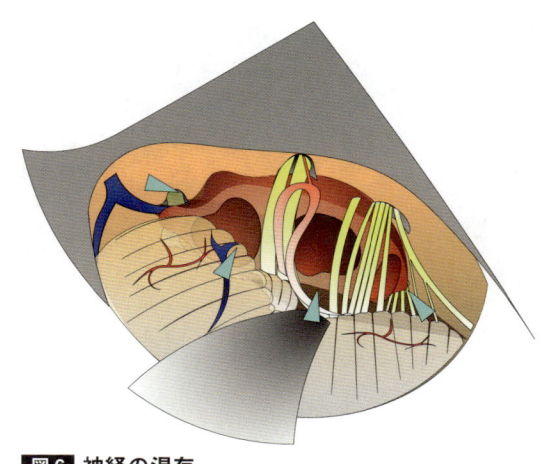

図6　神経の温存
神経と腫瘍の間に隙間ができてきたら，小脳・脳幹側から剥離をはじめる．さらに腫瘍を神経から剥離して徐々に腫瘍を摘出していく．

値を下げて神経の深さを予想しておく．

　神経の周囲では，可能な限りバイポーラは使用せず，神経を十分に遠ざける．または，神経をコットンなどで保護して熱が伝わらないようにした状態でバイポーラを使用する．

　最も注意が必要な神経は，聴力の神経である．わずかな牽引で聴力が落ちてしまう．また，神経の牽引を避けると同時に，AICA の meatal loop からの内耳動脈（internal auditory artery）を温存する必要がある．そのためには，血管の走行をよく観察する必要がある．もちろん，顔面神経，外転神経，舌咽神経，迷走神経も非常に繊細であり，症状が出ると日常生活に影響が及んでしまう神経なので，けっして油断してはならない．

　神経からの剥離は最後に行うことを勧める．内減圧がされていない状態で神経から腫瘍を剥離しようとすると，腫瘍と神経を強引に剥がすこととなり，神経損傷のリスクとなる．十分な内減圧を行うことで，神経と腫瘍の間に隙間ができる．そこで神経から剥がしていくことができるようになる（図6）．髄膜腫が神経と癒着している症例は，再発症例や悪性髄膜腫，または放

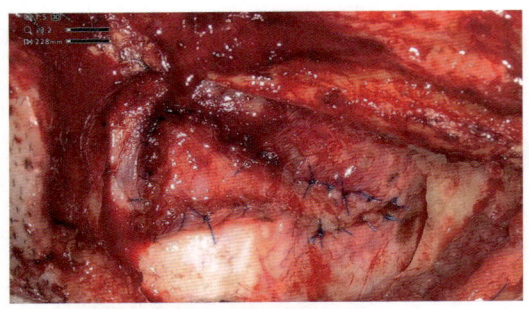

図7 硬膜に筋膜で watertight にパッチを行った図
この時点で髄液漏がないように顕微鏡で観察する.

射線治療後などの二次的要素がなければ,あまり多くない.

腫瘍が内耳道や頚静脈孔,舌下神経管の中に入り込んでいる場合は,狭い神経管の中に神経と髄膜腫がかなりタイトに入っている状態なので,十分に気をつける必要がある.

Point
❹術前の MRI 画像の読影を十分に行っておくことが安全な手術につながる.

⑨ 硬膜縫合・閉頭(closure)

頭蓋の硬膜からの髄液漏は最も起こしたくない合併症である.後頭蓋の髄液漏は,非常に治りにくく自然治癒が難しい.硬膜を可能な限り watertight に縫合する必要がある.筆者はほとんどの場合,筋膜,または骨膜を採取してパッチを行っている.硬膜縫合で水漏れが起こるのは硬膜にかかる糸のテンションが原因で,硬膜に張力がかかっていると針穴から水が漏れてしまう.

開頭範囲が広く,硬膜露出が多い場合,剥がれた硬膜の範囲が広いため,パッチなどを必要

とせずに縫合することもできる.

硬膜を寄せる時に張力がかかる場合は筋膜パッチが有用である.筋膜パッチを使用すると,筋膜と硬膜をオーバーラップさせることができ,余裕のある硬膜縫合ができるようになる(図7).筋膜をオーバーラップさせて,硬膜の下に引き込んでくるように,いわゆる in-lay で縫い合わせることで,強固に髄液漏を予防できる.

筆者は,縫合糸は 5-0 で連続縫合を行っている.欠損部を人工硬膜で補填する方法もあるが,後頭蓋窩は一度漏れると簡単には治らないため,十分に注意して使用するのが望ましい.

⑩ 周術期ケア

創部は可能な限り早めに洗浄するように心がける.創部をよく観察し,皮下に髄液が溜まってきていないかを毎日確認する.髄液漏が疑われる場合は,早期に対処する必要がある.髄液漏が大きくない場合は,腰椎穿刺で 1 日あたり 30～40 mL の髄液の廃液を 3 日間継続する.一度,髄液を抜いてみて,皮下の膨らみが縮小する場合は,この方法で髄液漏を治癒にもっていくことができる.

髄液漏の流れが強く,欠損部が大きいと予想される場合は,スパイナルドレナージを留置して 1 日あたり 200 mL 程度の廃液を行い,5 日間～1 週間の留置,ベッド上安静を行う.これでかなりの髄液漏が修復される.しかし,それでも髄液漏が治らない場合は,再手術が必要となる.明らかに治りにくい状況が予想される場合は,早期に再手術を考慮する.髄液漏で最も気をつけることは,感染予防である.抗菌薬の併用が必須である.

● 外側後頭下開頭はマスターすべき基本手技である.

● 小脳橋角部髄膜腫はバリエーションがあるので画像をよくみる.

● 基本手技からトラブルシューティングまでのマネジメントをマスターする.

文献

1) Sayyahmelli S, et al: Gross Total Resection of Large Cerebellopontine Angle Meningioma with a Supratentorial Extension via Retrosigmoid Approach with Suprameatal Drilling and Tentorial Sectioning. J Neurol Surg B Skull Base 79: S399-401, 2018

2) Munich SA, Morcos JJ: Petrous Apex Meningioma with Extension into Meckel's Cave: Resection using a Retrosigmoid Intradural Suprameatal Approach. J Neurol Surg B Skull Base 80: S300-1, 2019

3) Matsushima K, Kohno M: Retrosigmoid transmeatal and suprajugular approach for cerebellopontine angle meningioma: operative video. Neurosurg Focus 43(VideoSuppl2): V3, 2017

嗅窩部髄膜腫・蝶形骨平面髄膜腫

olfactory groove meningioma/ planum sphenoidale meningioma

野中洋一　東海大学医学部脳神経外科

1 嗅窩部髄膜腫と蝶形骨平面髄膜腫

いずれも前頭蓋底髄膜腫の代表的なものであり，両者はその発生部位によって区別される．嗅窩部髄膜腫は前頭蓋底前方で嗅窩近傍に，蝶形骨平面髄膜腫はより後方で嗅窩と鞍結節の間に存在する蝶形骨平面と呼ばれる部分に発生母地をもつ．腫瘍サイズが小さいうちは両者の区別は容易につくが，腫瘍が大きくなるにつれて腫瘍付着部が前頭蓋底広範に及ぶため，MRIのみでの区別は困難となる（**図1A-D**）．

骨肥厚の部位や術中の癒着度の強さなどで区別することは可能であるが，治療適応や手術手技に大差はなく，臨床的に両者を区別する重要性は低いと考える．同様に，蝶形骨平面髄膜腫は鞍結節部髄膜腫との区別も困難なことがある（**図1E, F**）．

臨床上，いずれもある程度のサイズであっても無症状のことが多く，また片側の嗅覚障害があったとしても患者はほとんど自覚していない．周囲に脳浮腫を来しているものでは前頭葉症状やてんかんにて発症することもある．腫瘍サイズの増大に伴い嗅覚低下がみられる割合が増加し，また腫瘍が後方の鞍結節部からトルコ鞍へ向かって進展すると，視神経を上方や内側から圧迫するため，視力障害を呈するようになる[1-3]．

2 手術アプローチ選択

近年，この部位の腫瘍に対して内視鏡を用いたアプローチが報告されるようになったが，本稿では開頭術について述べる[3-5]．基本的には正中アプローチ（経大脳半球間裂到達法, anterior interhemispheric approach）か，側方アプローチ（前頭側頭開頭を用いたsubfrontal approach, もしくは transsylvian approach）のいずれかを用いることになる．

正中アプローチは，病変を広く露出でき，解剖学的オリエンテーションがつけやすい一方，デメリットとして大脳半球間裂剥離の煩雑さ，両側の前頭葉や嗅神経に障害を来すリスク，十分な腫瘍付着部の処理が早期にできないこと，また前頭洞開放による感染のリスクなどが挙げられる．

側方アプローチは，腫瘍露出までの時間が短く，腫瘍摘出前に同側の視神経，内頚動脈の位置同定がほぼ可能であり，carotid cistern（carotid oculomotor triangle）から髄液を排出することで容易に脳をスラックにすることがで

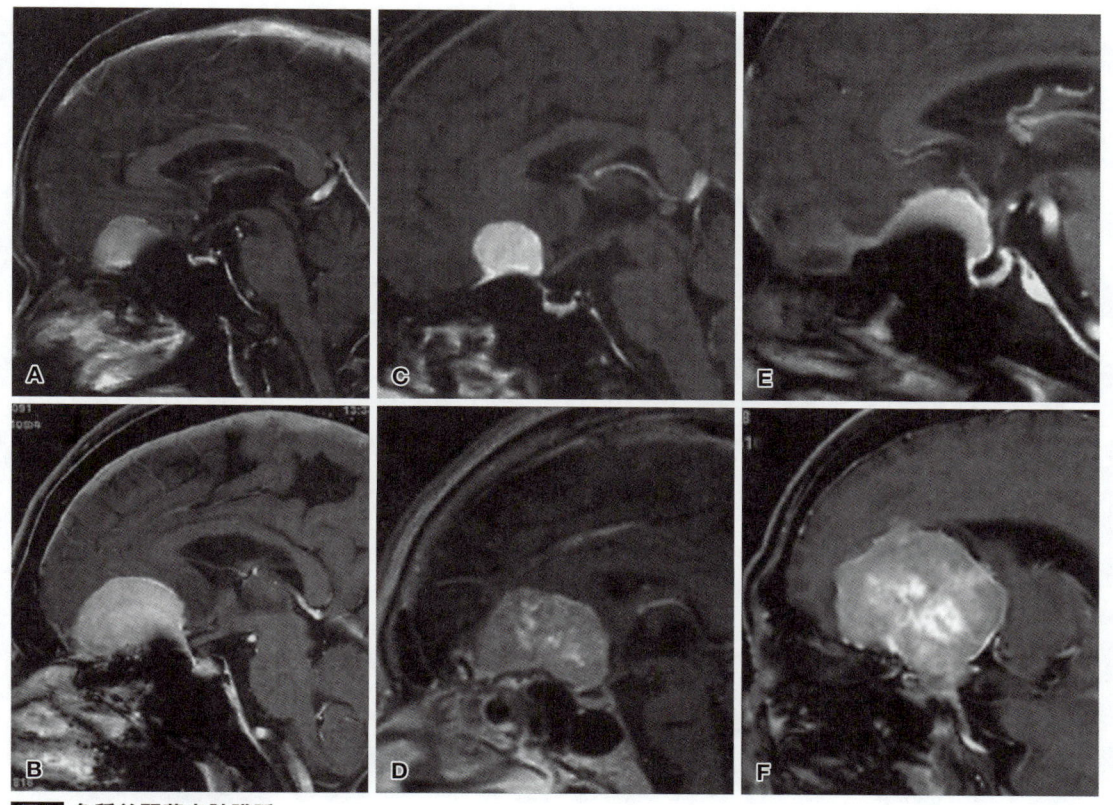

図1　各種前頭蓋底髄膜腫
A，B：嗅窩部髄膜腫．C，D：蝶形骨平面髄膜腫．E，F：鞍結節部髄膜腫．

きる（**図2A，B**）．また，前頭蓋底に沿って深部までバイポーラを挿入しやすく，早い段階での広範囲にわたる腫瘍付着部の凝固処理が可能である．そのため，筆者は腫瘍の大きさにかかわらずほぼ全例において，側方アプローチ（subfrontal approach）を第一選択としている．この部の腫瘍はほぼ左右対称で半球状に成長していくことが多いが，腫瘍の局在に左右差があれば腫瘍に近い側から，また視力・視野障害がみられる症例においては，障害側からのアプローチを選択している（**Point ❶**）．

　以上より，本稿においては側方アプローチについて述べる．

Point

❶アプローチ選択は執刀医の経験や好みに左右されることも多いが，入念な術前評価を行ったうえで，安全性と確実性の高いアプローチを選択する．各アプローチによって腫瘍と周辺構造物（特に視神経）の位置関係や見え方が異なることに注意．

❸ 視神経と腫瘍の位置関係

　前頭蓋底から発生したこれらの腫瘍は，増大するとともに付着部も広がり，腫瘍は頭側（前頭葉底部）だけでなく，背側，つまり蝶形骨平面から鞍結節方向にかけても進展する．その際，片側または両側の視神経を下方へ押しつけながら進展することが多い．一方，左右の視神経管の間に存在する鞍結節に発生母地をもつ鞍

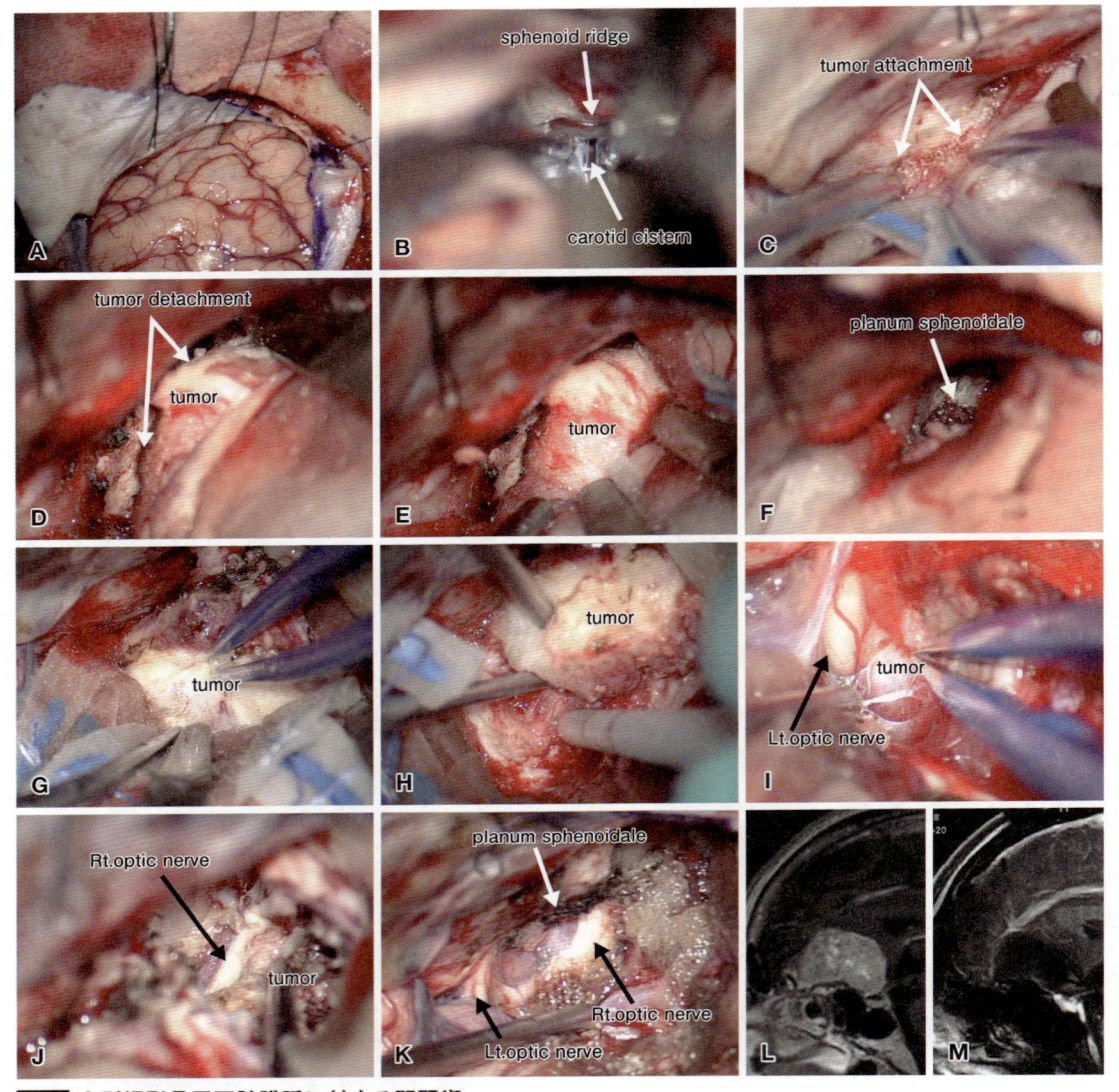

図2 大型蝶形骨平面髄膜腫に対する開頭術
A：左前頭側頭開頭. B：Carotid cistern からの髄液排出. C：腫瘍付着部.
D：付着部凝固. E：隠れた腫瘍の引き出し. F：可視範囲内での腫瘍摘出.
G：腫瘍の引き出し. H：分割摘出. I：同側視神経からの剥離.
J：対側視神経の同定. K：腫瘍摘出後最終像. L：術前 MRI（矢状断）. M：術後 MRI（矢状断）.

結節部髄膜腫では，視神経を外側へ，下垂体茎や下垂体を後方もしくは尾側へ押しつけながら成長する．術前 MRI（cisternography）を用いて腫瘍と視神経の位置関係を把握しておくことが必須となる．また，視神経は腫瘍によって容易に外側へ偏位させられるが，直下の内頚動脈は本来の走行をしていることもある．そのような場合，内頚動脈や眼動脈起始部が思わぬかたちで視神経の内側で同定されることもあるため，腫瘍摘出時に損傷しないように注意が必要である．

体位と開頭

体位は仰臥位とし，頭部は反対側へ45°回旋し，軽度の vertex down とする．標準的な前頭側頭開頭で，前頭葉：側頭葉を2：1の割合で露出する．術野確保のため，前頭側開頭縁の内板と蝶形骨縁の可能な限りの切削を行う．

⑤ 腫瘍サイズによる手技の進め方の違い

腫瘍付着部が2 cm以下の小型のものや，腫瘍付着面が前頭蓋底内に限局しており，視神経への接触がないものについては，腫瘍付着部が視野に入った時点で一気に devascularization を行うことが可能である．一方，成長に伴って腫瘍後縁が蝶形骨平面を越え，鞍結節もしくはトルコ鞍へ進展している中型・大型のものについては視神経への接触・圧排があるため，腫瘍を前半部（前頭蓋底部）と後半部（鞍結節進展部）に分けて手技を進めていくほうがよい（**Point ❷**）．

前半部では可能な限りの devascularization を行い，後篩骨洞動脈をはじめとする栄養血管からの血流供給を早期に遮断しておく（**図 2C, D**）．前半部の腫瘍体積を十分に減らした後に，視神経の位置を確認しつつ後半部の操作に入る．通常，視神経の圧迫は尾側もしくは外側方向であるため，視神経管の unroofing は必要ない．

Point

❷漫然と摘出を進めていくのではなく，「compartment」を意識し，視神経から離れた部分（安全地帯）と視神経近く（危険地帯）を大まかに見立てておく．

 ## 嗅神経の温存

Subfrontal approach では，視野確保のために前頭葉底部を挙上するが，効果的な術野展開ができるように脳べらをかける部分と同側嗅神経の走行部位がほぼ一致する．そのため，嗅神経に圧がかからないように脳べらの位置をずらし，湿らせた綿片で嗅神経を保護しておく必要がある．腫瘍によって嗅神経が圧排されていることも多いが，嗅覚低下がない症例では嗅神経が正常な形態を保っていることが多い．腫瘍との剥離は神経との境界線のぎりぎりで行うのではなく，腫瘍側に切り込むことで嗅神経周辺に少量の腫瘍を残すように最初の剥離を行い，微細な剥離はある程度腫瘍を摘出した後に行う．術中モニタリングができない以上，ことさら慎重になる必要がある．

⑦ 視神経に対する愛護的操作

前頭蓋底髄膜腫に対する手技において最も注意すべきことは，視神経への配慮である．視神経の近くでバイポーラを使用する際には，十分に出力を落としたうえで視神経表面を綿片で保護し，視神経に凝固熱が伝播しないように細心の注意を払う[6]．

腫瘍内側で凝固処理をする際も，腫瘍の裏側を走行している対側の視神経への配慮が必要である．視神経管内の視神経にも凝固熱による障害が生じる可能性があるため，薄い視神経管上壁近傍で凝固する際には注意する．また，操作中，視神経に直接触れないようにすることも重要である．腫瘍組織のみを慎重にゆっくりと牽引しながら，視神経との間の線維性癒合組織を鋭的切離することが望ましい[1]．

8 腫瘍摘出における 5 つの "D"

髄膜腫には，効率よく腫瘍を摘出するための「4Ds」といわれる「型」がある[7-9].

① Devascularize：腫瘍付着部の凝固処理によって出血量を減らす (Point ③).

② Debulk：内減圧で腫瘍体積を減らす.

③ Decompress：周囲への圧迫が減り，剥離が容易になる.

④ Detach：腫瘍を挙上する[7].

筆者は Debulk の途中に「Divide（分割）」という作業を加え，「5Ds」を意識しながら手術を行っている．内減圧の途中で，腫瘍を「塊」として分割摘出（divide）することで，速やかな視野の拡大とともに手術時間の削減につながる.

Point

③ 理想的には血液のないクリーンな状態（無血野）で手技を行いたいが，これらは常に順序どおりに行えるわけではない．腫瘍の露出範囲や周囲構造物との関係性によって臨機応変に対応する.

9 腫瘍の内減圧

嗅窩部髄膜腫・蝶形骨平面髄膜腫のいずれも前頭蓋底面に半球状の腫瘍が固定されている状態であり，前頭葉を挙上しなければ腫瘍を露出することができないが，全体が視界に収まることはない．そのため，まずは視界に入る腫瘍の基部から付着部凝固処理を行い，可視範囲内で減圧を開始する (図 2C).

内減圧中は頻回に腫瘍壁の厚みを確認しつつ，壁の裏にある神経，血管などを損傷しないよう，常に「腫瘍の内側」で作業を行う．そして減圧によって生じた空間に，隠れている腫瘍を引き出し，みえてきた部分をまた摘出する (図 2E-H).その際，腫瘍をゆっくりと引き出すのと同時に，綿片で表面を保護した前頭葉にもカウンタープレッシャーをかけるのがコツである[6].

腫瘍の高さに対して前頭葉と前頭蓋底の間口が狭い場合においても，この作業を繰り返すことで摘出が可能である[7].十分に内減圧を終えたら，周辺重要構造物からの剥離作業に入る (Point ④).

腫瘍壁が薄くなると，腫瘍の尾側や外側で腫瘍被膜に接している上下垂体動脈からの視神経への分枝なども剥離しやすくなる (図 2I-K).

Point

④ 周囲の剥離は，腫瘍壁が薄くなってから，または腫瘍体積が小さくなってから行うほうが容易である.

- ● 嗅窩部髄膜腫・蝶形骨平面髄膜腫の手術では，
  視神経関与の有無が難易度を決める．

- ● 視神経の機能温存のためには，物理的圧迫，凝固熱伝播，
  血流障害を生じさせないような配慮が必要である．

- ● 周囲構造物から腫瘍を剥離する前には，
  十分な内減圧を行っておく．

文献

1）長谷川光広 ほか：深部髄膜腫の手術：機能温存のために．脳外誌 23：29-36，2014
2）Lutwak N, et al: Planum sphenoidale meningioma leading to visual disturbance. BMJ Case Rep 31: bcr0720114511, 2011
3）Somma AD, et al: Optic Nerve Atrophy Due to Long-Standing Compression by Planum Sphenoidale Meningioma. World Neurosurg 113: 82-5, 2018
4）Elarjani T, et al: Endoscopic transnasal resection of an anterior planum sphenoidale meningioma. Surg Neurol Int 11: 93, 2020
5）Henderson F, et al: Endonasal transsphenoidal surgery for planum sphenoidale versus tuberculum sellae meningiomas. J Neurosurg 138: 1338-46, 2022
6）Nonaka Y, et al: Micropatties Are Indispensable Instruments for Successful Microneurosurgery: Technical Note. World Neurosurg 133: 60-5, 2020
7）野中洋一：良性脳腫瘍の内減圧のバリエーション・どう使い分けるか．220-6（大宅宗一 監修，竹田理々子 編：脳神経外科手術 基本手技のバリエーション．メディカ出版，大阪，2021）
8）Fukushima T, et al, eds: Fukushima Manual of Skull Base Dissection 3rd edition. AF-Neurovideo Inc, Raleigh, NC, 2010
9）森田明夫：良性腫瘍の手術適応と取り方．94-110（木内博之，斎藤延人 監修．河野道宏 編：プライム脳神経外科 5 頭蓋底腫瘍．三輪書店，東京，2020）

髄膜腫 10

側脳室三角部髄膜腫
lateral ventricle meningioma

坂田清彦　久留米大学脳神経外科
橋本　彩　久留米大学脳神経外科
森岡基浩　久留米大学脳神経外科

◆ はじめに

　脳室内腫瘍の手術では，必然的に脳実質や脳梁などの正常構造物の切開や脈絡裂の剥離などが必要となるため，摘出操作によって生じるsurgical tractへのダメージを考慮して，症例に応じた適切な手術アプローチを選択しなければならない[1]．最近では脳室内腫瘍に対する内視鏡下腫瘍摘出術も行われるようになり，ポートの使用によってsurgical tractへの影響は最小限となるが，大きな髄膜腫は豊富な血流や硬さを理由に適切な対象とはなりにくい[2,3]．

　本稿では側脳室三角部腫瘍に対する顕微鏡下手術のバリエーションとそれぞれの利点・欠点について解説したうえで，代表的な手術方法を概説する．

1 疫学

　髄膜腫は非典型的な発生・発育形式の一つとして脳室内に発生することがあり，全髄膜腫の1〜2.5%の頻度である．また，それらの約80%が側脳室内に発生し，そのうちの90%以上が三角部に好発する．胎生期に脈絡叢とともにくも膜が陥入し，そのくも膜あるいは脈絡間質組織から髄膜腫が発生するとされており，三角部では特に脈絡叢が発達していることが好発の背景となる[1,4]．40歳前後の比較的若い年齢層に発生し，高齢者では稀である．小児の髄膜腫も稀であるが，その15%は脳室内に発生するとされる[4]．女性に多く，かつては優位半球に多いとされたが[1,4]，近年の報告では左右差はあまりみられない[5]．症状が出にくいため，初診時に大きな腫瘍であることも少なくない．

2 側脳室三角部の解剖[6]

　側脳室三角部は，解剖用語として「trigone」もしくは「atrium」と表現される．側脳室体部が後角・下角に分かれる部位であり，頭頂葉，側頭葉，後頭葉移行部の内側に位置する．脳室内から観察すると，上壁は脳梁体部・膨大部，内側壁は，上方が脳梁球部，下方が鳥距，外側壁は前半が視床枕の外側縁を覆う尾状核，後半が脳梁壁板線維，下壁は側副三角から構成されている．脈絡叢はこの部位で膨隆しており，「glomus」ともいわれ，前脈絡叢動脈および後脈絡叢動脈が流入している．これらが腫瘍の主な栄養血管となる．

3 手術アプローチの選択

　これまでに側脳室三角部の腫瘍に対する様々な手術アプローチが報告されているが，文献によって用語が統一されていない傾向がある[4]．しかし，それらは，① 側頭葉経由，② 頭頂葉経由，③ 後頭葉経由，④ 大脳半球間裂経由，に大

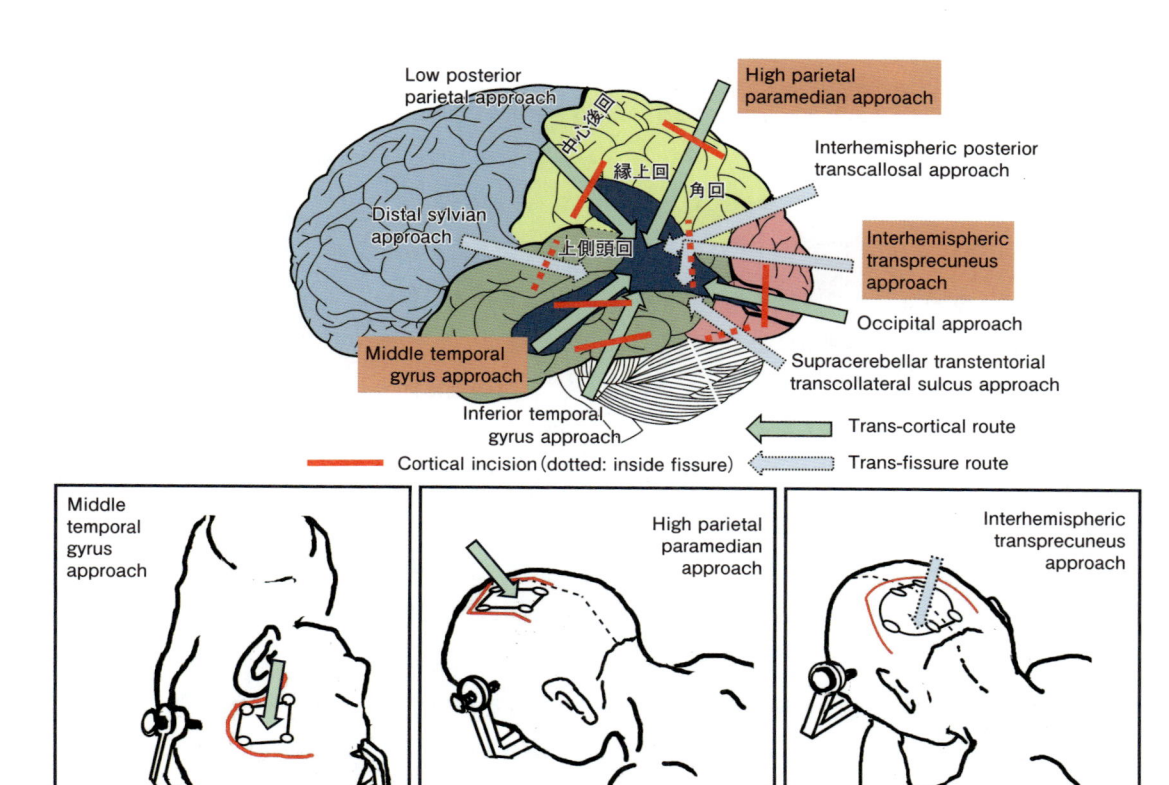

図1 側脳室三角部への手術アプローチ

別できる（図1）.

　後頭葉経由は同名性半盲が必発となるため採用されることがほとんどないが，テント下からテントを切開して後頭葉底面に到達する側副溝経由の報告もみられる[7,8]．優位半球側かどうかを含めた腫瘍の主座や大きさ，栄養血管の発達度とその付着部位，進展方向および形態，脳室拡大の有無，既存の神経脱落症状などを勘案しながら，術後に新たな神経脱落症状を生じないように，手術アプローチを選択することが重要である．優位半球では角回・縁上回や上側頭回の損傷を避けること，術前に視野欠損のない症例では視放線の損傷を避けることなどが判断基準となる．特に無症候性のものには年齢，サイズ，経過などに応じた慎重な判断が求められる．

　正常の側脳室三角部をMRI冠状断で観察すると本来は頭尾方向に細長い楕円形をしているが，腫瘍の発育方向によってこの形態は様々に変化し得る．腫瘍が外側に大きく張り出している場合には，側頭葉皮質が菲薄化していて側頭葉側から到達するのが容易に思える．しかし，腫瘍がさらに頭尾方向に長い場合には，長い距離にわたる側脳室外側壁からの剥離操作が必要となり，進入方向に対して直交する向きとなることから，側頭葉へのダメージがさらに大きくなる可能性を考慮すべきである．Andrewsらは後角のラインに沿った三角部を上下に二分するventricular equatorを指標にして，腫瘍の主座に応じてアプローチを選択することを提唱している[9]．

4 術前準備と代表的手術アプローチの概要

造影 MRI に加え，栄養動脈の同定のために DSA や造影 CT が有用である．いずれのアプローチにおいても脳室内への適切な進入路を確保するために navigation の使用は必須である．また，経皮質アプローチでは ViewSite チューブレトラクター（グンゼメディカル）が有用であり，脳室までの深さと操作スペースの広さに応じたサイズのものを事前に準備しておくことを忘れてはならない．術中モニタリングとして VEP モニタリングは有用であるが，四分盲未満の視野障害の同定は困難である[10]．また，中心後回（感覚野）や前脈絡叢動脈への影響が懸念される場合は，SEP モニタリング・MEP モニタリングの使用，もしくは中心溝同定が望ましい．

① 側頭葉経由のアプローチ[9,11,12]

側頭葉経由のアプローチは，middle temporal gyrus approach, inferior temporal gyrus approach, distal sylvian approach に細別され，皮質切開を行う部位が，それぞれ中側頭回・下側頭回・島回後端と異なる．それぞれに利点と欠点があり，**表1** を参照されたい．

いずれも feeder を早期に処理することができ，腫瘍までの距離が近いことが特徴となる．下角が開大していれば術野は広くなり，腫瘍の剥離が容易となる．しかしながら，視床枕によって三角部前方から体部にかけての視野が得られにくい．また，最大限の欠点として，三角部の外側に沿って視放線が存在しており，頭頂側に下方の視野線維が，側頭側に上方の視野線維が走行しているため，上四分優位の同名性半盲の発生頻度が高いことが挙げられる[11]．

本稿では middle temporal gyrus approach について概説する（**Point ①**）．

1. 体位

体位は側臥位で行い，腫瘍の頭側方向への進展度に応じて vertex down とする．

2. 皮膚切開

耳介上方を回すクエスチョンマーク型で側頭筋ごと前方に翻転させる．

3. 開頭

乳突蜂巣は開放しないように，navigation を用いて想定する皮質切開部を中心とした5〜6 cm 四方の側頭開頭を行う．脳室内の手術では髄液の排出によって急激に減圧されて，硬膜外からの出血が術野を汚染する可能性が高く，いずれのアプローチでもしっかりと tenting しておくことは重要である．

4. 皮質切開

硬膜切開を行い，中側頭回の中 1/3 から後 1/3 にかけて 20 mm 程度の皮質切開を行う．優位半球では，視放線のみならず上側頭回へのダメージが感覚性失語につながることを常に注意しておく．皮質切開は脳皮質に対して水平に行うが，できるだけ下側頭回側から進入するほうが感覚性失語のリスクを軽減できる一方で，Labbe 静脈損傷の危険性をはらんでいる．Navigation を用いて皮質内を進むが，脳室拡大があれば比較的容易に脳室内に入ることが可能である．脳べらもしくは ViewSite チューブレトラクターを用いて術野を確保する．

5. 腫瘍切除

まずは腫瘍の下面に沿って進み，脈絡叢に到達し，付着部からの detachment, devascularization を行う．脳室内への血液の流出を避けるため，適宜綿片を周囲に敷きこむ．腫瘍のサイズに応じて decompress を行うが，この時点で腫瘍からの出血は乏しくなっているはずであり，減量を行いながら脳室壁から腫瘍を dissection していく（髄膜腫手術の 4Ds の原則）．腫

表1 三角髄膜腫に対する様々な外科的アプローチの利点と欠点

	アプローチ	切開部位	利点	欠点
側頭葉経由	**Middle temporal gyrus approach**	中側頭回 中 1/3～後 1/3 より進入	病変まで浅く，広い術野 早期に脈絡叢からの feeder 処理が可能	視野障害（上四分盲）のリスク 体部にかけての視野不良 優位半球側で Wernicke 障害
側頭葉経由	Inferior temporal gyrus approach	下側頭回 紡錘状回より進入	視野障害を回避可能 早期に脈絡叢から feeder 処理が可能	Labbe 静脈の損傷リスク 乳突蜂巣の開放による髄液漏
側頭葉経由	Distal sylvian approach	Sylvius 裂開放後に Heschel 横回後方の島回より進入	浅い術野 早期に脈絡叢からの feeder 処理が可能	縁上回，角回，Heschel 横回の損傷によって視野，聴力障害，優位半球で高次脳機能障害あり
頭頂葉経由	Low posterior parietal approach	頭頂葉中心後回後方より切開	病変まで浅く，広い術野 様々な進展に対応可能	優位半球では角回・縁上回，上側頭回の障害，中心後回障害 視野障害（下四分盲）のリスク
頭頂葉経由	**High parietal paramedian approach**	頭頂後頭溝	Low posterior parietal approach で生じ得る神経障害が出にくい	深い進入路 けいれん発症のリスク Feeder 処理が手術後半
後頭葉経由	Occipital approach	後頭葉 lobectomy	広い術野	同名性半盲必発 Choroidal artery の処理が最後
後頭葉経由	Supracerebellar transtentorial trans-collateral sulcus approach	小脳テントと側副溝	神経症状が出にくい	狭い術野（要内視鏡併用） テント切開時の静脈出血 座位による空気塞栓のリスク
大脳半球間裂経由	Interhemispheric posterior transcallosal approach	脳梁膨大部海馬交連	脳室拡大がなくとも進入可能 皮質切開がなく，てんかんや視野障害が生じにくい	外側の視野が得にくい Disconnection syndrome や alexia without agraphia の可能性
大脳半球間裂経由	**Interhemispheric transprecuneus approach**	楔前部	高次脳障害が出にくい 正中寄りの病変に適する 対側からテント切開して進入可能	術野が狭く，深い 外側の視野が得にくい

太字は本文内で紹介した手術アプローチ

瘍表面に脳室内の動静脈が付着していることが少なくないので，無理に引き出す操作は慎む．脳室内腫瘍の手術中に深部で出血が起こると組織による圧迫機序が働かないため，脳室内に血腫が貯留して脳の浮腫が進行し，進入口がどんどん狭くなり，手術が継続困難となる．

6. 閉頭

　脳室内腫瘍の手術の際には術後の脳室内出血による急変を懸念し，進入路に沿って safety drainage を入れておく．通常どおり閉頭・閉創し，手術終了となる．

oint

❶経験が少ないうちはまずはこのアプローチで手術することを検討する．

② 頭頂葉経由のアプローチ[2,9,13]

　頭頂葉に皮質切開を加えて三角部に到達する方法は，low posterior parietal approach と high parietal paramedian approach に大別される．特に low posterior parietal approach は頭頂側視放線の障害による下四分同名性半盲，中心後回の障害による感覚障害のみならず，優位半球においては角回・縁上回の障害による

Gerstmann 症候群，上側頭回の障害による感覚性失語の危険性があるため，適応に注意が必要である．むしろ high parietal paramedian approach が頻用されることが多いが，到達距離が長くなるため深い術野での摘出操作が求められ，腫瘍付着部の処置が手術後半になってしまう．

本稿では high parietal paramedian approach について概説する（**Point ❷**）．

1. 体位

体位は腹臥位のほうが術中オリエンテーションのためには有用である．予定皮質切開部位から腫瘍を貫通するラインが顕微鏡の軸となるので，地面に対して 70°くらいになるように下顎を挙上して頭部を固定する．病側を上とした側臥位で患者の頭部を軽度 face down に回旋したうえで，vertex up と上体挙上を加えてもよい．この体位だと腫瘍の自重によって視放線のある脳室外側壁からの剥離が容易となり，側頭葉経由との combined approach も可能となるメリットがある．

2. 皮膚切開

基部は体位に準じ，正中をわずかに越えたコの字型の皮膚切開を行う．

3. 開頭

架橋静脈や皮質静脈が発達している場合に，必ずしも開頭の中心部で皮質切開できない可能性も考慮して，やや余裕を持った 6〜7 cm 四方の開頭を行う．また，内側の骨切り線は上矢状静脈洞（superior sagittal sinus：SSS）を露出させずにできる限り正中寄りのものとする．

4. 皮質切開

硬膜切開後に前方の中心後回の同定を行っておくことは，障害を避けるためにも重要である．発達した皮質静脈の間で 20〜30 mm 程度の十分な皮質切開ができる領域を確保する．腫瘍上端に向かって皮質切開を進めていくが，その方向が間違っていないか適宜 navigation やエコーを使用して確認する．脳室に到達したら脳べらもしくは ViewSite チューブレトラクターを用いて術野を確保する．

5. 腫瘍切除

内側深部の前脈絡叢動脈・後脈絡叢動脈からの血流遮断を行うまでは出血しやすい．内側壁側から適宜腫瘍を内減圧して剥離していくが，腫瘍下方に位置する脈絡叢の処置は最後になるため，出血のコントロールが必要となる．一方で，側脳室三角部の形態的特徴から，進入路に沿って脳室壁からの剥離操作を行うことができるため，視放線への影響は少ない．最終的に脈絡叢に到達するので付着部の処置を丹念に行い，最終ピースを摘出する．腫瘍摘出後は顕微鏡を少し振るだけで体部・後角・下角へつながる視野が得られるため，残存や出血がないかを確認する．

6. 閉頭

Safety drainage を忘れずに留置し，通常どおり閉頭する．

> **Ｐoint**
> ❷深い術野での止血コントロールに慣れた術者なら利点が多い．

③ 大脳半球間裂経由のアプローチ[14,15]

皮質切開を最小限にするためにも大脳半球間裂を用いたアプローチは理にかなっているが，手術手技としては難しくなる．特に脳室拡大の乏しい，側脳室体部寄り，または内側寄りの小型の腫瘍に対して有用である．Interhemispheric posterior transcallosal approach と interhemispheric transprecuneus approach に大別され，interhemispheric transprecuneus approach では外側に対する視野と操作性を上

げる目的で，対側から大脳鎌を切開して進入する報告もみられる[16].

本稿では同側からのtransprecuneus approachについて述べる（**Point ❸**）.

1. 体位

体位は，病側を下にした腹側臥位（lateral semiprone position）で行う．術者は患者の背側から入る．頭部はやや背屈させ，体幹に対してさらに face down させて，頭頂後頭溝が垂直となるように固定する．架橋静脈は頭頂葉側に存在し，頭頂後頭溝より後方にはほとんど存在しないため，比較的広い working space が得られる．

2. 皮膚切開

皮弁の血流を考慮して横静脈洞側を基部とするコの字型で尾側に翻転する．

3. 開頭

SSS をまたいだかたちで正中線に沿って長めの後頭開頭を行う．傍矢状静脈洞髄膜腫の手術と同様に SSS 両脇での burr hole の作成を厭わず，カッティングを行う前に SSS 上を骨弁から十分に剥離しておく．

4. 硬膜内操作

SSS を基部とする硬膜切開を行い，大脳鎌に沿って進入するが，早期に quadrigeminal cistern に到達して脳脊髄液（cerebrospinal fluid：CSF）を排出させ，脳を slack させることが肝要である．浮腫や水頭症を伴う場合，硬膜切開中に後頭葉がせり出してきて脳実質を傷める危険性があるため，開頭野から navigation 下に後角穿刺しておくほうが得策である．オリエンテーションのためにはまず脳梁膨大部に到達し，そこから頭頂後頭溝を同定し，その深部で precuneus に切開を加えて 10〜20 mm 程度進むと三角部に到達する．

5. 腫瘍切除

進入口から腫瘍に対してはやや角度のついた操作になるため，なるべく早期に feeder と付着部を確保・遮断して腫瘍の可動性を得て，その死角を減らすことが重要である．

6. 閉頭

Safety drainage を留置し，通常どおり閉頭し手術終了となる．

Ｐoint

❸正中寄りの小さめの腫瘍に対しては，障害が出にくいアプローチである．

5 術後合併症について

脳実質の損傷に応じて，視野障害と高次脳機能障害が出現もしくは後遺する可能性があり，術前後には視野検査と高次脳機能検査は必須である．頭頂葉経由では29％のけいれん発生のリスクがあるとされており[6]，皮質切開を行う場合には周術期に抗てんかん薬の投与を行う．

特に側脳室三角部腫瘍の術後に問題となるのは，三角部での癒着によって下角が孤立して進行性に拡大する trapped temporal horn（TTH）である．脳室内腫瘍における術後髄膜炎発症率は 19.8％と，開頭術全般における発症率 0.8〜7％に対して有意に高いとされるが[17]，このような術後髄膜炎の発症や 3 日を超えるドレナージ留置などが TTH の発症リスクとなり，遅発性に 6.2〜19.8％の症例で発症する[18]．頭蓋内圧亢進症状を伴えば手術が必要となり，内視鏡下脳室内開窓術もしくはシャント術が選択される[19]．一方，周術期死亡原因の多くは脳室内出血であり[20]，十分な止血とドレナージの留置は重要である．

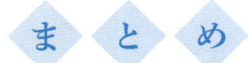

- 側脳室三角部髄膜腫の発生頻度は稀ではあるが，三角部周囲の脳解剖と脳機能を熟知しておく．

- 適切な手術アプローチは症例ごとに異なるため，その利点・欠点を熟知する必要がある．

- 術中は脳室内への出血を予防し，術後はsafety drainageを留置する．

文献

1) 岡 秀宏 ほか：側脳室三角部病変に必要な微小解剖と手術アプローチ．52-7（本郷一博 編：顕微鏡下手術のための脳神経外科解剖 XVIII：頭蓋底・脳室内病変へのアプローチと微小外科解剖．サイメッドパブリケーションズ，東京，2006）
2) Nanda A, et al: Intraventricular Meningioma: Technical Nuances in Surgical Management. World Neurosurg 88: 526-37, 2016
3) Yan C, et al: Application of endoport-assisted neuroendoscopic techniques in lateral ventricular tumor surgery. Front Oncol 13: 1191399, 2023
4) 有田憲生 ほか：優位半球側脳室三角部腫瘍に対する手術アプローチ．148-54（久保田紀彦 編：髄膜腫の外科．メディカ出版，大阪，1997）
5) Ma J, et al: Surgical management of meningioma of the trigone area of the lateral ventricle. World Neurosurg 82: 757-69, 2014
6) 藤井清孝 ほか：側脳室（三角部，下角）への到達法：種々の到達法の比較 cadaver study も含めて．67-75（佐伯直勝 編：顕微鏡下手術のための脳神経外科解剖 XII：脳深部・頭蓋底病変へのアプローチと微小外科解剖．サイメッドパブリケーションズ，東京，2000）
7) Jeelani Y, et al: Transtentorial transcollateral sulcus approach to the ventricular atrium: an endoscope-assisted anatomical study. J Neurosurg 126: 1246-52, 2017
8) Marcus HJ, et al: Keyhole supracerebellar transtentorial transcollateral sulcus approach to the lateral ventricle. Neurosurgery 73 (2 Suppl Operative): onsE295-301; discussion onsE301, 2013
9) Andrews JP, et al: Intraventricular meningioma resection and visual outcomes. J Neurosurg 140: 1001-1007, 2023
10) Santos C, et al: Visual Mapping for Tumor Resection: A Proof of Concept of a New Intraoperative Task and A Systematic Review of the Literature. World Neurosurg 164: 353-66, 2022
11) 長谷川光広，山下純宏：＜総説＞側脳室三角部髄膜腫の手術．142-7（前掲書 4）
12) Kim JH, et al: Selection of Surgical Approach for Trigonal Meningiomas in Consideration of Visual Outcome. World Neurosurg 118: e436-42, 2018
13) 松岡 剛 ほか：三角部腫瘍に対する High parietal paramedian approach：Technical nuances and Case review．Neurological Surgery 47, 1053-8, 2019
14) 竹内茂和：側脳室三角部への到達法：Parieto-occipital interhemispheric parasplenial approach．85-90（前掲書 6）
15) Panteli A, et al: The posterior interhemispheric transparieto-occipital fissure approach to the atrium of the lateral ventricle: a fiber microdissection study with case series. Neurosurg Rev 45: 1663-74, 2022
16) Bohnstedt BN, et al: Posterior interhemispheric transfalcine transprecuneus approach for microsurgical resection of periatrial lesions: indications, technique, and outcomes. J Neurosurg 123: 1045-54, 2015
17) Han X, et al: Risk Factors of Postoperative Meningitis in Lateral Ventricular Trigone Meningiomas: A Clinical Analysis of 64 Patients. Front Surg 9: 916053, 2022
18) Wang Y, et al: The Incidence and Risk Factors of Postoperative Entrapped Temporal Horn in Trigone Meningiomas. World Neurosurg 90: 511-7, 2016
19) Lin Z, et al: Clinical characteristics of and treatment protocol for trapped temporal horn following resection of lateral ventricular trigone meningioma: a single-center experience. J Neurosurg 132: 481-90, 2019
20) Pereira BJA, et al: Natural history of intraventricular meningiomas: systematic review. Neurosurg Rev 43: 513-23, 2020

髄膜腫 **11**

WEB 動画

大後頭孔髄膜腫
foramen magnum meningioma

松田真秀　筑波大学医学医療系脳神経外科

 ## はじめに

大後頭孔髄膜腫は，頭蓋内全髄膜腫の1.8〜3.2%を占める稀な病型であり[1]，その発生部位に関しては，頭尾方向では斜台下部1/3から第二頚椎まで，水平方向では頭側は頚静脈結節よりも内側に，尾側は第二頚椎椎弓上縁よりも内側に存在する髄膜腫とされている[2]．

水平断での局在に関しては，歯状靱帯を境界に anterior と posterior に分類され，anterolateral type が68〜98%で最も多く，次いで posterolateral type となっている．Posterior type が3番目に多く，最も少ないのが anterior type とされている[1,3]．頭蓋頚椎移行部のくも膜下腔が広いことから小型腫瘍は特異的症候を来さないことが多く，腫瘍の増大速度が緩徐であるとなかなか診断に至らずに大型の腫瘍となってから発見されることも稀ではない．

頭蓋頚椎移行部は局所解剖が複雑で重要な構造物が密集しており，特に前方においてはアプローチが困難で広い手術操作空間を得にくいことから，大後頭孔髄膜腫の手術は脳神経外科手術のなかでも難しい手術の一つであるとされている．本稿では，大後頭孔髄膜腫に対する手術について，微小解剖に基づいた手術戦略を中心に解説する．

 ## 1 大後頭孔髄膜腫における周辺微小解剖

腫瘍周辺の頭蓋頚椎移行部には，延髄，上位頚髄，小脳扁桃，下位脳神経（舌咽神経，迷走神経，副神経），舌下神経，頚髄神経根，椎骨動脈，後下小脳動脈，前脊髄動脈，後脊髄動脈などが存在する．また，手術アプローチに関連する構造物として，後頭顆，後頭顆窩，頚静脈結節，顆導出静脈などに関する理解も重要である．微小解剖の詳細については成書を参照されたい．

 ## 2 術前画像評価における注意点

① MRI/MRA

水平方向および頭尾方向への腫瘍進展および腫瘍サイズの評価に加えて，浮腫の有無によって脳幹癒着の有無を推測する．また，椎骨動脈と腫瘍との位置関係も重要であり，椎骨動脈の走行位置が腫瘍よりも浅い部位か，深い部位か，それとも腫瘍内を走行しているのかを評価しておく．Time of flight-MRA（TOF-MRA）で栄養動脈評価を行っているが，MR digital subtraction angiography（MR DSA）での腫瘍の vascularity が極めて豊富である場合には栄養動脈の詳細な評価およびそれらの術前塞栓術の可否判断のために脳血管造影を行うようにしている．TOF-MRA で椎骨動脈の走行異常が

Antero-posterior plane			posterior				posterolateral				anterolateral				anterior			
Tumor size			small		large		small		large		small		large		small		large	
Higher lesion			(+)	(−)	(+)	(−)	(+)	(−)	(+)	(−)	(+)	(−)	(+)	(−)	(+)	(−)	(+)	(−)
Surgical approach	Midline suboccipital	■	■	■	■	■	■	■											
	Transcondylar								■	■	■	■	■	■		■	■	■
	Transcondylar with jugular tuberclectomy														■			

水平断像での腫瘍局在，腫瘍サイズ，高位病変か否かに応じて，手術アプローチを選択している．

ないか，後下小脳動脈（posterior inferior cerebellar artery：PICA）の硬膜外分岐がないかなども評価しておく．辺縁静脈洞の発達程度も評価し，硬膜切開時におけるクリップ閉鎖などによる止血処置の必要性を判断しておく．

② CT

Thin slice の造影 CT で，顆導出静脈の走行と後頭顆との位置関係を評価し，あわせて乳突導出静脈の走行も確認する．腫瘍内石灰化や腫瘍付着部骨過形成の有無を評価するとともに，頚静脈結節削除の追加を行う場合には頚静脈結節の発達程度も評価しておく．

③ 腫瘍局在および腫瘍サイズに応じた手術アプローチの選択

水平断像での腫瘍局在分類（anterior, anterolateral, posterior, posterolateral）に加えて[1,3]，矢状断像での斜台部付着程度も手術アプローチの選択に重要であると考えており，頚静脈結節の高さ以上の斜台部付着があるものを高位病変と分類している．腫瘍サイズに関しては，水平断像で大後頭孔横径よりも大きいものを large，大後頭孔横径よりも小さいものを small と分類している．

Posterior type に対しては，基本的に midline suboccipital approach を適用する．Posterolat-

eral type では，腫瘍サイズが small であれば posterior type と同様に midline suboccipital approach で問題ないが，large サイズのものに対しては transcondylar approach を適用している．

最も頻度の高い anterolateral type に対しては transcondylar approach を適用しており，頚静脈結節の削除は行っていない．手術難易度が最も高い anterior type に対しても同様に transcondylar approach を適用しているが，large サイズでは腫瘍内減圧によって作成されたスペースを利用した深部操作が可能であるのに対して，small サイズの高位病変に対しては頚静脈結節削除の追加が手術操作空間の創出のために必要となる（表1，図1）．

なお，手術アプローチの名称には，大後頭孔外側の骨削除程度に応じて，transcondylar approach，transcondylar fossa approach，far-lateral approach，extreme lateral approach などの様々なものが報告されている[4-8]．

本稿では，後頭顆窩のみの削除を行うものや，関節面は削除せずに後頭顆基部後方の舌下神経管までの骨削除を行うものなども一括して transcondylar approach と称している．頭蓋底の骨削除範囲に関しては，報告されている定型的術式にこだわることなく，個々の病態に応じて適切な骨削除範囲を調整するのがよいと考える．

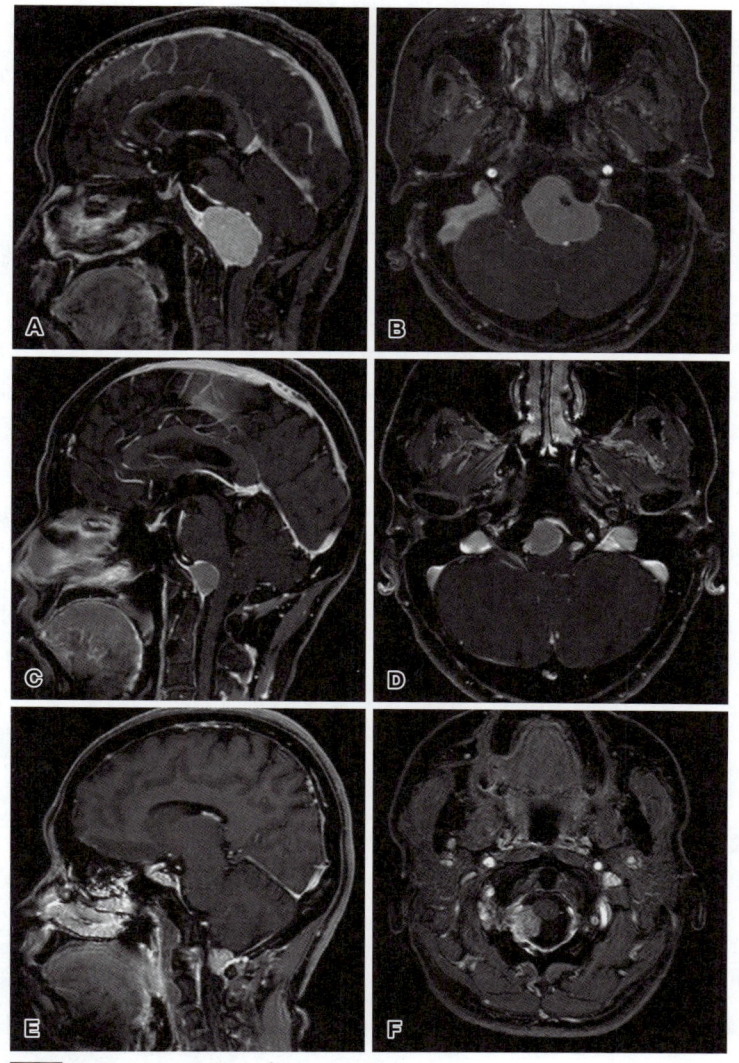

図1 症例ごとの手術アプローチ選択

A，B：Anterolateral type の large サイズの高位病変であり，transcondylar approach を適用した．

C，D：Anterior type の small サイズの高位病変であり，transcondylar approach を適用し，さらに頚静脈結節削除を追加した．

E，F：Posterolateral type の small サイズの低位病変であり，midline sub-occipital approach を適用した．

◆ 術中モニタリング

脳幹機能モニタリングとして経頭蓋運動誘発電位および体性感覚誘発電位の測定を，脳神経機能モニタリングとして下位脳神経および舌下神経の Nerve integrity monitor（NIM）を，腫瘍局在および腫瘍サイズに応じて準備する．

◆ 手術

① 体位

Posterolateral type や posterior type では腹臥位として，posterolateral type では病変側に向かって頚部を軽度回旋させている．Antero-lateral type や anterior type では，park bench position とし，anterolateral type では病変進展範囲に応じて健側に向かって頚部を軽度回旋させている．Park bench position では，頚部を屈曲させて，さらに頭頂部を下げた vertex down としている．

② 皮膚切開

皮膚切開は，midline suboccipital approach では正中切開となるが，transcondylar approach では，hockey stick 型，C 字型，S 字型の 3 種類が一般的に用いられている．筆者は，posterolateral type や脊柱管内進展病変では hockey stick 型を用い，anterior type や anterolateral type の高位病変に対しては C 字型を用いるようにしている．

③ 開頭

ここからは transcondylar approach について記載する．

腫瘍サイズに応じた後頭下開頭を行うが，横静脈洞–S 状静脈洞移行部のような頭側までの開頭は必要なく，S 状静脈洞下端近傍を中心とした開頭を行う．Posterolateral type や large anterolateral type では，正中を越える開頭とする．次いで大後頭孔を開放した後に，後頭顆窩および後頭顆の骨削除を行う．Large posterolateral type では後頭顆窩のみを削除し，anterolateral type や anterior type では舌下神経管が透見されるまでの骨削除としている（**Point ❶**）．Small anterior type の高位病変に対しては，頚静脈結節の骨削除を追加している．硬膜付着部に平行な視軸をとったときに，骨の張り出しのない平らな術野が展開されるまでの骨削除を行うことが重要である．また，病変が第一頚椎よりも下方の脊柱管内に進展している場合には，第一頚椎椎弓切除を追加する．

④ 硬膜切開

硬膜は，まず大後頭孔部で切開して髄液を排出させたのちに，外側の骨削除部位を基部とする C 字型に切開する．骨削除によって得られたスペースを最大限に利用するために，硬膜は筋層にしっかり縫い付けて展開している．

⑤ 腫瘍摘出

骨削除および硬膜展開が十分であれば，硬膜付着部に平行な視軸で付着部の凝固切離を行うことが可能になる（**Point ❷**）．付着部処理によって血流を遮断した部分の腫瘍を内減圧し，さらに深部の付着部処理と内減圧の操作を繰り返すことで，腫瘍付着部を中心としたスペースを作成する．このスペースに向かって腫瘍を牽引することで，腫瘍と周囲構造物との間の剥離すべき面がきちんと観察できるようになる（**Point ❸**，**Point ❹**）．可能な限り残存しているくも膜を利用して周囲の重要構造物（脳神経，血管，脳幹）からの剥離を行い，剥離した腫瘍を piecemeal に摘出していく．重要なのは，延髄や上位頚髄を牽引することはせずに，これらの圧排を解除する方向に向かって腫瘍を牽引しながら剥離操作を行うことである（**Point ❺**）．

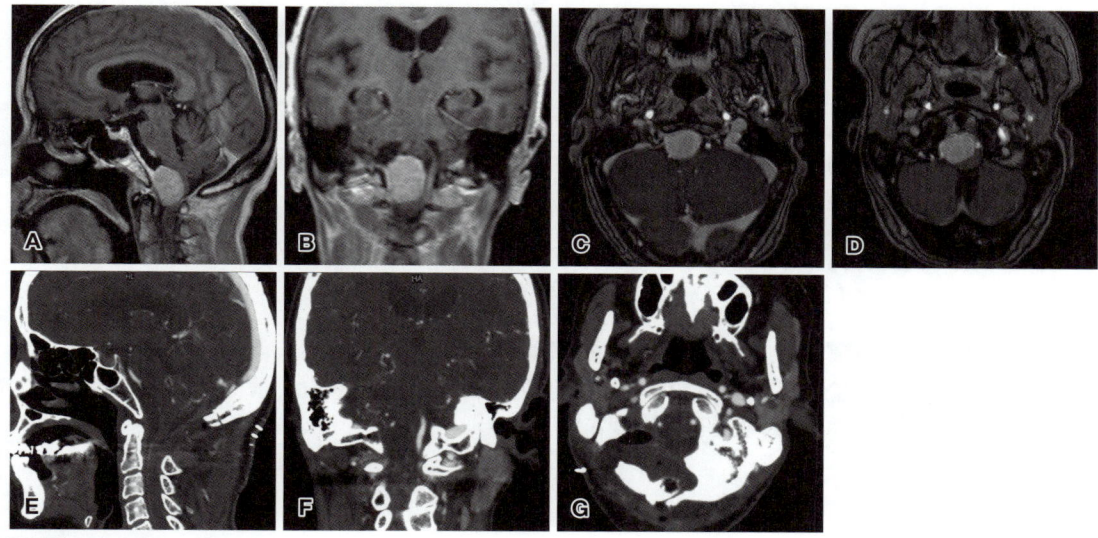

図2　代表症例の画像

A-D：術前の MRI Gd 造影画像（A：矢状断像，B：冠状断像，C，D：水平断像）．Anterior type の large サイズの低位病変である．

E-G：術後の造影 CT 画像（心臓ペースメーカー留置のため CT で評価．E：矢状断像，F：冠状断像，G：水平断像）．腫瘍はすべて摘出されており，後頭顆は関節面を残した基部の削除が行われている．

⒫oint

> ❹腫瘍が小さいほど深部における操作空間が狭くなるので，十分な骨削除を行うなどで少しでも操作空間を広くする工夫が求められる．
>
> ❺歯状靱帯を切離することで延髄や上位頚髄の可動性が増し，操作空間が広くなる．また，第一頚神経根が手術操作の妨げになるようであれば，切断しても機能障害は生じないとされている[9]．

⑥ 硬膜閉鎖

硬膜は watertight に閉鎖する．Posterior type で腫瘍付着部硬膜を切除できる場合や硬膜単独での一次縫合が困難な場合には，筋膜などをパッチして再建している．

症例提示

右上下肢麻痺および両上下肢のしびれで発症した大後頭孔髄膜腫の症例である（図2）．高度房室ブロックに対して心臓ペースメーカーが留置されている．Anterior type の低位病変で，large サイズの腫瘍であり，transcondylar approach での摘出を行った．体位は park bench position で，皮膚切開は腫瘍が低位に進展していたために hockey stick 型とした．手術動画を提示する（**WEB動画**①）．腫瘍は弾性があって硬く，超音波手術器での内減圧が困難であったため，鋏を用いた内減圧を必要とした．腫瘍は全摘出され，下位脳神経障害などの周術期合併症もなく経過し，術前症状の改善を認めた．

◆ まとめ

● 大後頭孔髄膜腫の手術においては，頭蓋頸椎移行部の
微小解剖についての理解と，それに基づいた術前画像評価および
術前計画が重要である．

● 大後頭孔髄膜腫に対する手術アプローチは，腫瘍局在および
腫瘍サイズに応じて選択する必要がある．

● 後頭顆窩や後頭顆などの頭蓋底骨削除に関しては，
定型的な術式にとらわれることなく，個々の症例に応じて
骨削除範囲を調整するのがよい．

文献

1) Arnautovic KI, et al: Ventral foramen magnum meninigiomas. J Neurosurg 92（1 Suppl）: 71-80, 2000
2) George B, et al: Meningioma of the foramen magnum: a series of 40 cases. Surg Neurol 47: 371-9, 1997
3) Boulton MR, Cusimano MD: Foramen magnum meningiomas: concepts, classifications, and nuances. Neurosurg Focus 14: e10, 2003
4) Bertalanffy H, Seeger W: The dorsolateral, suboccipital, transcondylar approach to the lower clivus and anterior portion of the craniocervical junction. Neurosurgery 29: 815-21, 1991
5) Heros RC: Lateral suboccipital approach for vertebral and vertebrobasilar artery lesions. J Neurosurg 64: 559-62, 1986
6) Matsushima T, et al: Microsurgical anatomy for lateral approaches to the foramen magnum with special reference to transcondylar fossa（supracondylar transjugular tubercle）approach. Skull Base Surg 8: 119-25, 1998
7) Sen CN, Sekhar LN: An extreme lateral approach to intradural lesions of the cervical spine and foramen magnum. Neurosurgery 27: 197-204, 1990
8) Rhoton AL: The far-lateral approach and its transcondylar, supracondylar, and paracondylar extensions. Neurosurgery 47（3 Suppl）: S195-209, 2000
9) Bruneau M, George B: Foramen magnum meningiomas: detailed surgical approaches and technical aspects at Lariboisiere Hospital and review of the literature. Neurosurg Rev 31: 19-32, 2008

神経鞘腫 **1**

前庭神経鞘腫（聴神経腫瘍）
vestibular schwannoma

松島 健　東京医科大学脳神経外科
河野道宏　東京医科大学脳神経外科

はじめに

　狭小かつ脳神経が錯綜する後頭蓋窩に発生する前庭神経鞘腫（聴神経腫瘍）は，その治療において顔面神経損傷や聴力喪失などの高い危険性を含む一方で，良性腫瘍であり，できる限り患者の人生の障害とならない治療が求められる．そのため，当科では顔面神経機能や聴機能の温存を主とした安全性を十分に担保しつつ，最大限の腫瘍切除を行うことを目標としている．前庭神経鞘腫に対してはほぼ全例で外側後頭下開頭を用いて，特に，浅く小脳の圧排を最小限とする術野展開，綿密な術中神経モニタリング，髄液漏を含めた術後トラブルを招かない開閉創を心がけている．

　各施設でさまざまな工夫をされていると思われるが[1,2]，本稿では当科での前庭神経鞘腫の手術法を概説する（図1-4，**WEB動画**①）．なお，紙幅の都合上，詳細な内容については，引用した成書を参照されたい[3,4]．

① 体位

　手術台の頭側を約20°挙上し，頭位は水平，もしくはやや vertex down とし，側臥位（parkbench position）に設置する（**図2A**）[5]．この際，重力に抗するように頭部をやや上方に持ち上げて正中位に戻すとともに，首根部からではなく

環椎後頭関節から頭部のみを側屈させるようなイメージで vertex down を行う[6]．これによって頭部を心臓より挙上し，術側の肩が邪魔にならず，浅い尾側からの術野を確保するとともに，対側の頸静脈圧迫を予防している．頸部は可能な限り前屈するほうが望ましいが，健側の顎下に指1本分の余裕を確保している．

② 皮膚切開・筋層剥離

　当科では，正中側を頂点とした"く"の字型の皮膚切開を好んで用いている．前庭神経鞘腫のほぼ全例で必須となる内耳道削開の際に，手前の皮膚が邪魔になりにくいことと，大耳介神経グラフトの採取や大孔の開放，後頭顆削除や錐体骨削除などの術式拡大にも応用しやすいことが，弧状，もしくは"く"の字型の利点と考える．また，ジグザグ切開と同様の意図で，正中側も毛髪の流れと平行にならないように，弧状ではなく"く"の字型としている．

　皮膚表面から，乳様突起先端，asterion，外後頭隆起（inion）などを指標に開頭範囲を想定し，8～10cm程度の皮膚切開をデザインする．尾側では，hair line の個人差が大きく，注意が必要である．

　胸鎖乳突筋とともに皮弁を耳介側へ翻転し（**図2B**），頭板状筋以下の後頭下筋群は一塊に尾側へ翻転する（**図2C**）．筋線維の切開を最小限に

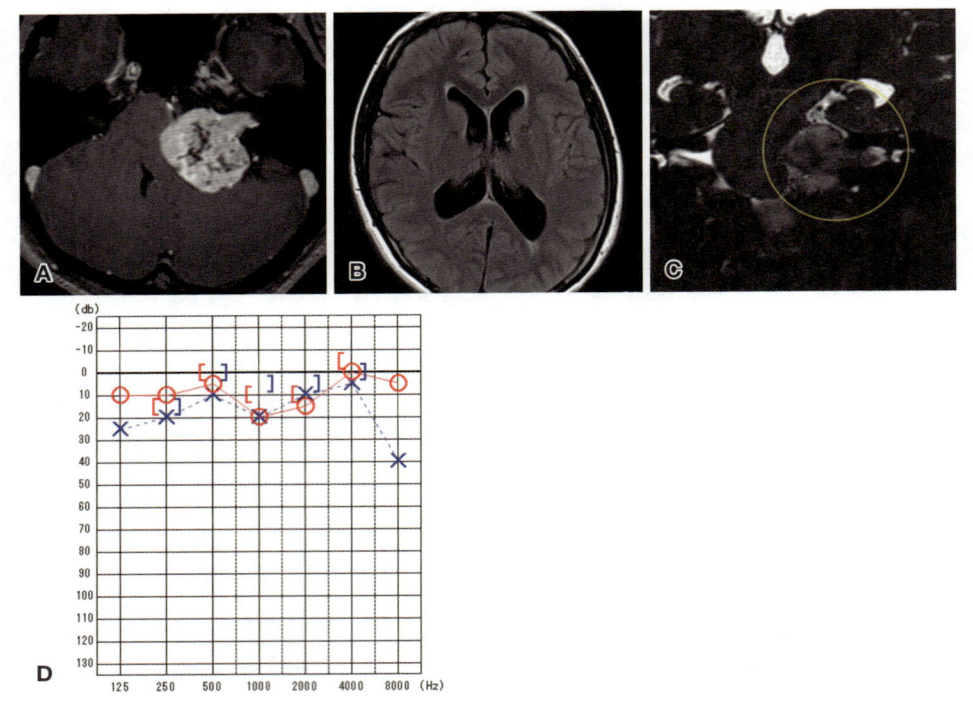

図1 術前所見

20歳代，女性，頭痛・嘔吐にて発見された左前庭神経鞘腫（A）．水頭症を伴い（B），単純 CISS MRI 前額断にて下前庭神経由来と考えられた（C）．特に若年者の場合，高齢者の水頭症と異なり，脳室拡大を見落としやすいため注意が必要である．PTA：15.0 dB，SDS：98％であり，AAO-HNS class A の有効聴力が保たれていた（D）．

し，後頭下筋群も watertight な閉鎖が可能であり，また，椎骨動脈周囲の操作を避けられることが利点と考える．まず，皮膚切開下半部の直下に頭板状筋を確認し，頭板状筋の表面を露出するように皮弁を翻転していく．上項線より頭側では，後頭筋の表面，その上の loose areolar tissue，そして後耳介筋の表面を剥離する．皮切デザインを越えて剥離を十分に行うことで，皮膚・筋層に十分な可動性をもたせる．続いて，乳様突起上から上項線を経て，頭半棘筋にかけて J 字型に切開し，残りの後頭下筋群を一塊に尾側へ翻転する．

乳突導出静脈（mastoid emissary vein）は，その位置を想定し，周辺の剥離を先行させることで，出血時にも迅速に止血操作（骨蝋による乳突管の充填と筋肉側の電気凝固）を行うことができる．

下項線での付着部剥離を終えた後には，椎骨動脈損傷を防ぐため，電気メスの使用を控えて，骨表面を確認しつつ剥離子にて剥離を行う．顆窩や後頭顆の削除が必要な場合には顆導出静脈（posterior condylar emissary vein）の処置も行うが，前庭神経鞘腫で必要となることは少ない（Point ❶）．

Point

❶体位・皮膚切開・筋層展開によって，浅く広い術野を.

3 開頭

術前 3D-CT での横静脈洞–S 状静脈洞と asterion の位置関係を参考に，asterion の下外側に key burr hole を穿頭する[5,7]．Key burr hole から横静脈洞–S 状静脈洞の位置を確認したうえ

で，正中頭側および外尾側に burr hole を追加し，骨弁を採取する．その後，リュウエルを用いて尾側の骨削除を追加する．

外側後頭下開頭での術野は，外側は S 状静脈洞，内側は小脳半球で制限されるため，外側の骨削除が不十分なほど，内側への小脳半球の牽引が必要となる．S 状静脈洞を数 mm ～半層ほど露出し（図2D），外反させるように吊り上げることで，より外側からの術野を確保し，小脳の牽引を最小限とするように心がけている（図2E）．剥離子を用いて綿片を押し付けて，S 状静脈洞表面を骨内板から落とすように面で圧迫し，頭側から尾側へと剥離し，十分に剥離ができた骨のみをリュウエルを用いて削除していく．

術前 CT にて左右の S 状静脈洞の優劣や交通とともに，S 状静脈洞の曲率を確認しておくと有用である．乳突導出静脈が S 状静脈洞後端から起始する場合には，起始部を骨孔から落とし込む．S 状静脈洞の損傷は，大量出血・空気塞栓・静脈洞閉塞などの重大な結果を招き得る合併症であり，その対処は成書を参照されたい[8,9]．しばしば mastoid air cells が開放されるため，骨蝋を用いてしっかりと閉鎖し，術後髄液漏を予防している．

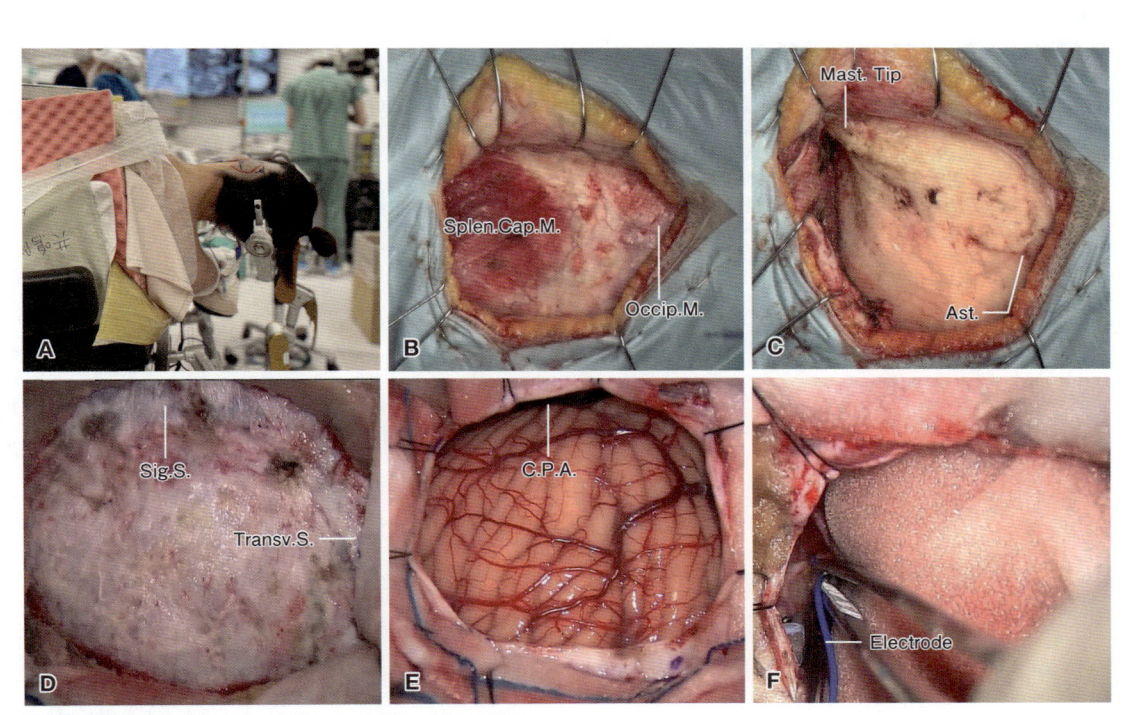

図2　術中写真（体位～持続モニタリングの開始）
A：浅く広い術野を作るため，環椎後頭関節から頭部のみを側屈させる park-bench position に設置した．
B：正中側を頂点とした“く”の字型の皮膚切開の後，皮弁を耳介側へ翻転．
C：頭板状筋以下の後頭下筋群は一塊に尾側へ翻転し，asterion を露出．
D：S 状静脈洞を外反し，小脳の圧排を最小限とするため，S 状静脈洞を数 mm ～半層ほど露出して開頭．
E：早期に髄液を排出しつつ，S 状静脈洞側を茎としたコの字型に硬膜を切開．S 状静脈洞を外反させることで，脳萎縮の少ない若年者でもすでに小脳橋角部へのスペースが視認できる．
F：即時的・定量的・機能的評価が可能な持続顔面神経モニタリングを開始するため，腫瘍の尾側にて顔面神経起始部を同定し，ボール型電極を留置．
Ast：asterion，C.P.A.：cerebellopontine angle，M.：muscle，Mast.：Mastoid，Occip.：occipital，S.：sinus，Sig.：sigmoid，Splen. Cap.：splenius capitis，Transv.：transverse.

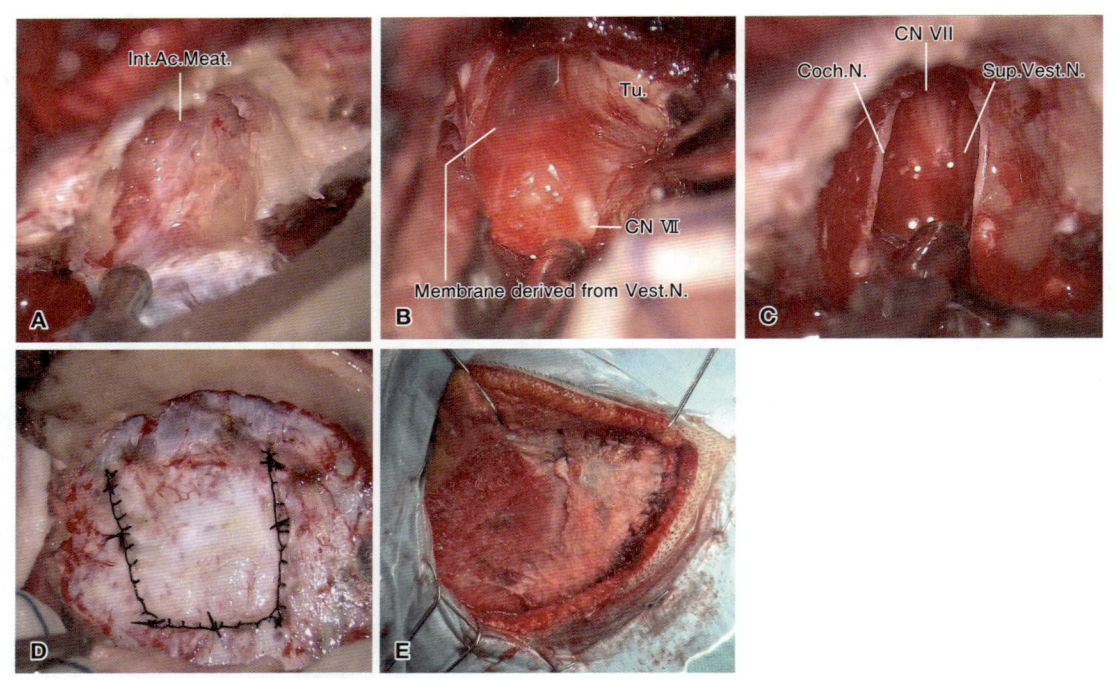

図3　術中写真（内耳道開放〜閉頭）
A：内耳道硬膜が 180° 半円状に開放されるように内耳道を開放.
B：前庭神経の神経線維とその神経周膜由来の被膜を残し，被膜によって顔面神経・蝸牛神経を保護しつつ，腫瘍を剥離（subperineurial dissection もしくは subcapsular dissection）.
C：持続顔面神経モニタリング下に，内耳道内では内耳道底側から（lateral to medial）腫瘍を起こし，各種脳神経を確認．最も癒着が強い内耳道孔近傍を挟み撃ちにし，腫瘍を亜全摘した.
D：開頭骨縁の mastoid air cell は骨蝋にて再建し，自家硬膜のみで watertight に閉鎖.
E：後頭下筋群も watertight に閉鎖．持続顔面神経モニタリングの振幅は 60% 以上温存され，術直後から顔面神経麻痺は認めなかった．ABR も最大 1.25 ms の延長を認めたが，最終では初期値同等であった.
CN：cranial nerve, Coch：cochlear, Int.Ac.Meat.：internal acoustic meatus, N.：nerve, Sup.：superior, Tu.：tumor, Vest.：vestibular.

4　硬膜切開と髄液排出

　S状静脈洞側を茎としたコの字型に硬膜を切開する．S状静脈洞を外反させやすく，早期に大槽（cisterna magna）もしくは小脳延髄槽（cerebellomedullary cistern）から髄液排出を行えること，閉創時に静脈洞近傍での縫合を最小限にできることなどが利点と考える．麻酔科に過換気管理を依頼し，緊満した小脳半球を硬膜縁にて損傷しないように注意しつつ，硬膜切開後にはすぐに大槽から髄液を排出する.

　髄液排出によって小脳の緊満が解除できた後，全方向性に硬膜を吊り上げる（**Point ❷**）．この際，硬膜は保水性の高いセレシート（富士システムズ）などで包み，乾燥を防ぐことで，摘出終了後も自家硬膜のみで閉鎖することができる．ただし，再手術などで硬膜と小脳の癒着が強いと予想される症例では，S状静脈洞に沿った弧状切開を行い，癒着の剥離を最小限にしている.

Ｐoint
❷S状静脈洞の吊り上げと迅速な髄液排出によって，小脳の圧排を最小限に.

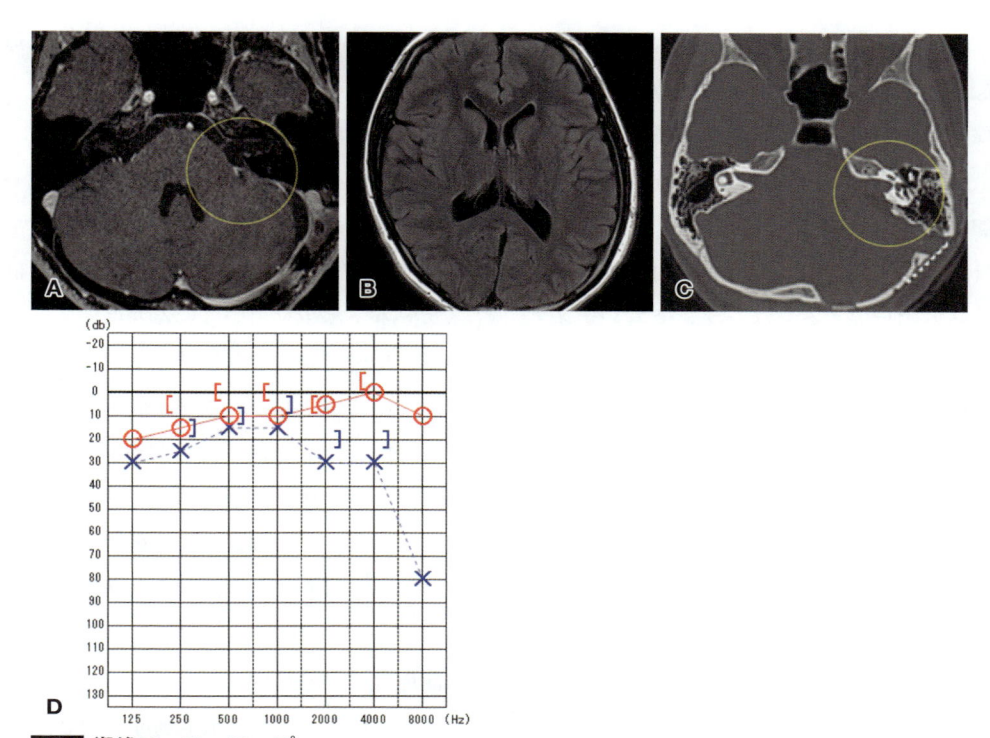

図4　術後フォローアップ

手術 1 年後の造影 MRI にて明らかな残存腫瘍や再発はなく（A），脳室拡大も改善を認めた（B）．術後 CT にて，開放された mastoid air cells への液貯留なども認めなかった（C）．AAO-HNS class A の有効聴力が温存されている（D）．

⑤ 持続モニタリングの開始と内減圧

　小脳延髄槽にて下位脳神経を確認し，くも膜を頭側へと切り上げ，腫瘍を確認する．Rhomboid lip が大きく癒着した症例では，rhomboid lip を切り開いてもよい．その後，腫瘍表面の二重くも膜を丁寧に脳幹側へ移動させるとともに，subarcuate artery は凝固切断する．

　切断した subarcuate artery の断端を把持して，前下小脳動脈本幹側に戻すことで，この二重くも膜の移動が進めやすくなる．上錐体静脈（superior petorsal vein）は，くも膜とともに頭側から脳幹側へ剥離・移動できることが多いが，稀に lateral type（より背外側で上錐体静脈洞に流入するパターン）の上錐体静脈が腫瘍の背側を走行し，術野の障害になることがある．

　また，稀に顔面神経が腫瘍の背側表面を走行することがあるため[10-12]，プローブ刺激型電極を用いた随時刺激モニタリングで腫瘍表面の顔面神経の有無を確認しておく．腫瘍の尾側・頭側をやや高電圧で電気刺激することで，おおよその顔面神経の走行パターンを想定できることも多い．

　その後，腫瘍の尾側にて，顔面神経起始部を同定し，ボール型電極を留置し，持続モニタリングを開始する（図2F）[13]．手術適応となるような大型腫瘍では，顔面神経起始部の確認のために腫瘍の尾側を主とした内減圧を先行させることも多い．特に易出血性の腫瘍では，内減圧腔にサージセル（ジョンソン・エンド・ジョンソン）綿型や BD アビテン（メディコン）をパックし，止血を行うことで，無数の出血点に一つ一つ対応せずに手術を効率的に進めることがで

きる．聴力温存例では，聴性脳幹反応（auditory brainstem response：ABR）に加えて，蝸牛神経上にもボール型電極を留置し，蝸牛神経活動電位（cochlear nerve action potential：CNAP）を追加することもある[14]．

当科では，顔面神経が物理的に刺激された際の自発筋電図を捉えるフリーランモニタリングと，必要時にプローブ型刺激電極を用いて，誘発顔面筋電図を確認する随時刺激モニタリングに加えて，顔面神経起始部に留置した刺激電極を用いて，毎秒の誘発顔面筋電図を記録する持続モニタリングを必須としている[15,16]．この持続モニタリングは，即時的・定量的・機能的評価を網羅することを可能とする，機能温存や予後予測を目的としたモニタリングの主軸であると考えている（**Point ❸**）．電極のずれを予防するため，サージセルを用いて電極を固定し，コードは綿片にて丁寧に固定しておく[17]．

> **P**oint
> ❸ 神経機能温存と最大限の腫瘍切除を両立するために，即時的・定量的・機能的評価が可能な持続モニタリングを．

⑥ 内耳道開放

持続モニタリングを開始したら，腫瘍の奥を走行する神経に負荷がかからないように腫瘍を持ち上げつつ，脳槽部の腫瘍を引き出すように摘出を進める．脳槽部腫瘍の内減圧が十分に得られたら，内耳道の開放を行う．腫瘍による内耳道破壊の程度は個人差が大きいため，術前にCT冠状断で三半規管総脚や前庭を損傷しない骨削開範囲を確認するとともに，術野での内耳道幅を想定しやすい前額断にて腫瘍の進展を確認しておくとよい．

ここでも広い術野を作ることは重要であると

考えている．神経と腫瘍が密集した内耳道内でもできる限り自由な角度から剥離子などの器械が操作できるように，内耳道硬膜が180°半円状に開放される十分な骨削除を行う（**Point ❹, 図3A**）．特に内耳道破壊の小さい症例ほど骨削除が狭くなりやすく，注意が必要である．当科ではハイスピードドリルを用いているが，巻き込みやすい綿片は術野から取り除き，ドリリング中は巻き込みにくいセレシートで小脳を保護するようにしている．上錐体静脈などが近くに位置する際には，少し離れたところでガターを形成し，ガター内からこのガターを広げていくようにドリリングを行うことで，安全に骨削除を拡大できる．

顔面神経が脳槽部で腫瘍の背側を走行する場合には，内耳道内でも硬膜直下に位置する可能性が高く，注意が必要である．内耳道硬膜の切開後には電気化した剥離子も用いて神経と平行に剥離を開始していく．稀ではあるが，内耳動脈が確認できることがあり，聴力温存のためにはこの動脈の温存が必須となる[18]．高位頚静脈球が内耳道内操作の障害となる際には，その落とし込みによって内耳道内の術野を確保するが，詳細は成書を参照されたい[4,18]．

> **P**oint
> ❹ 狭小な内耳道内ほど，十分な骨削除による広い術野を．

⑦ 顔面神経との剥離

前庭神経鞘腫は，前庭神経の神経線維とその神経周膜由来の被膜によって囲まれていて，この被膜を残しつつ剥離できるプレーンを確保できる（subperineurial dissection，もしくはsubcapsular dissection）と，被膜によって顔面神経・蝸牛神経を保護しつつ，安心して剥離を進

めることができる **(図3B)**[14,16,19].

　従来より，神経と腫瘍の剥離は脳幹側から内耳道側（medial to lateral）への方向が原則とされてきたが，当科では特に内耳道内の剥離においてはむしろその末梢側から（lateral to medial）腫瘍を起こすようにしている[4]．末梢側の内耳道底からのほうが，腫瘍と神経の剥離が容易であり，モニタリング上でもそれに伴う変化はほぼ経験していない **(図3C)**[20].

　剥離子による blunt dissection，鑷子による semi-sharp dissection，剪刀による sharp dissection を使い分けて，内耳道内は lateral to medial に，脳槽部は medial to lateral に剥離を行い，内耳道孔部を挟み撃ちにする．内耳孔近傍が最も腫瘍の癒着が強く，予期せぬ顔面神経の fanning も多く，術野の深部から内耳道の高さまで顔面神経が立ち上がってくるため，細心の注意を要する．患者の年齢や職業，腫瘍の硬さや癒着とともにモニタリングを注視しつつ，全摘出が行えるのか，亜全摘でとどめるのかを決定していく **(Point ❺)**.

Point
❺内耳道内では内耳道底側から，脳槽部では脳幹側から剥離を行い，細心の注意を要する内耳孔近傍を挟み撃ちに．

8 閉頭

　開頭骨縁の mastoid air cell と同様に内耳道後壁は骨蝋にて再建し，硬膜は筋膜などを補填することなく watertight に閉鎖している **(Point ❻, 図3D)**. プレートを用いて骨弁を戻して，後頭下筋群も watertight に閉鎖する **(図3E)**.

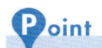
Point
❻硬膜・筋層をグラフトなく watertight に閉鎖し，術後髄液漏の予防を.

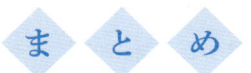
ま　と　め

- ● 体位および皮膚切開と筋層剥離，そして十分な内耳道削開によって，浅く広い術野を.

- ● S状静脈洞の吊り上げと迅速な髄液の排出によって，小脳の圧排を最小限に.

- ● 神経機能温存と最大限の腫瘍切除を両立するために，即時的・定量的・機能的評価が可能なモニタリングを.

- ● 髄液漏などの術後トラブルを招かない整容的な開閉創を.

文献

1) Wanibuchi M, et al: Hearing preservation surgery for vestibular schwannomas via the retrosigmoid transmeatal approach: surgical tips. Neurosurg Rev 37: 431-44, 2014
2) 中冨浩文：前庭神経鞘腫，164-79（河野道宏 編：プライム脳神経外科 5 頭蓋底腫瘍．三輪書店，東京，2020）
3) 河野道宏：聴神経腫瘍・小脳橋角部腫瘍総論，1-109（聴神経腫瘍・小脳橋角部腫瘍の手術とマネージメント．中外医学社，東京，2021）
4) 河野道宏：聴神経腫瘍各論，155-223（前掲書 3）
5) 河野道宏：外側後頭下到達法，110-7（前掲書 3）
6) 松島 健ほか：後頭下開頭のバリエーション，30-5（大宅宗一 監修，竹田理々子 編：脳神経外科手術 基本手技のバリエーション．メディカ出版，大阪，2021）
7) Teranishi Y, et al: Determination of the keyhole position in a lateral suboccipital retrosigmoid approach. Neurol Med Chir（Tokyo）54: 261-6, 2014
8) 河野道宏：聴神経腫瘍手術におけるトラブルへの対応．脳外速報 24：24-32，2014
9) Matsushima K, et al: Management of Sigmoid Sinus Injury: Retrospective Study of 450 Consecutive Surgeries in the Cerebellopontine Angle and Intrapetrous Region. Oper Neurosurg（Hagerstown）19: 721-9, 2020
10) Nejo T, et al: Dorsal displacement of the facial nerve in acoustic neuroma surgery: clinical features and surgical outcomes of 21 consecutive dorsal pattern cases. Neurosurg Rev 39: 277-88, 2016
11) Matsushima K, et al: Dorsally Displaced Facial Nerve in Retrosigmoid Transmeatal Approach for Vestibular Schwannoma: 3-Dimensional Operative Video. World Neurosurg 123: 300, 2019
12) 河野道宏：顔面神経の背側走行，320-31（前掲書 3）
13) Amano M, et al: Intraoperative continuous monitoring of evoked facial nerve electromyograms in acoustic neuroma surgery. Acta Neurochir（Wien）153: 1059-67, 2011
14) Matsushima K, et al: Hearing preservation in vestibular schwannoma surgery via retrosigmoid transmeatal approach. Acta Neurochir（Wien）161: 2265-9, 2019
15) 松島 健ほか：聴神経腫瘍摘出におけるモニタリング．No Shinkei Geka 51：490-9，2023
16) Matsushima K, et al: Intraoperative Continuous Neuromonitoring for Vestibular Schwannoma Surgery: Real-Time, Quantitative, and Functional Evaluation. World Neurosurg 158: 189, 2022
17) Torihashi K, et al: The Method for Placement of an Intraoperative Continuous Facial Nerve Stimulating Electrode in Acoustic Neuroma Surgery: Technical Note. Neurol Med Chir（Tokyo）58: 477-80, 2018
18) 松島 健ほか：聴神経腫瘍の手術における顔面・聴神経の温存．脳外誌 28：414-23，2019
19) Sasaki T, et al: Histological considerations of the cleavage plane for preservation of facial and cochlear nerve functions in vestibular schwannoma surgery. J Neurosurg 110: 648-55, 2009
20) 河野道宏：神経鞘腫 特に神経との剥離に重点をおいて，126-35（森田明夫 編：脳・脊髄腫瘍摘出のための引き出し．メジカルビュー社，東京，2015）

神経鞘腫 2

三叉神経鞘腫
trigeminal schwannoma

植田　良　慶應義塾大学医学部脳神経外科
戸田正博　慶應義塾大学医学部脳神経外科

はじめに

　三叉神経鞘腫は三叉神経のいずれの部位からも発生するため，多様な腫瘍進展様式を示す．したがって，その手術・治療においては，症例ごとに適切な手術アプローチを選択し，神経機能温存を念頭に置いて最大切除することが求められる．最も頻度が高い，中頭蓋窩/後頭蓋窩に進展する三叉神経鞘腫に対する手術には，anterior transpetrosal approach（ATPA）が有用である[1,2]ことから，本稿では ATPA の手順と注意点を詳説する．さらに，腫瘍進展様式に応じた最適な手術アプローチについて，症例を提示しつつ概説する．

1 三叉神経の走行 （図1）

　三叉神経は橋と中小脳脚の移行部からはじまり，知覚根と運動根は小脳橋角槽を通過してメッケル腔に入る．知覚根は三叉神経節を形成し，眼神経（第1枝），上顎神経（第2枝），下顎神経（第3枝）に分かれる．運動根は神経節の下を走行し，下顎神経に合流する．

　メッケル腔から海綿静脈洞の外側壁を経て，眼神経は上眼窩裂を通って眼窩へ，上顎神経は正円孔から翼口蓋窩に入り，下眼窩裂を通って眼窩下神経となり，眼窩下孔から顔面に出る．下顎神経は感覚神経と運動神経の混合神経で，

三叉神経節直下で卵円孔を通って側頭下窩に出て，硬膜枝，咀嚼枝，頬神経，耳介側頭神経，下歯槽神経，舌神経などに分枝する．

2 三叉神経鞘腫の腫瘍進展様式 （図1）

　三叉神経鞘腫は三叉神経のどの部位からも発生するため，小脳橋角槽，メッケル腔，海綿静脈洞外側壁，眼窩，翼口蓋窩，側頭下窩に局在し得る．Yoshida らは，後頭蓋窩限局型（P），中頭蓋窩限局型（M），頭蓋外限局型（E）の基本型と，複数の領域に進展する複合型（MP，ME，MPE）に分類した．頭蓋外腫瘍は，眼窩（E1），翼口蓋窩・側頭下窩（E2）に分けている[1]．

　最近では，経鼻内視鏡頭蓋底手術の進歩によって，翼口蓋窩，側頭下窩，眼窩内側，および中頭蓋窩の腫瘍を安全に摘出できるようになり，経鼻アプローチも選択肢に含めた外科的戦略構築のための分類も報告されている[3]．

3 三叉神経鞘腫の進展様式に応じた手術アプローチ

　三叉神経鞘腫は様々な発育・進展様式をとるため，それに応じた適切な手術アプローチを選択することが安全な最大切除につながる．また，三叉神経鞘腫は一部の神経線維束が腫瘍化

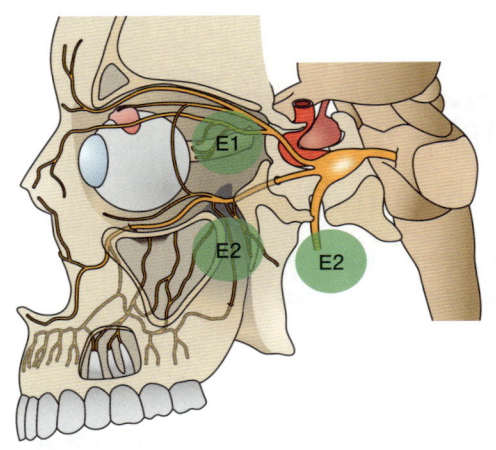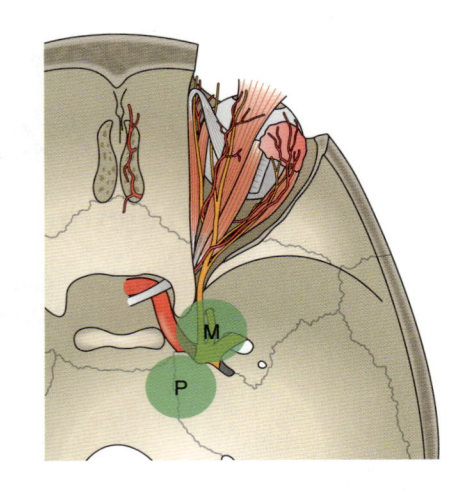

図1 三叉神経の走行と三叉神経鞘腫の進展様式
E：頭蓋外限局型（E1：眼窩，E2：翼口蓋窩・側頭下窩）．M：中頭蓋窩限局型．P：後頭蓋窩限局型．

し，被膜を形成していることから，どのアプローチにおいても被膜下に腫瘍を摘出することによって三叉神経機能が温存される可能性が高まる．

① 後頭蓋窩限局型（P）

Retrosigmoid approach（RSA）が一般的に用いられている．一方，ATPA は，三叉神経根に硬膜外経由で直接到達し，神経根から腫瘍を剥離しやすいこと，顔面神経・聴神経越しに腫瘍摘出操作を行わないことの利点から，適応を考慮してもよい．

② 中頭蓋窩限局型（M）

メッケル腔背側では三叉神経はくも膜に覆われているが，三叉神経節より末梢の海綿静脈洞部では interdural space を走行し，固有硬膜から連続する神経上膜が形成する inner membrane に包まれている．したがって，中頭蓋窩限局型の三叉神経鞘腫は interdural space に存在することから，subdural space を経由せずに epidural approach によって interdural space に進入して（epi-/inter-dural approach）腫瘍を摘出する．

海綿静脈洞部の三叉神経鞘腫であれば frontotemporal epi-/inter-dural approach を，メッケル腔が主体であれば subtemporal epi-/inter-dural approach を用いて腫瘍を摘出し得る（図2）．近年では，海綿静脈洞部の腫瘍に対して，三叉神経より内側から腫瘍に到達し得る利点を持つ endonasal transpterygoid approach が用いられている（図3）．

③ 頭蓋外限局型（E）

眼窩（E1）内の三叉神経鞘腫に対しては，発生部位に応じて側方到達法や supraorbital approach などの経頭蓋法が用いられる[4]．視神経よりも内側に主座がある場合には経鼻アプローチ，また，外側に位置する腫瘍に対しては endoscopic transorbital approach による摘出が報告されている[5]．

三叉神経第2枝から発生して翼口蓋窩（E2）に局在する腫瘍には，endonasal transpterygoid approach が用いられる．上顎洞後壁を広く削開すると腫瘍に到達することができ，被膜下に腫瘍を摘出することで，翼口蓋窩に存在する神経の機能を温存できる可能性がある（図4）．

側頭下窩（E2）に主座を置く腫瘍には，一般的には zygomatic infratemporal fossa approach が用いられる．

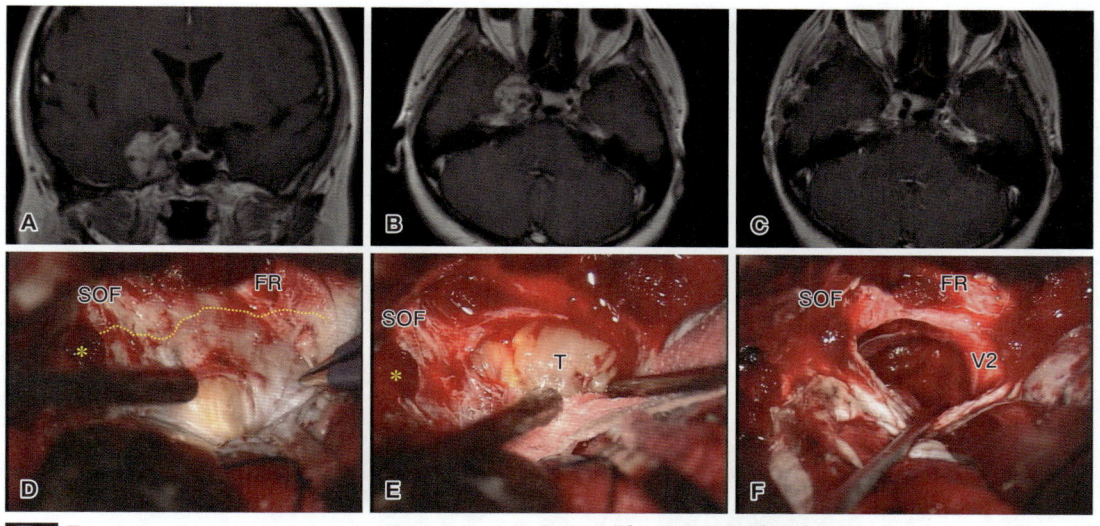

図2 Frontotemporal epi-/inter-dural approach による M 型の三叉神経鞘腫摘出術

A，B：術前 MRI．C：術後 MRI．

D：右前頭側頭開頭，前床突起削除（＊），中硬膜動脈凝固・離断．上眼窩裂（SOF）付近で露出した骨膜−固有硬膜境界部を正円孔（FR）付近まで切開し（点線），固有硬膜を海綿静脈洞外側壁から剥離して，側頭葉ごと挙上して展開．

E：海綿静脈洞外側壁を切開すると腫瘍被膜が露出され，さらに被膜を切開すると腫瘍（T）が露出された．

F：被膜下に腫瘍を摘出．三叉神経第2枝（V2）よりも第1枝付近で被膜と腫瘍が強固に癒着していて，神経機能温存のため，その腫瘍をわずかに残存させた．

④ 中頭蓋窩/後頭蓋窩 複合型（MP）

メッケル腔から後頭蓋窩にダンベル状に進展する腫瘍である頻度が高い[6]．MP 型の腫瘍に対しては，ATPA によって一期的に摘出することが可能となる．ATPA の硬膜外操作の際に海綿静脈洞・メッケル腔外側壁を開放することによって，中頭蓋窩の腫瘍を摘出する．さらに anterior petrosectomy を行い，テントを切開して後頭蓋窩に至り，小脳橋角槽の腫瘍を摘出する．中頭蓋窩の腫瘍成分が少ない症例では，後頭蓋窩に至り，メッケル腔外側壁を腹側に向けて切開して，中頭蓋窩の腫瘍を摘出する**（図5）**．

④ ATPA の実際（手術手技）

1984 年以降の 33 年間に当科で ATPA による摘出術が行われた錐体斜台部腫瘍 274 例の後方視的解析[2]では，三叉神経鞘腫（31 例）に対して ATPA を選択することによって高い全摘出率（87.1％）が得られている．また，術後に新たに出現した脳神経症状は，腫瘍に由来する三叉神経症状を除いてほとんどが一過性であり，ATPA の有用性・安全性が示唆される．それゆえ，頻度の高い P 型，MP 型の摘出に有用な ATPA を習得することは，三叉神経の手術治療において意義がある．以下に ATPA の実際について詳説する．

① 術前に評価すべきポイント

1．腫瘍の進展範囲

内耳道腹側から斜台上部〜中部を中心に，メッケル腔，海綿静脈洞背側，テント上に進展した腫瘍を一期的に摘出し得る．一方，内耳道の背側尾側，頚静脈結節内側，斜台下部を直視することはできない．

2．静脈還流（浅中大脳静脈）

卵円孔外側から側頭下窩へ還流する spheno-basal vein や，中頭蓋窩硬膜間に移行し，静脈

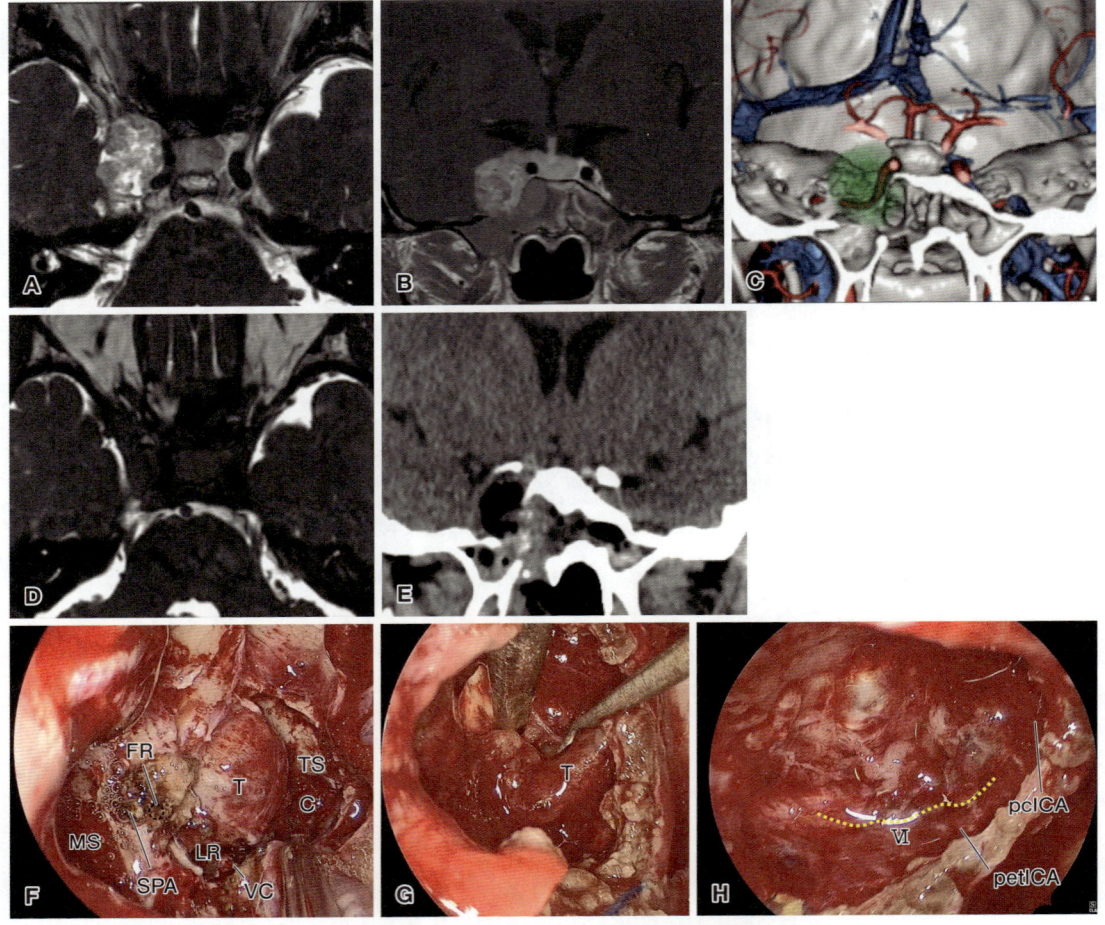

図3 Endonasal transpterygoid approach による M 型の三叉神経鞘腫摘出術

A，B：術前 MRI．C：術前造影 CT．D：術後 MRI．E：術後単純 CT．

F：右篩骨洞開放，右上顎洞（MS）内側壁削開．左有茎鼻中隔粘膜弁を作製し，鼻中隔後端を開窓後，蝶形骨洞前壁を広く開放し，粘膜を除去するとトルコ鞍（TS），斜台（C）が露出した．右中鼻甲介を切除後，上顎洞後壁頭側で蝶口蓋孔を貫通する蝶口蓋動脈（SPA）を凝固・離断した．翼突管（VC）を開放して翼突管動脈・神経を離断し，翼口蓋窩内容物を骨膜下に蝶形骨から剥離し，外側尾側に偏位させていくと正円孔（FR）の内側縁を確認できた．蝶形骨前面および翼状突起基部を削除すると，腫瘍（T）外側縁（海綿静脈洞外側壁）を，さらに右蝶形骨側窩（LR）が開放されて腫瘍尾側端を視野に入れることができた．

G：腫瘍（T）を被膜下に剥離中，メッケル腔付近では三叉神経心臓反射による徐脈が惹起されることがあり，摘出を適宜休止しつつ剥離を進めた．

H：腫瘍は海綿静脈洞外側壁の尾側付近の被膜との癒着が強固であり，神経機能温存のために腫瘍被膜下に一層残存させた．外眼筋モニタリング直接刺激によって，外転神経（VI）は被膜外を点線のように走行していると考えられた．また，ドプラでは，内頚動脈傍斜台部（pcICA），錐体部（petICA）が走行していることが示唆された．

洞（sinus）化する sphenopetrosal sinus である場合には，静脈還流障害を防ぐためにも，硬膜外操作・錐体先端削除の際に留意する必要がある[7,8]

3. 含気蜂巣の発達度

錐体先端に含気蜂巣があり，耳管へ連続する例では，術後の髄液漏リスクが高いため[9]，錐体削除部に脂肪を充填するなどの十分な閉鎖が必須となる．

② 体位・頭位

仰臥位．静脈性出血を軽減する目的で上体を15〜20°挙上し，頭部は患側を上にして真横向きにし，固定する．

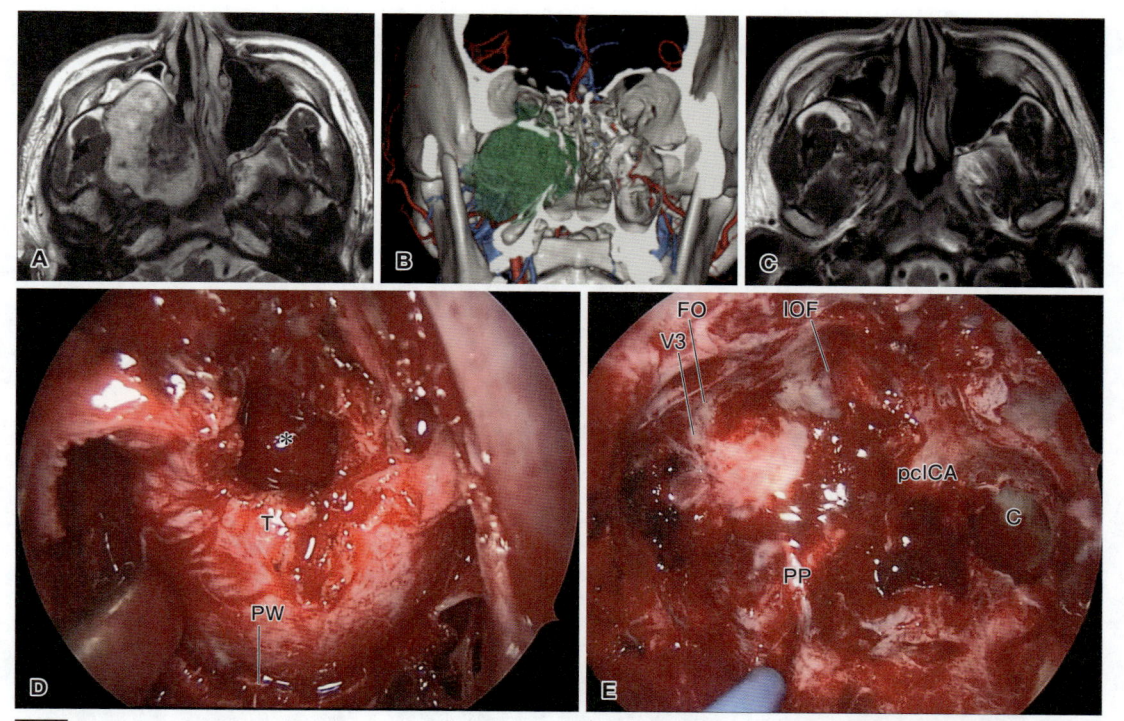

図4 Endonasal transpterygoid approach による E 型（E2：翼口蓋窩）の再発三叉神経鞘腫（V2 由来）摘出術

A：術前 MRI．　B：術前造影 CT．　C：術後 MRI．

D：右片側鼻孔から鼻涙管を温存しつつ下鼻甲介外側を切開し，右上顎洞内側壁を露出・削開した．腫瘍によって腹側に偏位した上顎洞後壁（PW）を広く削開し，腫瘍（T）腹側を露出させた．被膜下に腫瘍を内減圧した（＊）．

E：腫瘍外側では顎動脈が腫瘍被膜に癒着していたため，その付近の腫瘍を一層残存させ，腫瘍を亜全摘した．摘出後，腫瘍によって破壊された卵円孔（FO），下眼窩裂（IOF），翼状突起（PP）基部，骨膜に被覆された下顎神経（V3）が観察された．

③ 皮膚切開・開頭（図6A-C）

　頬骨から側頭筋付着縁まで直線状に，後方は付着縁に沿って切開する．本法では腫瘍摘出後に硬膜を密に縫合することが困難となるため，再建資材として側頭筋膜弁を作製しておく．十分な長さの側頭筋膜弁を確保するため，頭側に長い皮弁にし，側頭筋膜を筋組織から剥離して，耳介方向を基部とした有茎筋膜弁とする．顎関節直上を中心にして，できるだけ前方に，鱗状縫合にほぼ等しく開頭範囲を定める．開頭後，頬骨下の骨縁をドリルで削除する．

④ 中頭蓋底の硬膜外操作・錐体の露出（図6D）

　錐体上面の硬膜を外側から剥離していくと，中硬膜動脈が貫通する棘孔を認める．中硬膜動脈を凝固・離断し，硬膜剥離を内側に進めると，外耳道直下に骨隆起（弓状隆起）を認める．さらに腹側へ，錐体から硬膜を剥離すると，途中，硬膜が骨に癒着する箇所がある．大錐体神経が錐体骨内に陥入する，大錐体神経の錐体陥入裂である．この部分を強く牽引すると顔面神経麻痺の原因となるため，注意が必要である．

　大・小錐体神経は中頭蓋底硬膜の骨膜成分と固有硬膜成分の2葉間を走行することから，神経の走行に沿って骨膜成分のみを切開し，2葉間で剥離していくと，神経が錐体骨側に残り，温存される．大錐体神経の内側には削開する錐体先端があり，錐体最先端にある陥凹（三叉神経圧痕）を確認できる．

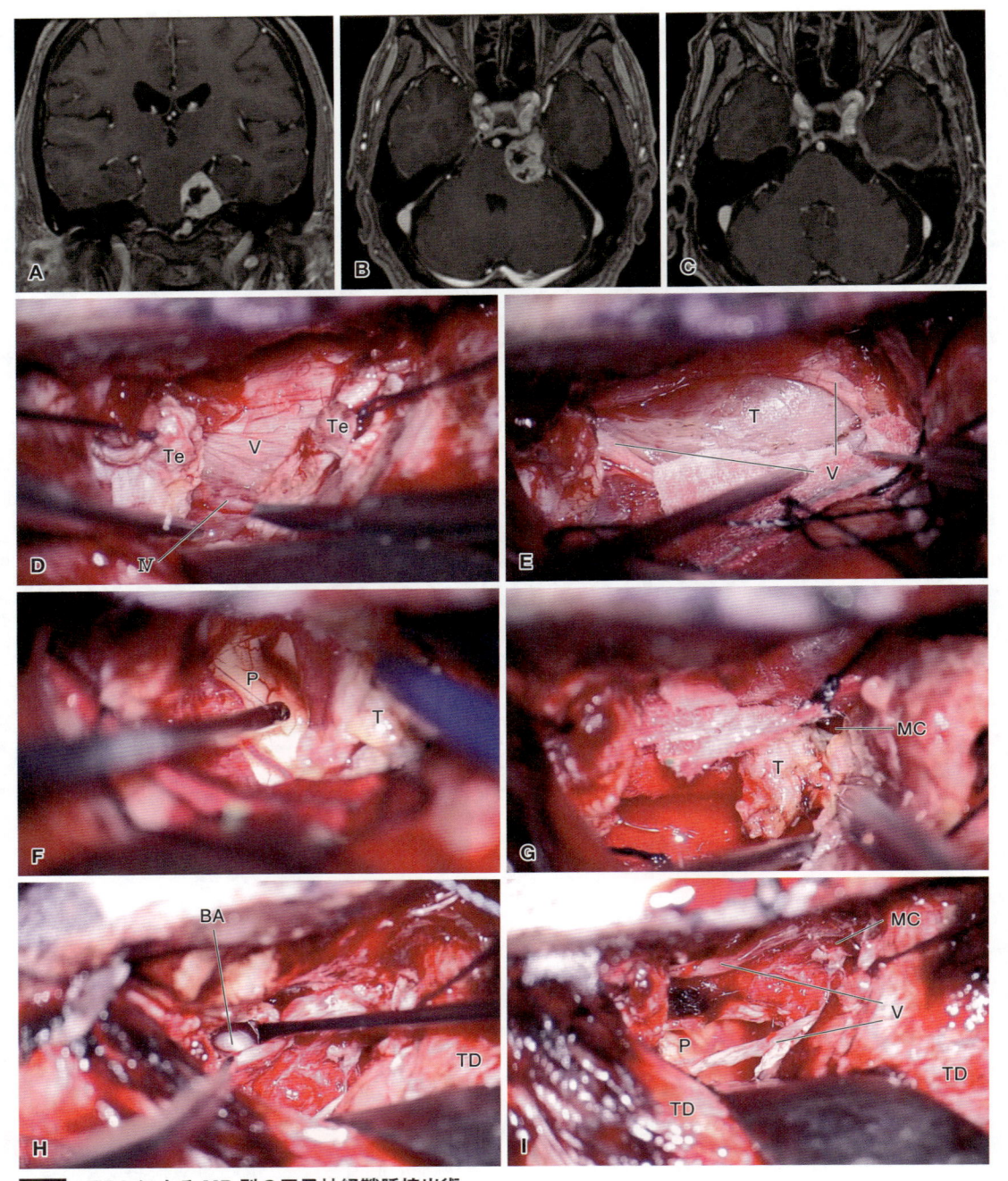

図5 ATPA による MP 型の三叉神経鞘腫摘出術

A，B：術前 MRI．C：術後 MRI．

D：左側頭開頭，錐体先端および内耳道前壁/上壁を削除後，中頭蓋底硬膜，メッケル腔下壁（三叉神経根に可動性を
　もたせるため），後頭蓋窩硬膜を切開し，上錐体静脈洞を結紮・離断した．滑車神経（Ⅳ）貫入部をテント縁で確
　認後，その背側でテント（Te）切開を行った．表面は三叉神経（V）神経根の神経線維束が露出された．

E：神経根の神経線維束を線維の方向に切開すると腫瘍（T）が露出．

F：腫瘍被膜を切開し，被膜下に内減圧，中枢側から腫瘍（T）と神経線維束との剥離を進めると，脳底動脈，橋（P）
　と軽度癒着していた．

G：メッケル腔（MC）内の腫瘍腹側端が癒着している硬膜からの腫瘍栄養血管を認めたため，凝固・切断し，メッケ
　ル腔内の腫瘍を摘出した．

H：中頭蓋底硬膜（TD）．脳底動脈（BA）．

Ｉ：腫瘍摘出後．腫瘍の発生母地と思われる神経線維束は切除したが，そのほかの神経根は形態的に温存された．

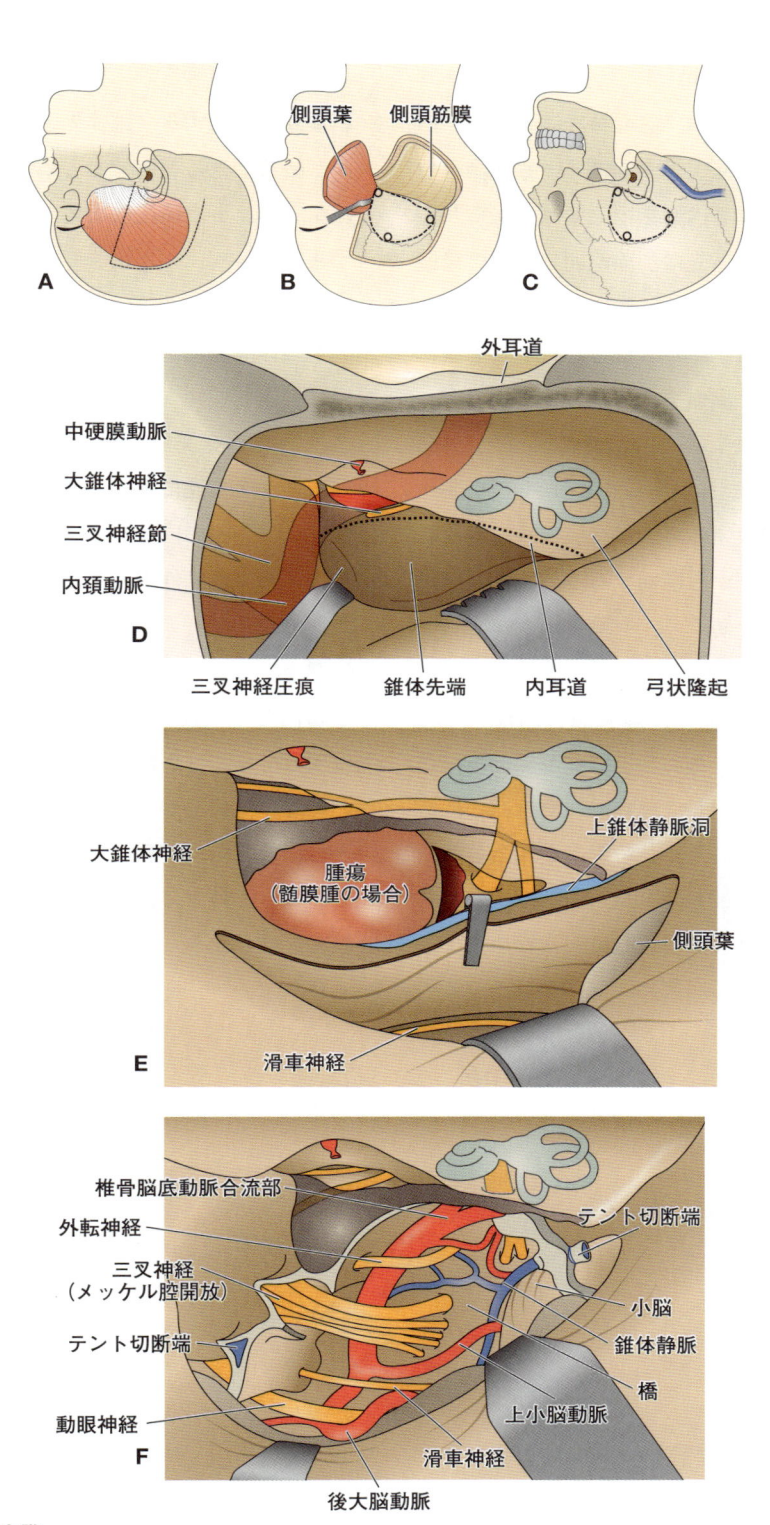

図6 ATPA の実際

A：皮膚切開．B：側頭筋膜は外耳道側を有茎に側頭筋から剥離し，側頭筋は腹側に翻転する．C：開頭範囲．
D：硬膜外操作，錐体露出．大錐体神経と弓状隆起を結ぶ線の内側（点線）を骨削除し，後頭蓋窩硬膜を露出する．
E：中頭蓋窩/後頭蓋窩の硬膜切開と上錐体静脈洞の離断．上錐体静脈洞を結紮し，テントを切痕部まで切断する．
F：テント切開，展開後の手術野．

⑤ 錐体先端削除 （図 6D）

　錐体先端には，蝸牛，顔面神経膝神経節，内頚動脈管が存在する．大錐体神経-弓状隆起頂上を結ぶラインより内側を削除すれば，これらを温存し得る．錐体先端削除範囲の背側で後頭蓋窩硬膜を早期に露出し，腹側へと削開を進める．腹側では斜台錐体接合部を走行する下錐体静脈洞から静脈性出血を認めることがあるが，不用意に圧迫止血すると Dorello's canal で外転神経を損傷することがあるため，注意を要する．内耳道を開放する場合は，腹側壁を開放した後，上壁を内側から削開することによって，膝神経節の損傷を防ぐ．

⑥ 上錐体静脈洞の結紮，テント切開 （図 6E）

　中頭蓋底硬膜を上錐体静脈洞に向かって T 字型に切開する．さらに，上錐体静脈洞下縁の後頭蓋窩硬膜を切開し，錐体静脈を確認し，これを温存するように上錐体静脈洞を結紮・離断する（結紮せずに凝固切開できることもある）．テントには滑車神経が貫入しているため，テント切開時，および切開後に腹側のテントを牽引

して術野展開する際には，滑車神経を損傷しないように留意する．錐体先端削除は上錐体静脈洞が結紮できる範囲でとどめておき，上錐体静脈洞，テント切開後に必要な分をさらに骨削除するとよい．

⑦ メッケル腔の開放 （図 6F）

　上錐体静脈洞下縁の後頭蓋窩硬膜をさらに腹側に切開し，メッケル腔下壁硬膜を切開するとメッケル腔を開放し得る．メッケル腔の開放は，メッケル腔に進展する腫瘍の摘出時，および三叉神経根の内側に局在する腫瘍の摘出時に三叉神経に可動性をもたせることができ，有用である．

⑧ 閉創

　切開した硬膜を watertight に縫合することは困難である．削除した錐体先端部や開頭縁において含気蜂巣が開放された場合には，下腹部から採取した皮下脂肪を骨削除部に充填する．さらに，その上に開頭時に作製した有茎側頭筋膜弁を敷き込み，近位部を中頭蓋底硬膜に縫着する．

ま　と　め

● 三叉神経鞘腫は多様な腫瘍進展様式をとるため，
適切な手術アプローチ選択が重要となる．

● 三叉神経鞘腫は一部の神経線維束が腫瘍化し，被膜を形成しているため，
被膜下に腫瘍を摘出することによって三叉神経機能が温存される可能性が高まる．

● ATPAは頻度の高い中頭蓋窩・後頭蓋窩型の腫瘍に対して
有用なアプローチである．

● メッケル腔，翼口蓋窩・側頭下窩，眼窩内側腫瘍に対して，
経鼻アプローチは脳神経の内側から腫瘍に到達し，
脳神経越しに操作を行わずに摘出できる可能性があり，選択肢として考慮する．

文献

1）Yoshida K, Kawase T: Trigeminal neurinomas extending into multiple fossae: surgical methods and review of the literature. J Neurosurg 91: 202-11, 1999
2）Tomio R, et al: Anterior transpetrosal approach and the tumor removal rate, postoperative neurological changes, and complications: experience in 274 cases over 33 years. J Neurosurg 141: 108-16, 2024
3）Yin J, et al: Operative management of trigeminal schwannomas: based on a modified classification in a study of 93 cases. Acta Neurochir （Wien）165: 4157-68, 2023
4）Wanibuchi M, et al: Trigeminal schwannomas: skull base approaches and operative results in 105 patients. Neurosurgery 70（1 Suppl Operative）: 132-44, 2012
5）Kong DS, et al: Indications and outcomes of endoscopic transorbital surgery for trigeminal schwannoma based on tumor classification: a multicenter study with 50 cases. J Neurosurg 138: 1653-61, 2022
6）Fukaya R, et al: Trigeminal schwannomas: experience with 57 cases and a review of the literature. Neurosurg Rev 34: 159-71, 2010
7）Shibao S, et al: Various patterns of the middle cerebral vein and preservation of venous drainage during the anterior transpetrosal approach. J Neurosurg 124: 432-9, 2016
8）Ichimura S, et al: Epidural anterior petrosectomy with subdural visualization of sphenobasal vein via the anterior transpetrosal approach－－technical case report. Neurosurg Rev 35: 609-14, 2012
9）Tamura R, et al: Analysis of various tracts of mastoid air cells related to CSF leak after the anterior transpetrosal approach. J Neurosurg 130: 360-7, 2018

頚静脈孔神経鞘腫
jugular foramen schwannoma

菅原貴志　国際医療福祉大学脳神経外科

 ## はじめに

頚静脈孔神経鞘腫は，頚静脈孔を通過する下位脳神経（舌咽神経，迷走神経，副神経）から発生する腫瘍であるが，発生した脳神経の同定は困難なこともある．

以下のように4つのタイプに分類され，多くは頚静脈孔内に腫瘍が存在している[1]．

> Type A：頭蓋内型．主に小脳橋角部に腫瘍があり，頚静脈孔の拡大は最小限．
> Type B：側頭骨内限局型．主に頚静脈構内に腫瘍があり，頭蓋内に伸展．
> Type C：頭蓋外型．主に頭蓋外に腫瘍があり，頚静脈孔内へ伸展．
> Type D：頭蓋内外のダンベル型．頭蓋内，頭蓋外の両方に腫瘍がある．

治療のstrategyとしては，この部位の再手術は下位脳神経の重篤な障害のリスクが高くなるため，手術の目標は脳神経機能を温存しつつ全摘出することであるとの意見もある[2]．また，下位脳神経障害に関しては，長期的に胃瘻が必要となった症例はないとの報告もあり[3]，高度の嚥下障害が起こった場合でも反対側の代償もあり，1カ月程度で摂取可能になり，数カ月の経過で日常生活に問題ない状態に回復することが多い．少ない症例ではあるが筆者の経験では，術直後に嚥下障害が悪化して一時的に経管栄養を併用した場合でも数カ月後には日常生活に問題のない程度まで回復しており，胃瘻を増設したことはない．嗄声は，一過性のこともあるが，残存した場合は耳鼻科での披裂軟骨内転術や声帯内方移動術などの手術による回復も見込める[4]．これらを考慮したうえで，ある程度のリスクを負った頭蓋外腫瘍摘出も考慮してよいと考える（**Point ❶**）．

しかしながら，放射線治療の有効性も示唆されている[5]現在では，筆者の治療方針としては，脳幹，小脳，脳神経などの圧迫を認める場合に，圧迫解除目的に頭蓋内病変を摘出する．頭蓋外頚部腫瘍に関しては，基本的にはNIM-NEURO3.0（日本メドトロニック）を用いて安全な範囲内での被膜内摘出にとどめて残存を許容しており，follow up中に増大するようであれば放射線治療を検討する[6,7]．下位脳神経機能が廃絶している場合には全摘出を目指す．

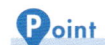

❶ 脳神経は，経験的に頭蓋内（硬膜内）走行部のほうが頭蓋外（硬膜外）走行部より損傷されやすい．特に神経の密集する頚静脈孔内では摘出操作に注意が必要だが，この部位の残存腫瘍は頭蓋内へ増大しやすいため，摘出可否の判断が難しい．

1 術前検査

頚静脈孔神経鞘腫では，頚静脈孔で静脈洞，頚静脈が閉塞していることが多いため，CT，

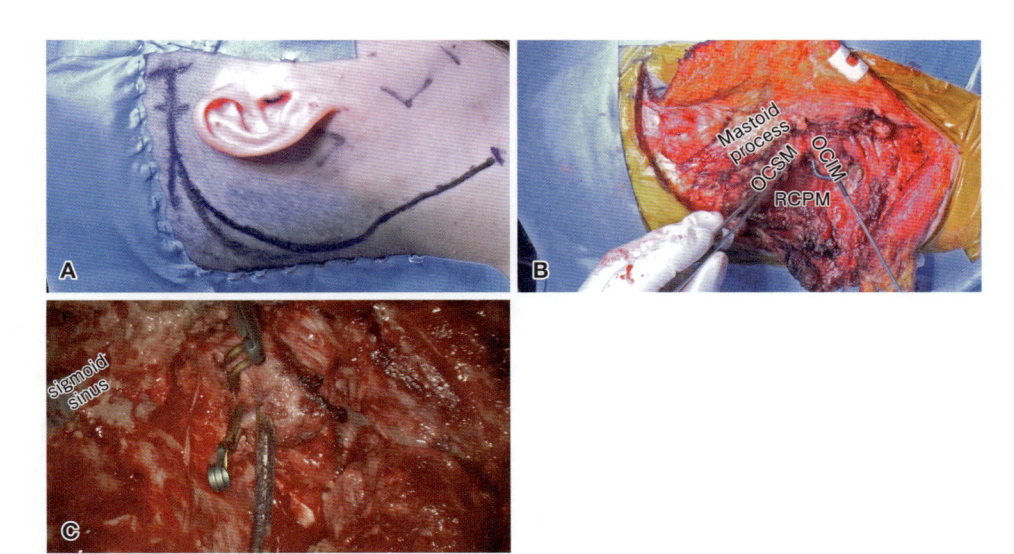

図1 皮弁，筋層展開
A：皮膚切開線.
B：Occipital triangle 内部でのドプラを用いた椎骨動脈の確認.
C：Temporary clip による condylar emissary vein（2本）の一時遮断.
RCPM：大後頭直筋（rectus capitis posterior major muscle），OCSM：上頭斜筋（obliquus capitis superior muscle），OCIM：下頭斜筋（obliquus capitis inferior muscle）.

MRI による形態的な画像検査に加えて，脳血管撮影による静脈側副血行路の位置，血流方向の確認が必要となる．可能であれば後頚部で emissary vein の流出部位を用手圧迫した状態で脳血管撮影を行い，ほかの側副血行路の存在，emissary vein の sacrifice の可否を検討している．Confluence of sinuses の交通が悪く，condylar emissary vein が側副血行路として発達している場合は，これらを温存した皮膚切開・開頭が必要となり，アプローチの制限が強くなることがある（Point ❷）.

oint

❷後頚部で emissary vein を用手圧迫しての脳血管撮影で，ほかの流出路への流れが確認できたとしても，安全に sacrifice できるという保障はない．しかしながら，形態的に confluence of sinuses の交通がよく，emissary vein の用手圧迫によって側副血行路が確認できた場合では，emissary vein の sacrifice によって問題が起こったことはない．

❷ 神経モニタリング

NIM-NEURO3.0 を用いて，第Ⅶ神経（眼輪筋，口輪筋），第Ⅹ神経（声帯），第Ⅺ神経（僧帽筋など）などの術中神経モニタリングや，聴性脳幹反応（auditory brainstem response：ABR）による第Ⅷ神経（聴力）や脳幹機能のモニタリングを行う．

❸ 手術

① アプローチ

Fisch の infratemporal fossa approach type A[8] の変法である Katsuta, Rhoton らが提唱した postauricular transtemporal approach（with a high cervical exposure）[9] や Tucci らによって記載された extreme lateral infrajugular transcondylar approach（ELITE approach）[10] を基本として行っている．

② 体位

静脈圧を下げる目的で上体を 15° 程度挙上する．頚部前方への術野展開が必要となるため，仰臥位で頭部をできる限り反対側へ回旋し，supine head lateral position とする **(Point ❸)**.

③ 皮膚切開

耳介後方に，頚部へ延びる C 字型の皮膚切開を行う **(図1A)**. 後方は，内耳道内深部の確認が必要な聴神経腫瘍とは異なり，それほど大きく広げる必要はないが，頚部への延長は腫瘍の伸展程度や，頚部腫瘍の摘出程度によって決定する．

皮弁を前方へ翻転し，胸鎖乳突筋（sternocleidomastoid muscle）を後方へ翻転，C1 横突起の位置を後頭下筋群越しに指で確認する．頭板状筋（splenius capitis），頭半棘筋（semispinalis capitis），頭最長筋（longissimus capitis）を後内側へ翻転し，C1 横突起や後頭下三角（suboccipital triangle）を露出する．後頭動脈を確保する必要がある場合は，これらの筋をそれぞれ個別に剥離・翻転するが，その必要がない場合はこれらを一塊として翻転する．この時点で大後頭直筋（rectus capitis posterior major muscle），上頭斜筋（obliquus capitis superior muscle），下頭斜筋（obliquus capitis inferior muscle）からなる後頭下三角の内部を走行する椎骨動脈（指で拍動の触知，ドプラ）や C1 横突起外側を通る副神経（視認，NIM-NEURO3.0）を確認する **(図1B)**.

C1 より上頭斜筋，下頭斜筋を剥離し，これら

を内側へ翻転し，後頭骨，C1 横突起を露出する．副神経，椎骨動脈を損傷しないように C1 横突起周囲の軟部組織を丁寧に除去し，C1 横突起，椎弓を削除する．この部位では静脈叢が発達しており，出血に対してはサージセル（ジョンソン・エンド・ジョンソン）などを適宜用いて止血する．可能であれば condylar emissary vein を一時的に遮断し，脳浮腫が起こらないことを確認する **(図1C)**. この emissary vein の温存が必要な場合は，頚部下方の露出には制限がかかることとなる **(Point ❹)**.

④ 開頭

乳突洞削開＋外側後頭下開頭を行う．可能であれば，乳突洞の外側壁を温存し，最後に閉頭に用いる cosmetic mastoidectomy とする．ドリルを用いて mastoid antrum を開放し，外側半規管を確認し，後半規管，前半規管，fallopian canal を丁寧に露出する（損傷しないように一塊として残し，周囲の骨削除を行ってもよい，**図2A**）.

Diamond burr を用いて sigmoid sinus 上の骨削除を行い，paper thin とした後，鋭匙，リュウエルを用いて静脈洞を完全に露出する．その後方で外側後頭下開頭を追加する．大孔を開放し，condyle の内側 1/2 程度の骨削除を行い，舌下神経管を露出し，その上方の骨削除を行い，jugular bulb の下面を露出する **(図2B)**.

後半規管の後方の骨削除を行い，sigmoid

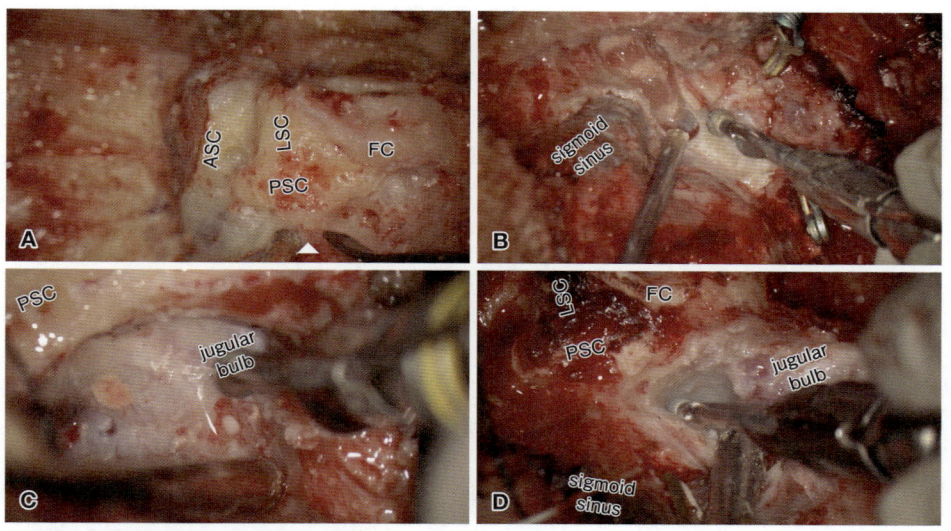

図2 Jugular foramen 周囲の骨削除

A：Mastoidectomy を行い，三半規管，fallopian canal，endolymphatic sac（vestibular aqueduct）を露出．
B：Condyle 上方の骨削除による jugular bulb 下面の露出（途中）．
C，D：Infralabyrinthine triangle の骨削除を行い，jugular bulb 上面を露出．
ASC：前半規管，LSC：外側半規管，PSC：後半規管，FC：fallopian canal，△：endolymphatic sac（vestibular aqueduct）．

sinus 前方の presimgoid dura mater を露出する．Endolymphatic sac（vestibular aqueduct）を確認する．必要時は切断し，内耳道まで骨削除を行うが，神経鞘腫の場合は必要ないことが多い．後半規管の下方，fallopian canal の後方のいわゆる infralabyrinthine triangle の骨削除を行い，jugular bulb 上面を露出する**（図2C, D）**．

必要時は fallopian canal の内側の骨削除を追加することによって，fallopian bridge を作成し，頚静脈孔のより前方へ到達する．多くの場合は jugular bulb は腫瘍によって圧排されて閉塞している**（Point❺）**．

⑤ 腫瘍露出/摘出

頚部では，削除した C1 横突起の外側に露出した副神経の前方で，内頚静脈，内頚動脈，顎二腹筋，舌下神経などを確認し，内頚動脈の内側で迷走神経を同定する**（図3）**．この段階で頚部の腫瘍も確認できるが，周囲の神経との癒着具

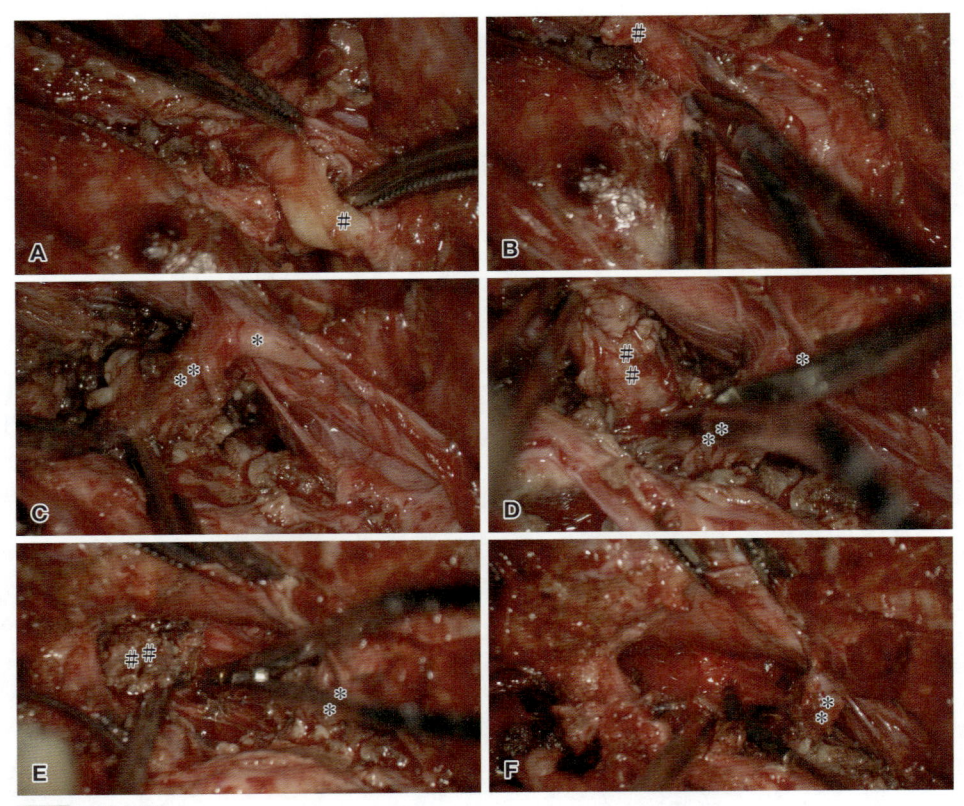

図3 頚部露出

再発後の2回目手術での頚部腫瘍全摘出時．頚静脈は初回手術で切断除去済み．
A：迷走神経から発生したと思われる腫瘍の下端．
B：腫瘍の下端を切断し上方へ展開．
C：舌下神経と迷走神経（腫瘍）の合流部より遠位側の切除後，合流部とその遠位側の舌下神経．
D：舌下神経と迷走神経（腫瘍）の合流部より近位側の腫瘍の剥離展開．
E：頚静脈孔外側の側頭下窩での被膜外での腫瘍切除．
F：頚静脈孔外側の腫瘍切除後．ドプラによる内頚動脈の確認．
＃：腫瘍の下端，＃＃：舌下神経との合流部より近側の腫瘍（迷走神経），＊：舌下神経，＊＊：迷走神経（腫瘍）と舌下神経の合流，伴走部．

合などによって全摘出を目指すのか被膜内での減量にとどめるのかを判断する．良性腫瘍であるため，無理をせずに被膜内摘出で十分なことが多い．

続いて，後頭蓋窩硬膜を切開し，後頭蓋窩へ侵入し，腫瘍を確認する．腫瘍の内減圧を行いつつ，三叉神経，外転神経，顔面神経，聴神経，舌咽神経，迷走神経，副神経，舌下神経をそれぞれ同定し，丁寧に剥離・温存し，腫瘍をさらに減量する（図4）．

硬膜内の病変を摘出した後，sigmoid sinus 前方の硬膜にも切開を加えて，sigmoid sinus を double ligation し，切断する．この際，sigmoid sinus を ligation する前に念のためクリップなどで一時的に遮断し，少なくとも急激な小脳浮腫などがないことを確認する（図5A）．

術中に小脳浮腫がない場合でも確実に安全という保障はないが，術前脳血管撮影によって側副血行路の存在を確認し，術中一時遮断で小脳浮腫がないことを確認した場合で術後に問題となったことは今のところない．頚部頚静脈も結紮切離後（図5B），sigmoid sinus を切断する（図5C）．

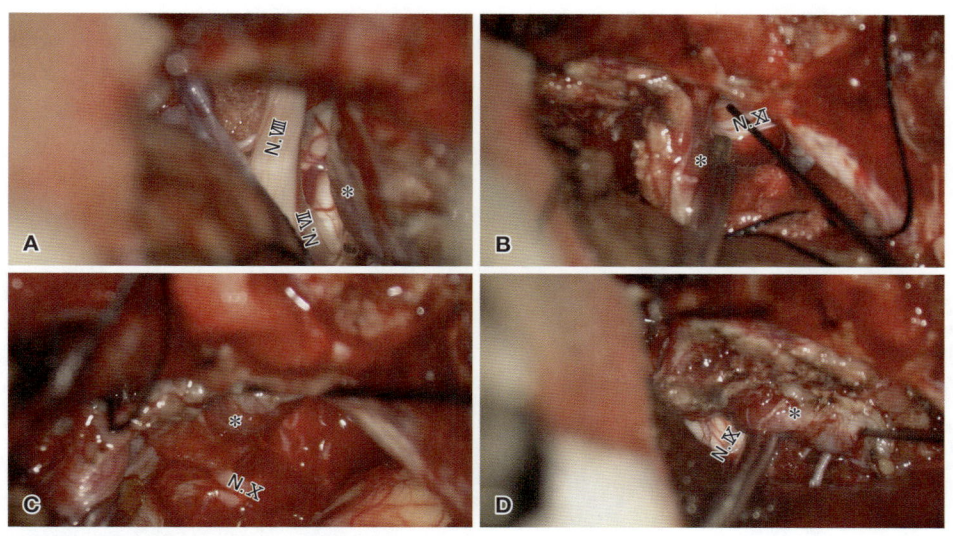

図4 硬膜内での神経剥離，腫瘍摘出

A：上方での聴神経，顔面神経の同定，腫瘍からの剥離.
B：下方での副神経からの剥離.
C：腫瘍の発生母地と思われる迷走神経の確認.
D：舌咽神経の確認.
N. Ⅶ：顔面神経，N. Ⅷ：聴神経，N. Ⅸ：舌咽神経，N. Ⅹ：迷走神経，N. Ⅺ：副神経，＊：腫瘍.

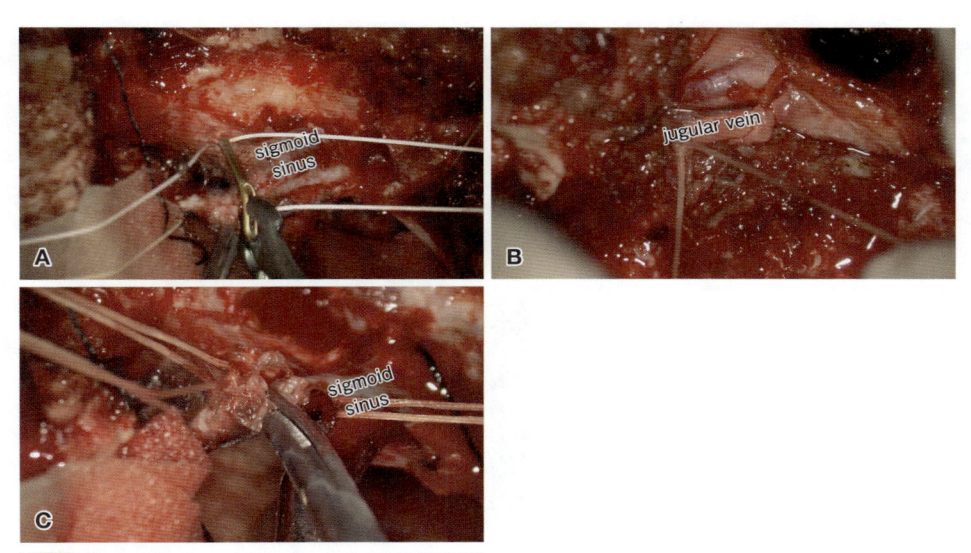

図5 Sigmoid sinus，jugular vein の結紮切離

A：Sigmoid sinus の double ligation の準備を行った後，temporary clip を用いて一時的に遮断し，
　　浮腫のないことを確認する.
B：頚部で頚静脈を double ligation 後に切断.
C：Sigmoid sinus の切断.

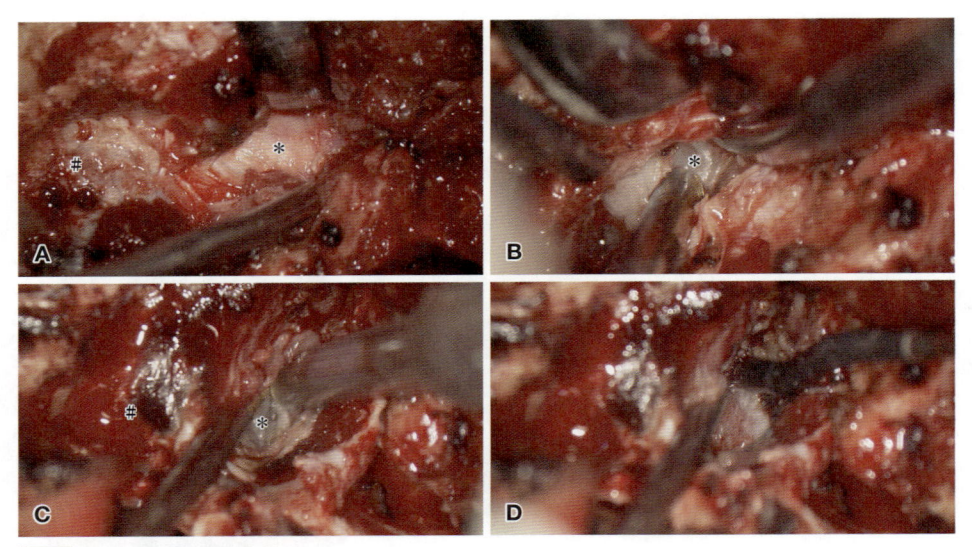

図6 頚部腫瘍の被膜内摘出
A：頚静脈孔外側での頚部腫瘍の被膜露出.
B：頚部腫瘍の被膜を切開し，被膜内腫瘍を露出.
C：被膜内にて腫瘍を減量.
D：被膜内腫瘍減量後，被膜越しにドプラを用いて前方の内頚動脈を確認.
＊：頚部腫瘍，＃：頚静脈孔内腫瘍.

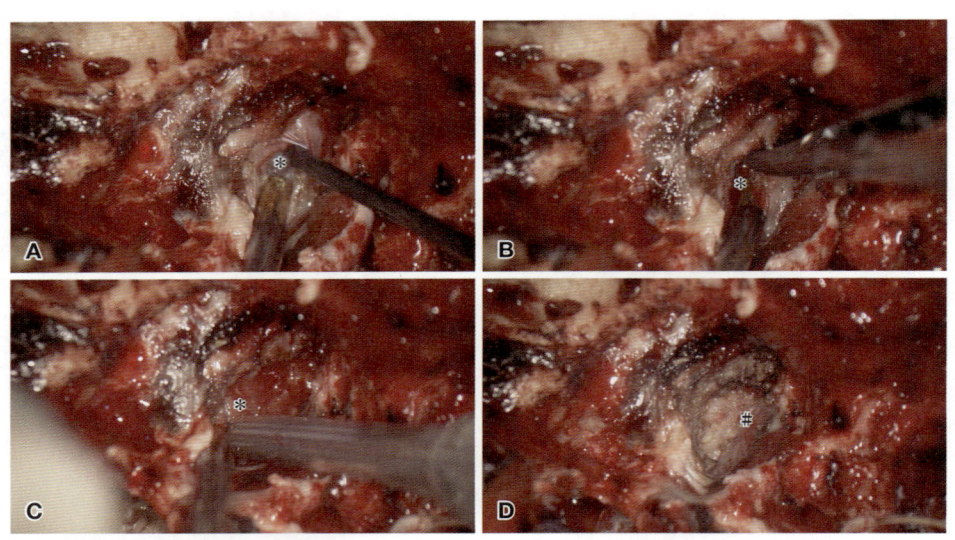

図7 頚静脈孔内腫瘍の被膜内摘出
A：頚静脈孔内で被膜を小切開し，被膜内で NIM-NEURO3.0 の反応を確認.
B：NIM-NEURO3.0 の反応がない部位で，被膜切開を拡大.
C：頚静脈孔内で被膜内腫瘍を減量.
D：頚静脈孔内腫瘍のやや厚い被膜前壁．この被膜の前内側に下位脳神経が走行する.
＊：頚静脈孔内腫瘍，＃：被膜の前内側壁.

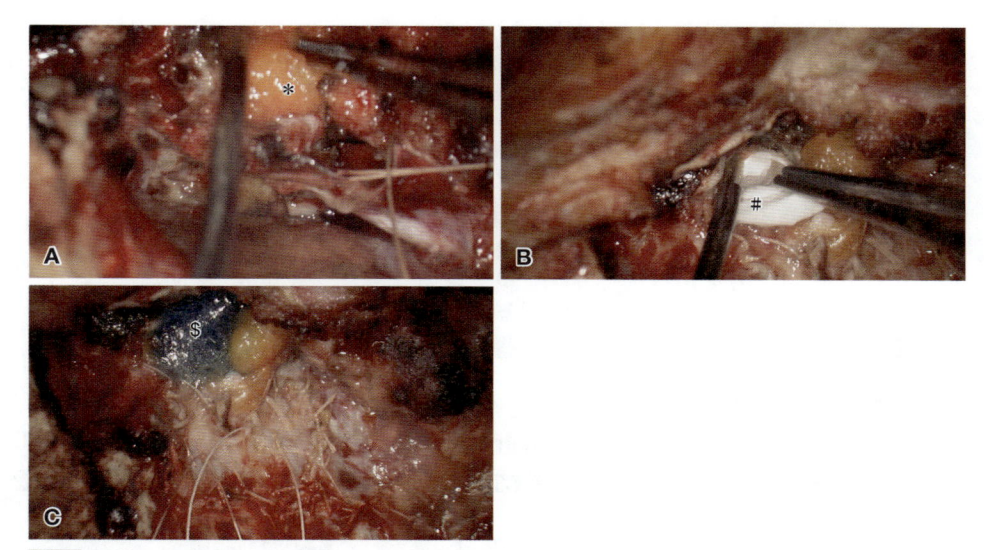

図8 硬膜の watertight な閉鎖による髄液漏予防
A：頚静脈孔周囲の硬膜欠損部に脂肪を充填，硬膜を plug するかたちとなるように脂肪を挟んで硬膜を縫合.
B：人工硬膜（DuraGen）を貼付.
C：DuraSeal 塗布.
＊：脂肪，＃：人工硬膜（DuraGen），$：DuraSeal.

頚部腫瘍 **（図6）**，頚静脈孔内腫瘍 **（図7）** を CUSA Clarity（Integra Japan）などを用いて丁寧に減量する.

腫瘍前方には内頚動脈が走行しているため，ドプラを適宜用いて確認するなどの注意が必要である. 腫瘍の減量によって inferior petrosal sinus などが開き，出血を認める場合はサージセルなどで適宜 packing して止血を行う. 頚静脈孔部では神経が密集しており，損傷の危険が高いため，NIM-NEURO3.0 の反応をみながら神経損傷の可能性が高いと判断した場合は，ここでも被膜内摘出にとどめる場合もある.

⑥ 閉頭

深部の硬膜は可能な限り縫合するが，完全な watertight に縫合することは難しい場合が多い. そのため，腹部より採取した脂肪を硬膜欠損部に plug するかたちで縫合固定し **（図8A）**，watertight に閉鎖する. 必要時はさらに人工硬膜（DuraGen〔Integra Japan〕）を貼付 **（図8B）**，DuraSeal（Integra Japan）を塗布し **（図8C）**，髄液漏を予防する. 後頭蓋窩の骨弁をチタンプレートで固定し，頚静脈孔を含めた骨削除部位に脂肪を充填し，mastoidectomy の際に除去した皮質骨を固定し，閉頭とする.

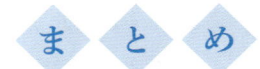**ま と め**

- 術前症状，年齢，再発例などの状況によっては全摘出を優先し，代償が期待できる下位脳神経障害は許容されることもあるが，良性腫瘍であるため，基本的には被膜内摘出なども考慮した機能温存を目指す．

- 顔面神経機能の温存や，術前内耳構造が保たれている高度聴力障害症例に対する聴力回復を目指した手技は必須である．

- 硬膜内/頚静脈孔内/頚部の神経走行や，jugular bulb周囲のinfralabyrinthine triangleやoccipital condyleなどの骨解剖を十分に理解し，丁寧な骨削除・剥離操作を行うことで安全に腫瘍を露出・摘出する．

文献

1）Samii M, et al: Surgical treatment of jugular foramen schwannomas. J Neurosurg 82: 924-32, 1995
2）Aftahy AK, et al: Surgical Management of Jugular Foramen Schwannomas. Cancers（Basel）13: 4218, 2021
3）Sanna M, et al: Nonvascular lesions of the jugular foramen: the gruppo otologico experience. Skull Base 19: 57-74, 2009
4）細川清人ほか：片側声帯麻痺に対する手術治療の最適化. 頭頚部外科 32：207-16, 2023
5）Kano H, et al: Stereotactic radiosurgery for jugular foramen schwannomas: an international multicenter study. J Neurosurg 129: 928-36, 2018
6）Goel A, et al: "Interdural" Surgical Strategy for Lower Cranial Nerve Neurinomas-A Report of 14 Cases. World Neurosurg 143: e261-7, 2020
7）Park ES, et al: A Single-Institution Retrospective Study of Jugular Foramen Schwannoma Management: Radical Resection Versus Subtotal Intracranial Resection Through a Retrosigmoid Suboccipital Approach Followed by Radiosurgery. World Neurosurg 88: 552-62, 2016
8）Fisch U, et al: The infratemporal fossa approach for the lateral skull base. Otolaryngol Clin North Am 17: 513-52, 1984
9）Katsuta T, et al: The jugular foramen: microsurgical anatomy and operative approaches. Neurosurgery 41: 149-201, 1997
10）Tucci DL, et al: Extreme Lateral Infrajugular Transcondylar Approach for Resection of Skull Base Tumors. 715-26（Brackmann DE, et al ed: Otologic Surgery. Elsevier, Philadelphia, 2010）

神経鞘腫 **4**

舌下神経鞘腫
hypoglossal schwannoma

矢木亮吉 大阪医科薬科大学脳神経外科学教室
二村 元 大阪医科薬科大学脳神経外科学教室
鰐渕昌彦 大阪医科薬科大学脳神経外科学教室

◆ はじめに

　舌下神経鞘腫は，舌下神経のシュワン細胞より発生する良性腫瘍である．臨床症状としては，舌下神経麻痺による舌萎縮や舌偏位といった症状が最も多く，78.7〜92.0％にみられる[1,2]．頚静脈孔神経鞘腫の Kaye らの分類[3] と同様に，腫瘍の存在部位によって，type A：硬膜内型，type B：舌下神経管を介して硬膜内外に存在するダンベル型，type C：硬膜外型に分類される．藤田らは舌下神経鞘腫 61 例を解析し，各々の頻度を 58％，24％，18％と報告している[4]．

1 手術の方針

　手術は，周囲脳神経を温存した頭蓋内から頭蓋外までの一期的摘出を基本としている．舌下神経の温存は困難であることが多いが，type A では温存することが可能な場合もある．

2 術式の選択

　Type A では舌下神経管入口部の観察が必要となるため，大孔外側部と後頭顆の背側 1/4 を骨削除する limited transcondylar approach を選択している．Type B では，舌下神経管内を硬膜外から観察できるように，大孔外側下部および後頭顆を骨削除する transcondylar approach を選択する．Type C で硬膜外の腫瘍成分が大きい症例や，尾側方向に進展している症例に対しては，環椎横突起腹側が術野となるので，high cervical approach を追加している．

3 術前検討

　単純 CT，3D-CTA，MRI（T1 造影強調画像，fast imaging employing steady-state acquisition：FIESTA）などを融合した 3D 画像を作成している．骨縫合線と静脈洞の位置関係や S 状静脈洞の左右差，condylar emissary vein の発達の有無，椎骨動脈の走行，舌下神経管拡張の有無，腫瘍の頭蓋外病変の進展位置などの把握が，術中操作には欠かせない．

　以下に，体位（頭位），皮膚切開，開頭範囲，腫瘍摘出，閉創について段階的に解説する．

4 体位（頭位）（図1）

　体位は lateral position を基本としている．上半身は 20° ほど挙上し，頭位を心臓よりやや高くするとともに，頭蓋頚椎移行部が開大するように vertex を下げる．手術台が術者の邪魔にならないように，患者背側を手術台の端に寄せる．顕微鏡の視軸を確保するため，病側肩は尾側へ牽引する．また，術後の腰痛を予防するため，直線肢位とせずに腰部を両足とともに屈曲させる．術後の頚部痛，褥瘡，上腕神経損傷，腓骨神経麻痺の報告もあるため，クッション性の高

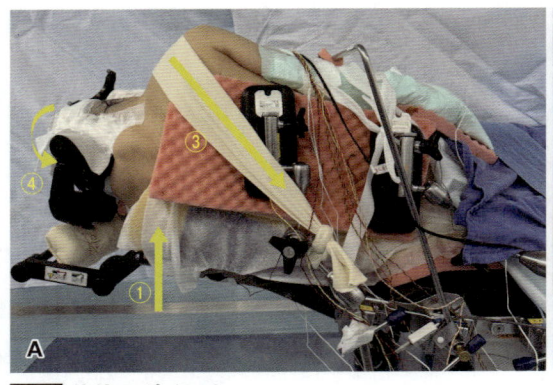 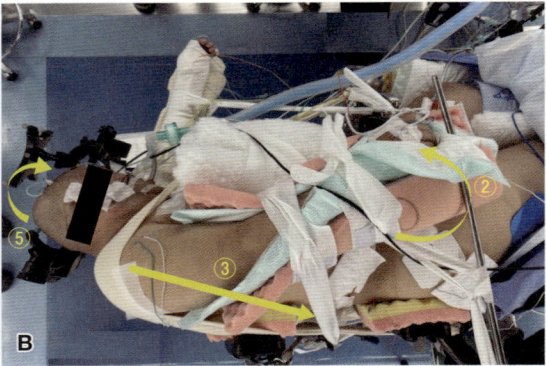

図1 体位のポイント
A：背面から．B：真上から．
①上体を20°ほど挙上．
②腰部は両足とともに屈曲．
③顕微鏡の視軸を確保するため，肩は尾側へ牽引．
④側屈にて vertex down．
⑤頚部は屈曲し，下顎と前胸部は二横指ほどの距離をとり，気道の圧迫を避ける．

いマットを使用し，良肢位を保つ．

　頚部は前屈させるが，気道を確保して静脈還流障害を避けるため，下顎と前胸部の間に二横指ほどの距離を確保する．Vertex down の程度としては，過剰な側屈は術後頚部痛の原因となるため，切開部の皮膚面が床面と水平となるようにしている．頚部の回旋に関しては，側屈前の顔面正中の矢状面が床面と水平となる状態を neutral として，錐体骨側（メッケル腔や内耳道）の操作が主となる場合は face down，脳幹側の操作が主となる場合は neutral からわずかに face up とする．舌下神経鞘腫の場合はわずかに face down としていることが多いが，腫瘍の大きさや進展方法によって適宜調節している．

5 皮膚切開

　皮膚切開は，**図2**のように開頭内側縁を頂点とした V 字型とし，筋肉が厚い男性の場合は皮膚の厚みが術野の妨げとなるため，同点を内側（背側）へ一横指ずらした点を頂点とした V 字型とする．V 字型切開の利点は，切開線が毛流に対して垂直に近くなることで，直線/S 字型/

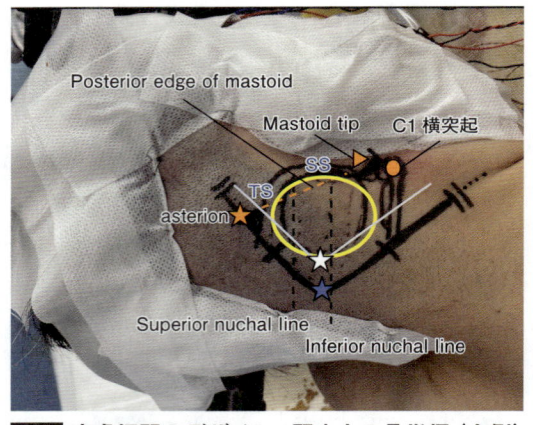

図2 皮膚切開のデザイン，頭皮上の骨指標（右側）
皮膚切開は開頭内側縁（☆）を頂点とした V 字とし（白線），筋肉が厚い男性では同点を内側（背側）へ一横指ずらした点（★）を頂点とする（黒線）．
開頭範囲（〇），asterion（★），posterior edge of mastoid（オレンジ色破線），Mastoid tip（▲），C1 横突起（●）．
TS：transverse sinus．SS：sigmoid sinus．

C 字型などの皮膚切開と比較して創が目立たない点，様々な大きさの開頭に対して汎用性が高い点であると考える[5,6]．尾側の切開線が hair line を越える場合は，可能な限り皮膚の皺襞に一致させるように配慮している．皮膚切開から後頚筋群の処置は以下のステップで行う**(図3)**．

　まず，頭側の皮膚切開より行い，直下の筋膜

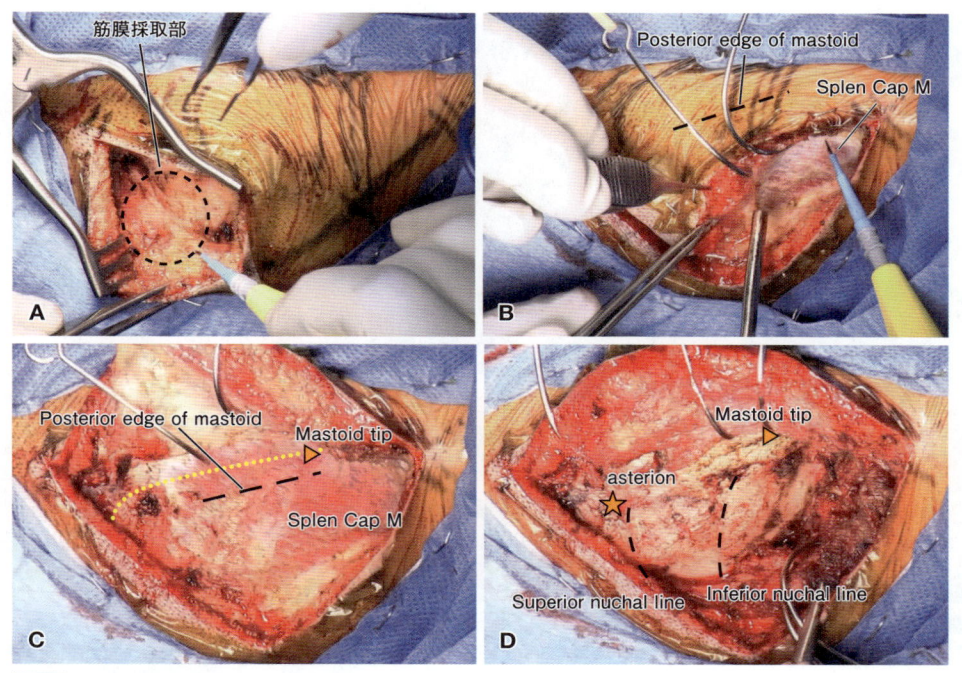

図3 皮膚切開・後頚筋群の処理
A：頭側皮膚切開の直下で筋膜採取を行う.
B：尾側皮膚切開での頭板状筋を露出する. 頭板状筋の筋線維は尾側皮切に直交して posterior edge of mastoid へ向かう.
C：頭板状筋上から posterior edge of mastoid, mastoid tip を触れ, 切離部（黄色点線）を決める.
D：頭板状筋を停止部から剥離し, 深部筋群と一塊に翻転し, 後頭骨を露出する.
Splen Cap M：頭板状筋（splenius capitis muscle）.

（後頭筋）を円形に採取する. 同部で後頭筋の筋線維を確認できることは稀であり, 筋膜上の loose areolar tissue をアンダーマインするかたちで剥離し, 直下の筋膜を切離・採取している.

次に, 尾側の皮膚切開を行い, 頭板状筋の layer を確認する. 尾側の皮膚切開線とほぼ直交して posterior edge of mastoid へ向かう筋線維の走行を確認することで, 比較的容易に頭板状筋の同定が可能である. 頭板状筋の筋腹には切り込まずに針型モノポーラの凝固モードを用いて剥離していくと, 胸鎖乳突筋は皮弁側に残り, 外側へ翻転される. 翻転の範囲は posterior edge of mastoid と mastoid tip が頭板状筋上から触れるところまでを目安とし, mastoid tip よりも前方までの剥離は facial nerve の損傷に注意する.

頭板状筋を posterior edge of mastoid, superior nuchal line で切離する. 筋停止部を切開することで筋肉の損傷を回避し, 術後の筋萎縮や固縮の予防に配慮している.

頭板状筋を深部の筋群と一塊に尾背側へ翻転し, 後頭骨を露出する. 後頚筋群は強固に骨に停止しており, 骨膜剥離子での剥離では筋挫滅や剥離不十分となることが多いので, 針状のモノポーラを凝固モードで骨に押しつけるようにして剥離操作を行う. 剥離の際, inferior nuchal line に停止する大後頭直筋・上頭斜筋, digastric groove に停止する顎二腹筋後腹を確認しながら操作し, inferior nuchal line より尾側では椎骨動脈の損傷に注意する. この時点で, 大後頭孔縁と腹側の後頭顆が確認できる. また, 上頭斜筋を腹側へたどることで, 第一頚椎の外

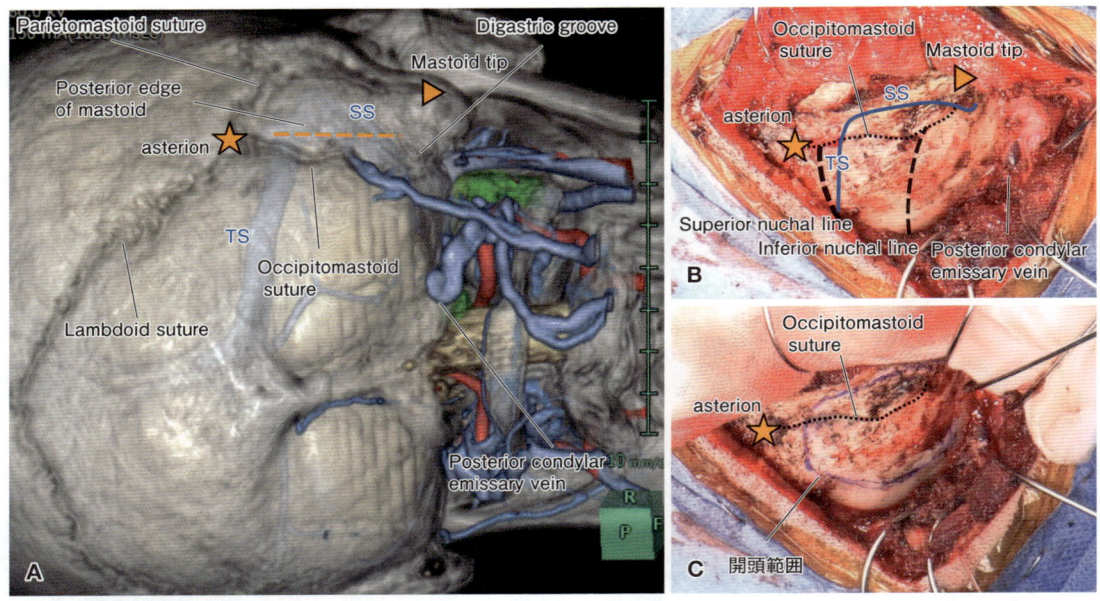

図4 開頭範囲の決定

A：CT-MRI fusion の 3D シミュレーション画像．Asterion や occipitomastoid suture，TS，SS の位置関係を確認する．

B：後頭骨の露出後に，骨上の landmark から TS，SS の走行を確認する．

C：TS，SS の位置を基準に開頭範囲を決定する．

TS：transverse sinus. SS：sigmoid sinus.

側槐と横突起が確認できる．

　頭蓋外腫瘍が存在し，high cervical approach を施行する際には，後頭骨頚静脈突起と軸椎横突起の間に存在している外側頭直筋を切除する必要がある[7]．この筋肉を切除することで，舌下神経管から頭蓋外へと連続していく腫瘍が同定される．

 開頭範囲

① 開頭のポイント

　後頭蓋窩の開頭には，頭皮上の骨指標，静脈洞の走行が重要であり，これをもとに開頭範囲や皮膚切開を決定する．

1. 頭皮上の骨指標

　Mastoid tip, digastric groove, posterior edge of mastoid, asterion が挙げられる．痩型の患者では，mastoid tip の尾側に C1 横突起を確認できる．Mastoid tip から digastric groove に触れ，groove に沿って頭側へ posterior edge of mastoid をたどっていくと，陥凹部として asterion が同定できる．外耳孔上縁と inion を結ぶ線は横静脈洞に相当するとされ，その陥凹が同線上にあるかどうかも同定の一助となる．

2. 静脈洞の走行

　静脈洞の走行の把握には，術前画像や 3D シミュレーション画像が重要となる．画像からは mastoid air cells の大きさや，emissary vein の発達程度を確認でき，3D シミュレーション画像からは asterion や occipitomastoid suture と transverse sinus（TS），sigmoid sinus（SS），transverse-sigmoid junction（T-S junction）の位置関係が確認できる（**図4A**）．特に，舌下神経鞘腫では，腫瘍によって anterior condylar vein（venous plexus of hypoglossal canal）の還流が障害されているので，代償的に posterior con-dylar emissary vein が発達していることが多

い．よって，顆管や posterior condylar emissary vein の大きさを把握しておくことが重要である．

下位脳神経を扱う手術では基本的に lateral suboccipital approach を選択し，腹側は SS 後端が確認できるまで，尾側は inferior nuchal line より下面の項平面までの骨削除が必要である．背側はおおよそ SS 後端から 4 cm ほどまで開頭し，頭側は腫瘍の進展に応じて決めている（図4B，C）．

② 開頭の手順

開頭には high speed drill を用いており，開頭範囲に沿って 4～6 mm の cutting burr を用いて骨削除を行う．Brush like stroke，eggshell technique，paper thin technique を意識して骨削除し，内板まで菲薄化させた後にケリソンパンチに持ち替えて内板を除去している．これにより，硬膜や静脈洞を損傷することなく開頭している．静脈洞を損傷した際は，頭位挙上によって出血がコントロールできるようになったところで，サージセル・アブソーバブル・ヘモスタットニューニット（ジョンソン・エンド・ジョンソン）やフィブリン糊を用いて止血操作を行う．Mastoid air cell は術野確保に必要であれば躊躇（ちゅうちょ）せずに開放し，血液や髄液などの垂れ込みは骨蝋を充填することで対処している．

尾側の骨成分は薄いため，リュウエルにて削除して大孔外側の骨削除に移る．大孔外側の骨削除には 4 mm 極粗の diamond burr を用いて，硬膜翻転した際に舌下神経管の視軸が確保できるまで骨削除を行うが，環椎後頭間を横走する椎骨動脈とその周囲の静脈叢を損傷しないように注意が必要である．Posterior condylar emissary vein が発達している場合には不用意な損傷は避けて，十分な露出後に双極凝固子で徐々に凝固縮小させるか，糸で結紮して縮小させな

がら切除し，後頭顆を露出させる．後頭顆の尾側では白色の環椎後頭関節が確認できるため，ここで 3 mm の diamond burr に持ち替えて condyle の骨削除を開始する．Condyle を舌下神経管まで骨削除すると，管内の腫瘍が透見される．腫瘍が舌下神経管内に充満していても，anterior condylar vein からの出血が認められる場合があるので，酸化セルロース綿で止血する（図5A，B）．

硬膜外腫瘍は舌下神経管から連続していて，周囲組織の剥離を行い，露出する．この際，頸静脈は術野の腹側へ圧排し，腫瘍の被膜を同定する．また，硬膜外腫瘍が尾側に進展し，環椎横突起が発達している症例では，視軸やワーキングスペースの確保のために環椎横突起を削除することも有用な手技となる．環椎横突起下面を起始とする下頭斜筋や肩甲挙筋を温存するため，横突起骨削除は頭側のみとしている．横突起上面に起始する上頭斜筋は，condyle の骨削除時や硬膜外腫瘍の摘出時に術野の妨げになる場合は切離する．

Condyle の削除については，関節を温存して舌下神経管の開放にとどめれば，術後に不安定性を来すことはない．

腫瘍摘出

基本的には，周囲脳神経や穿通枝との剥離操作など，集中力を要する硬膜内操作をはじめに行い，その後に舌下神経管内から硬膜外の順に摘出操作を進めている．

① 硬膜内操作

硬膜は尾側部分をまず切開し，lateral medullary cistern より髄液を排除し，後頭蓋窩の圧を下げる．髄液排出後，硬膜を C 字型に切開し，硬膜下で下位脳神経の走行を確認する．下位脳神経を損傷しないように腫瘍表面を焼灼切開す

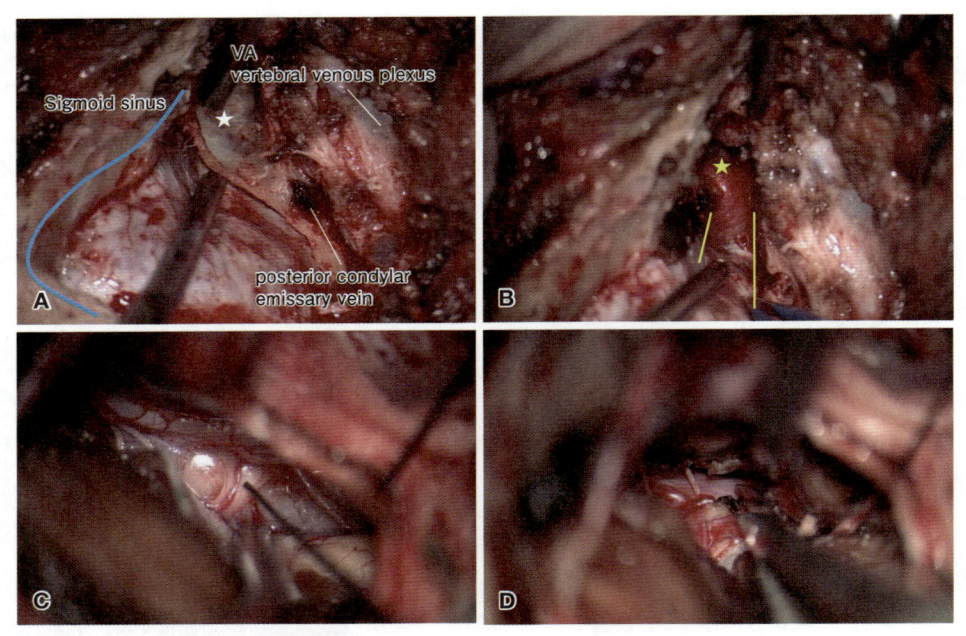

図5 舌下神経管開放，硬膜内操作
A：Condyle の骨削除を行っていくと，舌下神経管内の anterior condylar vein（☆）を示唆する色調が透見できる．
B：舌下神経管が開放され，管内硬膜（黄色線）および硬膜外腫瘍（★）が観察できる．
C：NIM により下位脳神経を確認し，腫瘍摘出に移る．
D：腫瘍化している舌下神経の中枢側を確保し，正常神経側で焼灼切離．

る．囊胞性腫瘍では囊胞内容液を排出し，充実性腫瘍では超音波手術器を用いて内減圧を行う．

腫瘍内部の止血には，低出力での凝固か酸化セルロース綿などの止血デバイスを用いている．内減圧後に，下位脳神経や椎骨動脈，後下小脳動脈，小脳軟膜などの周囲組織との剥離を慎重に行う．舌下神経管入口部が観察できれば，腫瘍栄養血管である上行咽頭動脈分枝を確認できる場合があり，確認後に切離する．腫瘍中枢側で正常舌下神経から腫瘍化している部分が確認できれば，正常神経側で焼灼切離する．末梢側は舌下神経管近傍で切離し，硬膜内腫瘍を摘出する（**図5C，D**）．

硬膜内操作では，小脳の牽引に注意が必要である．尾側から頭側へ小脳を持ち上げ，さらに小脳を手前に引き上げるようなイメージで行い，内耳神経に張力がかからないように配慮する．脳べらは小脳を圧排するのではなく，保持

するようなイメージで尾側から頭側へ適切な力で持ち上げる．

② 舌下神経管内操作

開放した舌下神経管内の硬膜をフェザーメスにて切開し，内部に腫瘍成分を確認する．舌下神経管内で腫瘍化していない舌下神経が確認できても，腫瘍の遠位部では切断することがほとんどで，病側の舌下神経機能を温存することはできない場合が多い．腫瘍摘出後は圧排された anterior condylar vein からの静脈性出血を来すことがあるので，血液が硬膜内へ流入しないようにコントロールしながら，酸化セルロース綿で止血している．

最後に，硬膜内から舌下神経管内へと連続する部位には，副神経が横走しているため，この舌下神経管入口部に腫瘍が残存していることがある．副神経を損傷しないように注意を払いながら，腫瘍の取り残しがないように十分確認す

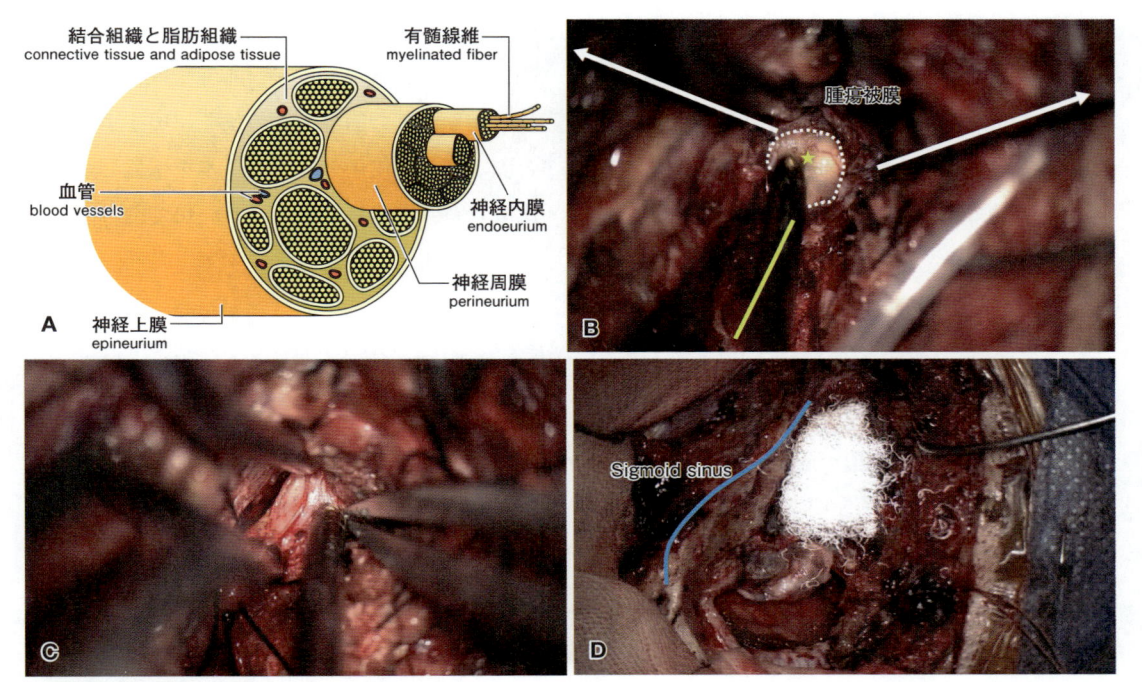

図6 硬膜外操作，閉創

A：神経解剖．
B：舌下神経管（黄色線）を開放し，外側に視軸を移すと硬膜外腫瘍成分が確認できる．腫瘍の被膜を切開し，腫瘍（）と周囲膜成分の境界を剥離し，糸にて牽引している（矢印）．
C：末梢側の正常神経を引きずり出して確認する．これで全摘出と判断．
D：環椎後頭関節，condyle 骨削除部分に ReBOSSIS-J を充填．

る．確認しにくい場合には，後頭蓋窩の硬膜切開を舌下神経管までつなげて確認するのも有用である．

③ 硬膜外操作

　正常神経の解剖は**図6A** に示すとおりであるが，神経鞘腫は有髄線維周囲のシュワン細胞が腫瘍化しているため，理論上は腫瘍の周囲は神経周膜・神経上膜で覆われることになり，我々はそれを腫瘍の被膜と認識している．硬膜外腫瘍の周囲には下位脳神経が密集しており，走行している正常組織を損傷せずに摘出するため，我々は腫瘍の被膜のみを切開し，その膜内での摘出操作を心がけている（**図6B, C**）．被膜の切開後，剥離子を用いて膜と腫瘍を剥離し，膜成分を糸で吊り上げてから，腫瘍内減圧および剥離，摘出を行う．腫瘍深部で腫瘍成分を牽引し，正常舌下神経と思われる神経組織が確認できれば末梢端と判断し，焼灼切離する．摘出腔にはサージセルを留置し，止血する．

8 閉創

　舌下神経管が開放され，硬膜内外が連続しているので，硬膜貫通部の閉鎖を確実に行わなければならない．開頭時に採取した筋肉片（外側頭直筋，上頭斜筋など）を硬膜貫通部から舌下神経管に留置し，フィブリン糊にて固定する．硬膜閉鎖は皮切後に採取した筋膜を用いて硬膜欠損部をパッチする．硬膜外には DuraGen 人工硬膜（Integra Japan）やネオベール（グンゼメディカル）などを用いて補強し，フィブリン糊を散布している．後頭顆を骨削除しているので，筋肉片で髄液漏を防止した後，β-TCP と生体吸収性ポリマーで構成される ReBOSSIS-J（帝人ナカシマメディカル）や開頭時に採取した

自家骨を閉創時に condyle 骨削除部分に充填し，関節の癒合を促すようにしている（**図 6D**）.

開頭時に mastoid air cell を開放した場合は，開頭時に充填した骨蝋を除去し，air cell 内に筋肉片や脂肪織を詰めて，採取した筋膜およびフィブリン糊によって閉鎖している．骨片は air cell を避けて titanium plate で固定し，頭板状筋より深部の筋群を元の位置に戻すように縫合固定する．皮下ドレーン 1 本を留置し，皮下は吸収糸，皮膚はステープラーにて縫合する.

ま と め

● 後頭蓋窩の正常解剖の知識を深めて，画像を用いた入念な術前検討を行う.

● Transcondylar approach では condyle の舌下神経管外側のみを削除し，関節は温存する.

● 周囲脳神経を温存した頭蓋内から頭蓋外までの一期的摘出を目指す.

● 硬膜内と舌下神経管内腫瘍は全摘出し，硬膜外（頭蓋外）腫瘍は被膜内摘出にとどめて，下位脳神経や内頚動脈を温存する.

文献

1）金子陽一 ほか：舌下神経麻痺を伴わない頭蓋内舌下神経鞘腫の 1 例．脳外誌 21：144-9，2012
2）宮森正郎 ほか：舌下神経鞘腫の 1 例．脳外誌 1：265-9，1992
3）Kaye AH, et al: Jugular foramen schwannomas. J Neurosurg 60: 1045-53, 1984
4）藤田晃司 ほか：舌下神経鞘腫の 1 例．No Shinkei Geka 22：775-9，1994
5）鰐渕昌彦 ほか：Lateral suboccipital retrosigmoid approach とその variation．脳外誌 23：802-11，2014
6）Ueberschaer M, et al: A prospective randomized comparison of functional and cosmetic outcomes of a coronal zigzag incision versus a conventional straight incision pattern for craniotomy. J Neurosurg 140: 1769-76, 2023
7）鰐渕昌彦：頚静脈孔神経鞘腫における神経機能温存を目指した手術．脳外誌 28：424-30，2019

下垂体腫瘍 1

神経内分泌腫瘍：非機能性

竹内和人　名古屋大学脳神経外科

はじめに

　非機能性下垂体神経内分泌腫瘍（non-functioning pituitary neuroendocrine tumor：NF-PitNET）は，腫瘍の mass effect による周辺の組織の圧排によって症状を呈する．視機能障害を主とした神経症状が初発症状であることが多く，時に下垂体機能低下症を呈する．腫瘍のサイズは比較的大きなものが多く，時として長径 4 cm を超える巨大 PitNET にも遭遇する．このような症例では術前に綿密な手術戦略を立てることが重要である．手術の主目的は，安全な範囲での最大限の腫瘍摘出である．

　本稿では，下垂体機能低下や術後髄液漏，術後血腫形成などの合併症を抑えた治療戦略について述べる．

1 経蝶形骨洞手術（transsphenoidal surgery：TSS）

① 体位（図1）

　仰臥位で静脈出血を抑えるため，上体をやや挙上する．術者は患者右側肩口に立つ．術者に鼻孔が向くように頭部を反対側に傾けることでスムーズな機器操作が可能になる．術者が自然な体位で正対できるように，内視鏡モニタは患者を挟んで対側に設置する．頭蓋底再建に皮下脂肪などを利用する場合には，腹部あるいは大腿をあらかじめ消毒しておく．

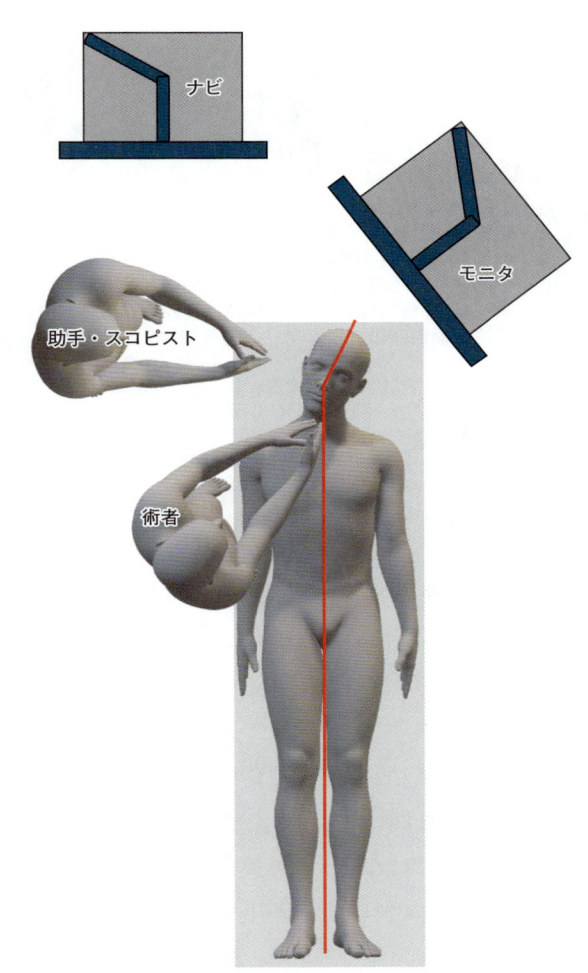

図1　患者体位と配置
患者の上体は 15〜20°ほど挙上させ，頭部は図のように反対側に傾けるようにする．モニタは患者を挟んで術者対側に置く．

② アプローチ〜硬膜切開（図2）

　前処置としてエピネフリン含有綿片を両鼻腔内に挿入し，鼻腔内粘膜の decongestion を行う．蝶形骨洞へのアプローチ方法は大きく分け

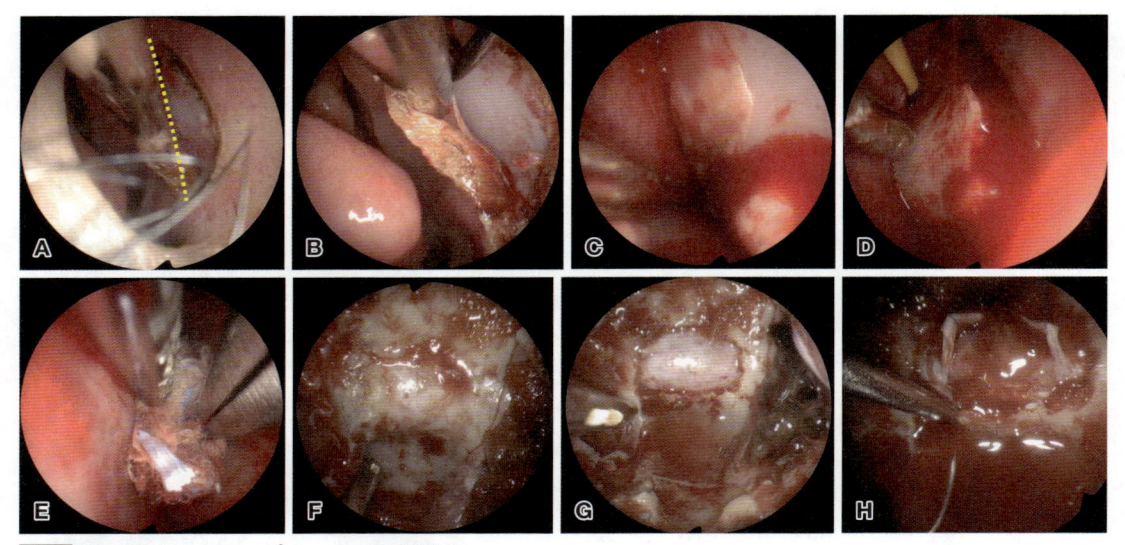

図2 経中隔法によるアプローチ〜硬膜開窓
A：粘膜切開. 軟骨膜が残っている状態では軟骨面がやや赤く観察される.
B：軟骨膜を切開し剥離すると, 白く弾性硬の軟骨が露出される.
C：中隔軟骨と骨の関節部. 比較的容易に脱臼可能である.
D：蝶形骨洞前壁を露出し, 両側自然孔から蝶形骨洞内に筒状に入り込む粘膜を離断.
E：蝶形骨洞前壁にエピネフリン含有綿片を挿入し, やや外側にガーゼを押しやると蝶形骨洞の剥離および止血が完了する.
F：蝶形骨洞内粘膜を側窩に温存し, SURGICEL NU-KNIT（Ethicon）を用いて保護した.
G：トルコ鞍開放. 両側海綿静脈洞が露出されるまで開放している.
H：硬膜切開後テンティング.

て自然孔拡大法と経中隔法が存在する. 本稿では経中隔法について記す. 自然孔拡大法については「下垂体腫瘍2 神経内分泌腫瘍：機能性（p.174〜）」で詳細に示されているため, そちらを参照されたい.

まず, 皮膚粘膜移行部近傍の鼻中隔粘膜を縦切開する（**図2A**）. 中隔軟骨の損傷に注意しつつ, 粘膜下ではなく, 軟骨膜下に剥離するように心がける（**図2B**）. 軟骨膜下に剥離を進めていくと, 中隔骨（篩骨垂直板, 助骨）と軟骨との関節部に至るが, わずかな力で骨膜下に侵入することが可能である. 骨膜, 軟骨膜下に剥離を進めることで, 粘膜剥離面からのoozingが抑えられるほか, 粘膜下に存在する蝶口蓋動脈中隔枝への直接的な操作を避けることができる. 蝶形骨洞前壁までの剥離ができた段階で, 中隔骨を脱臼させ摘出する（**図2C**）. この時, トルコ鞍

底再建への利用が可能なように, できるだけ大きな骨弁を採取するとよい. 蝶形骨洞前壁が露出できた段階で（**図2D**）, エピネフリン含有綿片を蝶形骨洞前壁に軽い力で押し付けることで, 粘膜面を止血しつつ粘膜の剥離が完了する（**図2E**）.

蝶形骨洞前壁をドリルあるいはケリソンロンジュール（イソメディカルシステムズ）で開放する. 骨開窓の目標は, 側方では両側内頚動脈, 上方は両側視神経が視認でき, 鞍結節部がスムーズに操作できるまで, 下方は蝶形骨洞底が平らとなるまでとするとよい. 最後部篩骨洞（いわゆる Onodi cell）を有する症例に対応するため, 両側視神経管は必ず視認する[1]. 蝶形骨洞内隔壁は可能な限り除去するが, 隔壁の多くは内頚動脈隆起に付着するため, 隔壁基部の除去には注意が必要である（**図2F**）[2]. 隔壁構造に

もよるが，トルコ鞍前面の粘膜を丹念に剥離し，蝶形骨洞側窩あるいは斜台前面に温存すると，閉鎖時に局所弁として利用可能である[3]．トルコ鞍底の開放は，側方は両側海綿静脈洞，上方は intercavernous sinus が露出するまで，下方はトルコ鞍底が平らとなるまでを目標とする（図2G）．

Knosp grade 3・4 などの海綿静脈洞内への浸潤がみられる症例では，浸潤側の内頚動脈前面の骨削除を行うことで海綿静脈洞内へのアクセスが容易となる．硬膜面からの出血に対しては，少量の酸化セルロースを骨縁に挿入するように留置することで容易に圧迫止血が得られる．硬膜切開法は施設によって異なるが，筆者らは逆Y字型を基本としている．硬膜切開後6-0プロリーン（ジョンソン・エンド・ジョンソン）で硬膜の吊り上げを行うと，腫瘍表面が露出されるとともに硬膜面に張力が発生するため剥離操作が容易になる（図2H）[4]．

③ 腫瘍摘出

PitNET では偽性被膜が認められることがある[5]．この偽性被膜は PitNET 組織由来ではなく，腫瘍によって圧縮された正常下垂体組織に由来しており，NF-PitNET 摘出の際に摘出を要するものではない．摘出方法としては，偽性被膜を温存した被膜内摘出と，偽性被膜ごと摘出する被膜外摘出が存在する．どちらの方法を選択したとしても，まずは正常下垂体を把握することが重要である．一般的には正常下垂体は左右どちらかに偏位して存在している．硬膜切開後に腫瘍被膜を硬膜面から剥離して表面を観察すると，外側部分で PitNET とは色合いの違う正常下垂体が捉えられることが多い．

● 被膜内摘出（図3）

偽性被膜を一部切開し，腫瘍を露出させ，必要な腫瘍検体を採取する．この時，鉗子などで腫瘍被膜ごと把持しないように，正中部の浅い部分，あるいはトルコ鞍底面から採取する．採取した後に腫瘍の内減圧を行っていくが，まず正中部を摘出して深部で正常下垂体を露出するようにする．吸引管を奥に押し付けてしまうと正常下垂体に負荷がかかるため，吸引先をわずかに浮かせるように腫瘍を吸引除去する．吸引管が組織に wedge すると吸引する音が途切れるため，常に吸引音をさせるように意識するとよい．正中部の腫瘍吸引を終えた後，正常下垂体側の腫瘍摘出に移る．深部で捉えた正常下垂体から外側・手前方向へ腫瘍を吸い戻るようにし，正常下垂体を面で捉えるように順に摘出する．

正常下垂体側の腫瘍摘出を終えた後，対側の摘出に移る．海綿静脈洞への浸潤がない場合には，正常下垂体側と同様の摘出方法を行うことで静脈性出血を抑えた摘出が可能である．浸潤がある場合には，内頚動脈の走行方向と並行に吸引管を動かす．摘出後に静脈性出血がみられた場合には酸化セルロースなどで止血を行うが，海綿静脈洞内をパッキングしてしまうと術後に膨張し，神経障害の原因となり得るため，海綿静脈洞内側壁を形成するような留置が望ましい．止血確認後，鞍上部に突出した腫瘍摘出を行っていく．このとき，2本の吸引管を用いて，一方の吸引管で腫瘍をトルコ鞍方向に引き寄せ，もう一方の吸引管で正常下垂体との境界面を吸引することで，くも膜損傷を抑えた摘出が可能である．摘出中に髄液漏がなければ，くも膜がトルコ鞍方向に風船状に突出する．この突出が得られない場合には深部に腫瘍が残存している可能性がある．

● 被膜外摘出（図4）

NF-PitNET に対する被膜外摘出は，術後の下垂体機能に影響を与えないとされている[6]．

神経内分泌腫瘍：非機能性

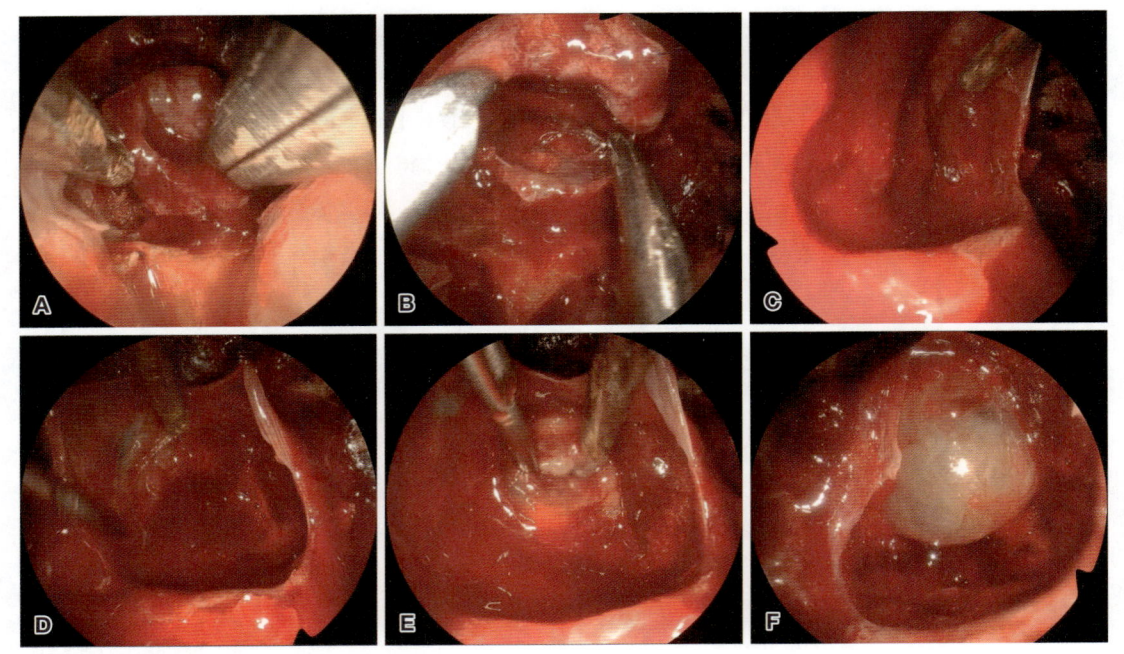

図3 被膜内摘出
A：腫瘍の浅い部分，トルコ鞍底面を意識して組織採取を行う．
B：トルコ鞍底面〜正中部の腫瘍を硬膜および下垂体組織が観察されるまで摘出する．
C：正常下垂体を意識しつつ，手前に戻るように腫瘍を吸引除去して海綿静脈洞近傍の正常下垂体を露出する．
D：反対側の腫瘍も同様に，海綿静脈洞内側壁を形成するように吸引除去する．
E：トルコ鞍内腫瘍の処理を終えた後，鞍上部の腫瘍摘出を行う．鞍上部は吸引管を2本用いて，片方の吸引管で腫瘍を保持しトルコ鞍方向にやや牽引，もう片方の吸引管で境界面を捉えるようにするとよい．
F：摘出後，くも膜がトルコ鞍方向に突出している．止血を十分に確認する．

筆者らは鞍上部伸展の強い症例や腫瘍の硬い症例に対して積極的に被膜外摘出を適応している．大型の PitNET 症例では腫瘍残存による術後血腫形成が危惧される．被膜外摘出による確実な摘出が有効であると考えている．

被膜外摘出の鍵は，摘出早期に被膜を捉えることである．まず，被膜と正常下垂体との境界を捉え，ある程度剥離を行い surgical plane を確認する．この後に病理標本採取，および内減圧を施行する．被膜近傍の内減圧は控えめにし，被膜の損傷を抑えることが重要である．剥離は正常下垂体側から開始し，トルコ鞍底面→後方→非正常下垂体側といったかたちで進めることで，常に正常下垂体との境界面を意識する．剥離の途中でも適宜減圧を行い，被膜への負荷を減らすと被膜の損傷が抑えられて境界面

を見失わずに摘出しやすくなる．

トルコ鞍内の剥離を行った後，鞍上部の剥離に移る．この際，前方→正常下垂体側→後方の順に剥離を進める．非正常下垂体側からの剥離も行うが，正常下垂体ごとの剥離にならないように注意が必要である．剥離は被膜の牽引を主とするのではなく，被膜を把持して，頭蓋内圧によってトルコ鞍方向に下垂した正常下垂体あるいはくも膜を頭蓋側に戻すようにすると被膜の損傷を抑えられる．

④ 再建

摘出腔を水で満たし，灌流することで水中下での観察が可能となる．水圧によってトルコ鞍方向に突出したくも膜が頭蓋側に戻るため，腔全体の観察が可能となる．この状態で止血を十分に確認する．摘出腔にコラーゲン素材（Dura-

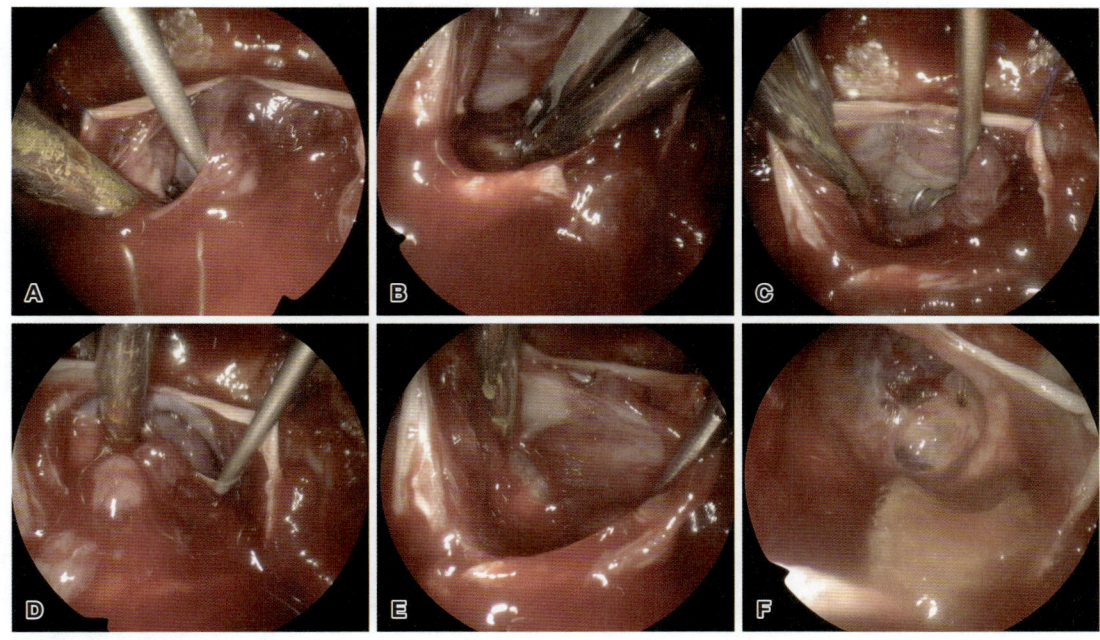

図4 被膜外摘出

A：正常下垂体を捉え，剥離面に剥離子および吸引管を挿入する．

B：吸引管で正常下垂体を，剥離子で腫瘍を捉え，箸のような動きで剥離を進める．正常下垂体を追いかけるように後面に至っている．剥離は前後方向であることを意識し，腫瘍をやや持ち上げるようにするとよい．

C：ある程度の内減圧を行ったうえで鞍上部の剥離を行う．正常下垂体あるいは下垂体被膜の存在を意識し，下垂体被膜を残すように腫瘍被膜を剥離する．

D：剥離は正常下垂体側→前方→非正常下垂体側の順にすることで正常下垂体ごとの剥離を避けることができる．

E：ある程度の剥離を行うと腫瘍がトルコ鞍方向に下垂する．被膜を鉗子で捉え，下垂体被膜あるいはくも膜を頭蓋内に戻すように押すと被膜の損傷を抑えた剥離が可能である．

F：摘出後，くも膜が確認される．

Gen〔Integra Japan〕，ゼルフォーム〔ファイザー〕）を，くも膜面→トルコ鞍内→硬膜面と層構造を形成するように留置する．この時，過度なパッキングにならないように注意が必要である．硬膜を6-0プロリーンで1～2針縫合し，補綴物の滑落を防止する．拍動が強い場合には鼻中隔骨あるいは吸収性プレートを用いて硬性再建を追加する．アプローチ時に局所粘膜弁が作成できた症例では，創部を粘膜弁で被覆し，フィブリン糊を散布して固定する[7]．

巨大 NF-PitNET の手術治療

NF-PitNET は時として巨大な状態で発見される．伸展方向に応じた治療戦略を立てる(Point ❶)．

Point

❶ 長径4cmを超えると巨大 PitNET に分類され，伸展方向によって手術難易度が大きく異なる．手術戦略の基本は"ふだんの PitNET に近づける"ことであると考える．例えば，鼻腔内に突出するような病変であれば鼻腔内を先に処理し，蝶形骨洞を作るようにする．海綿静脈洞に突出する場合には，海綿静脈洞内は別腫瘍と捉えながら正中部の処理を先に行う．鞍上部に突出する場合には，頭蓋内圧や吸引による牽引でトルコ鞍方向に寄せる，あるいは同時手術によって腫瘍をトルコ鞍方向に寄せてもらう．術前に戦略を十分に練ることで安全に最大限の摘出が可能になる．

① 蝶形骨洞内に拡大する NF-PitNET

蝶形骨洞内や鼻腔内への突出が大きな症例では，まずトルコ鞍を形成するように蝶形骨洞内腫瘍の摘出を先行するべきである．副鼻腔・鼻腔内腫瘍の多くは薄い粘膜に覆われているため，内減圧を行いつつ，腫瘍を被覆している粘膜を腫瘍被膜に見立てて中心部に寄せるように摘出するとよい．内減圧の際に出血が多い場合には，篩骨洞を経由するルートを確保し，腫瘍の最外側からアクセス可能なルートを確保すると出血を抑えることが可能になる．一見して大きな腫瘍でも，手順を踏むことで出血を抑えた安全な摘出が可能となる．

② 海綿静脈洞方向への伸展がみられる NF-PitNET

海綿静脈洞内には内頚動脈や外転神経をはじめとした多くの脳神経が走行するため，摘出については細心の注意が必要である．可能であれば外眼筋モニタリングを併用する．同部位は放射線治療も選択可能であるため，どの程度まで摘出するか術前に十分な検討を行っておく．海綿静脈洞内腫瘍は吸引による摘出を主とする．吸引管は対象に押し付けることなく，やや浮かせた状態としてwedgeさせないようにする．吸引管操作は神経構造を理解し，これらと直行するような動きは避けるべきである．摘出がある程度進むと静脈洞が開放され，出血がみられることがある．この時に出血点に酸化セルロールを充填してしまうと，神経圧迫の原因となり得るため，海綿静脈壁を形成するように止血剤を板状にして軽く留置するとよい．

③ 鞍上部への伸展がみられる NF-PitNET

鞍上部への主な伸展ルートは正中部と海綿静脈洞上壁（oculomotor triangle）である．正中部での突出は前述の方法で多くが摘出可能であるが，突出が大きな場合には拡大法が有効である．拡大法については「下垂体腫瘍3 頭蓋咽頭腫（p.181〜）」を参考にされたい．

頭蓋内に侵入する前（髄液排出前）に鞍上部突出部を内部から吸引・内減圧すると，頭蓋内圧によって鞍上部突出部腫瘍をトルコ鞍方向に寄せることが可能である．この操作を先行してから頭蓋内操作に入ることで，剥離面を捉えやすくする．巨大 PitNET では腫瘍表面に穿通枝が癒着していることが多いため，癒着が高度な場合には，癒着部の腫瘍を島状に残して重要構造物の損傷を避ける．海綿静脈洞上壁部分からの突出は，oculomotor nerve の位置を確認したうえで海綿静脈洞内部から上方に向けて吸引操作をすると摘出可能なことが多い[8]．腫瘍が硬い場合には頭蓋内で内頚動脈位置や動眼神経走行を確認し，鞍隔膜を切開すると腫瘍へのアクセスルートを作成することが可能になる[9]．同部位は摘出リスクを考えて残存させることも考慮する．

④ 頭蓋内伸展が高度な NF-PitNET

頭蓋内で大きく外側方向へ伸展がみられる症例では，拡大法を用いたとしても経鼻術のみでの対応は困難である．このような症例では経鼻開頭同時手術（combined surgery）を選択する．筆者らは，開頭側を keyhole 内視鏡手術とすることで侵襲を抑えた治療を目指している．

PitNET はトルコ鞍内から発生するものであり，発生部位に寄せるような摘出操作を心がける．Combined surgery における開頭術者の役割は積極的な摘出操作ではなく，① 複数視野による術野情報の向上，② 頭蓋内血管・神経の剥離，③ 腫瘍の経鼻側への誘導，である．PitNET摘出の主役は経鼻側であり，開頭側は補助と考えるとよい．

まとめ

● 非機能性神経内分泌腫瘍の治療の目標は機能温存，
　安全性に配慮した最大限の摘出である．

● 被膜外・被膜内摘出などの種々の摘出方法を適宜選択し
　組み合わせることで最大限の摘出を目指す．

● 巨大腫瘍の摘出では術前検討を十分に行い，
　経鼻開頭同時手術などの術式を考慮に入れた戦略を練るとともに，
　安全な切除範囲をあらかじめ検討する．

文献

1) Shin JH, et al: The Onodi cell: an obstacle to sellar lesions with a transsphenoidal approach. Otolaryngol Head Neck Surg 145: 1040-2, 2011

2) Fernandez-Miranda JC, et al: Sphenoid septations and their relationship with internal carotid arteries: anatomical and radiological study. Laryngoscope 119: 1893-6, 2009

3) Amano K, et al: Repair and prevention of cerebrospinal fluid leakage in transsphenoidal surgery: a sphenoid sinus mucosa technique. Neurosurg Rev 39: 123-31, 2016

4) Takeuchi K, et al: Quick and simple dural threading technique for transsphenoidal surgery-dural tenting, haemostasis and skull base reconstruction. Acta Neurochir（Wien）164: 1619-22, 2022

5) Qu X, et al: The pseudocapsule surrounding a pituitary adenoma and its clinical significance. J Neurooncol 101: 171-8, 2011

6) Kinoshita Y, et al: The Surgical Side Effects of Pseudocapsular Resection in Nonfunctioning Pituitary Adenomas. World Neurosurg 93: 430-5. e1, 2016

7) Ishikawa T, et al: Three types of dural suturing for closure of CSF leak after endoscopic transsphenoidal surgery. J Neurosurg 131: 1625-31, 2018

8) Zenonos GA, et al: Endoscopic Endonasal Transoculomotor Triangle Approach for the Resection of a Pituitary Adenoma with Ambient Cistern Extension. J Neurol Surg B Skull Base 79: S283, 2018

9) Deng S, et al: Usefulness of Opening the Diaphragma Sellae Before Transecting Interclinoidal Ligament for Endoscopic Endonasal Transoculomotor Triangle Approach: Technical Nuances and Surgical Outcomes. World Neurosurg. 185: e731-40, 2024

神経内分泌腫瘍：機能性

福原紀章 *虎の門病院間脳下垂体外科*

◆ はじめに：機能性下垂体神経内分泌腫瘍の手術

下垂体神経内分泌腫瘍（pituitary neuroendocrine tumor：PitNET）は，臨床的にホルモンを過剰産生する機能性 PitNET と，ホルモン過剰症状を引き起こさず mass effect のみを症状とする非機能性 PitNET に大別される．非機能性 PitNET は，腫瘍サイズが大きくなく神経圧迫症状を呈さない場合は経過観察とするのが一般的であるが，機能性 PitNET は，過剰に分泌されるホルモンによる代謝障害などのため，基本的に治療が必要な疾患である．

機能性 PitNET には，先端巨大症，TSH 産生 PitNET，プロラクチン産生 PitNET（プロラクチノーマ），クッシング病，機能性 FSH 産生 PitNET がある．また，GH，プロラクチン，TSH はそれぞれ同時に複数のホルモンを産生する腫瘍がある．プロラクチノーマの治療の第一選択はカベルゴリンによる薬物療法であるが，そのほかの腫瘍は手術が第一選択になる．

術前評価と薬物療法

機能性 PitNET の診断には，下垂体前葉ホルモンとその標的ホルモンの測定が必須である．先端巨大症，TSH 産生 PitNET，プロラクチノーマはホルモン測定で十分診断が可能であるが，クッシング病は基礎値のみでは診断が難し

いため，症状から疑われる場合には入院精査を行う必要がある．また，なかには身体症状が乏しく，一見して非機能性 PitNET と思われるものの，軽度の副腎皮質ホルモン（adenocorticotropic hormone：ACTH）自立分泌を示す「サブクリニカルクッシング病」と呼ばれる病態がある．これは腫瘍摘出によって高血圧や糖尿病などの全身合併症が改善するため，腫瘍が小さくとも手術適応となるので，既往症などから予測する必要がある．

プロラクチノーマのみならず，機能性 PitNET には有効性のある薬物がある．先端巨大症では第一世代ソマトスタチンアナログのオクトレオチド，ランレオチド，第二世代ソマトスタチンアナログのパシレオチド，およびドパミンアゴニストのブロモクリプチンが保険適用となっている（カベルゴリンも効果はあるが保険適用となっていない）．TSH 産生 PitNET にはランレオチドが，クッシング病にはパシレオチドが保険適用となっている．これらの薬剤ではホルモン抑制とともに腫瘍縮小が得られる場合がある．

先端巨大症における術前の薬物療法は，一般的な使用は手術成績に寄与しないため推奨されていないが，巨大腫瘍では腫瘍の縮小によって手術が容易になり成績がよくなる可能性があるので，症例によっては検討してもよいと思われる[1]．TSH 産生 PitNET では甲状腺ホルモン高

値のまま手術を行うと，稀ではあるが甲状腺クリーゼを生じて重篤な状態となる可能性があるため[2]，術前にランレオチド，または抗甲状腺薬を用いて甲状腺機能をコントロールしておくことが望ましい．クッシング病は腫瘍が小さいことが多いため，パシレオチドを術前に用いることは少ないが，易感染性，高血圧，糖尿病などの全身合併症を改善させて周術期管理を容易にするため，術前にホルモンコントロールを行うことがある．ただし，その場合はパシレオチドが無効な症例もあるため，メチラポンなどの副腎皮質ホルモン合成阻害薬を用いることが多い．

また，薬物療法は手術によって寛解が得られない場合に術後療法として行うこととなるため，術前に負荷試験を行い，薬物の反応性を確認しておくと手術戦略を立てるうえでも有用である．

これらを脳神経外科医だけで行うことは負担が大きいと思われるが，一方でこれを怠ると患者の不利益になってしまうため，積極的に内分泌内科医と連携することが望ましい．

② 機能性 PitNET の手術戦略

機能性下垂体 PitNET の治療の目的は，① 過剰に産生されるホルモンの正常化とそれによる臨床症候の改善，② 大きな腫瘍が周囲を圧迫することによって生じる神経症候（視野異常や頭痛）や下垂体機能低下症などの改善，である．② については非機能性 PitNET と同様，腫瘍の部分摘出によっても改善する場合がある．① の内分泌学的寛解のためには「腫瘍細胞を 1 個たりとも残さない全摘出」を目指さねばならないが，一方で正常下垂体の機能の温存と両立するため，腫瘍の「選択的な全摘出」を常に心がけねばならない．

手術法に関しては，通常は経蝶形骨洞手術が選択される．しかしながら，腫瘍の進展方向によっては経鼻的に頭蓋内（多くは鞍上部）を開放する拡大経蝶形骨洞手術や，開頭術と経蝶形骨洞手術を同時に行う合併手術が必要となる場合がある．また，真の「全摘出」を行うため，旧来の盲目的なキュレッティングや吸引による不確実な摘出は避けるべきである[3]．

PitNET では腫瘍周囲に圧迫された正常下垂体と結合組織からなる線維性被膜（偽被膜）を認め，その被膜と腫瘍との境界は不明瞭である．したがって，被膜内で腫瘍を切除すると取り残しが生じるため，腫瘍の細胞レベルでの全摘出を行うためにはこれら周囲の被膜を含めて正常下垂体から剥離して切除する必要がある（被膜外剥離）[4]．ただし，すべての症例で明瞭な線維性被膜を伴うわけではなく，そのような症例でも腫瘍周囲の正常下垂体内に腫瘍細胞の浸潤がみられるため，腫瘍に接する正常下垂体を一層剥離して摘出する必要がある（peel-off resection）[5]．また，腫瘍辺縁の正常下垂体はバウムクーヘン様になっており，被膜外剥離で下垂体機能低下症になることはないが，peel-off resection では切除部が厚くなりすぎないように注意が必要である．腫瘍か正常下垂体かの見分けが難しい境界部分は迅速病理診断で逐一確認するのも有用である[1,6]．

腫瘍が海綿静脈洞内側壁へと浸潤する場合は，海綿静脈洞を開放して摘出する必要がある．また，腫瘍が正常下垂体などを介さずに直接海綿静脈洞内側壁と接する場合，肉眼的に明らかな海綿静脈洞内側壁への浸潤がなくとも約半数で微小浸潤があるため，海綿静脈洞内側壁は積極的に切除を行ったほうがよい[7,8]．ただし，海綿静脈洞を開放する手順はある程度確立はされているものの，多量の出血を吸引でコン

トロールしながら内頚動脈周囲の剥離操作を行わなければいけないため，難易度が高くなる[9]．

腫瘍が全摘出できない場合には，後療法として薬物療法を行うことが多い．放射線治療では腫瘍増大抑制効果は高いものの，内分泌学的制御が得られる割合は少ない[10]．適応となる薬剤や，その反応性は個々の症例によって異なるため，後療法によってホルモンコントロールが得られるかを予測して摘出度を考える必要がある．

腫瘍は全摘出できるに越したことはないが，機能性 PitNET において内分泌学的治癒を阻害する最大の因子は海綿静脈洞浸潤であり[11-13]，内頚動脈外側部まで浸潤した腫瘍を全摘出するのは難しい．また，海綿静脈洞浸潤部の摘出には内頚動脈損傷や脳神経障害などの重篤な手術合併症があり，大量の出血によって手術視野も悪く難易度が高い．それでも，薬物療法の効果が期待しづらい症例では海綿静脈洞内の腫瘍を積極的に摘出する必要がある．一方で，薬物療法の効果が高い症例では，薬物療法との組み合わせによりホルモン制御を行うことを念頭に，あえてリスクを負わない程度の摘出にとどめることも選択肢となる．

3 手術手技

手術については通常の経蝶形骨洞手術について述べるが，非機能性 PitNET と共通の部分が多いため，「下垂体腫瘍 1 神経内分泌腫瘍：非機能性（p.167〜）」も参照されたい．現在，日本国内における経蝶形骨洞手術のほとんどは内視鏡下に施行されている[14]．

体位は仰臥位として，患者の右側に術者が立つのが一般的である．海綿静脈洞からの出血を抑えるために軽度上体を挙上する．患者は術者に近い位置に寄せる．なるべく頭部の正中線を術者側に向け，左へ側屈させて，さらに術者に

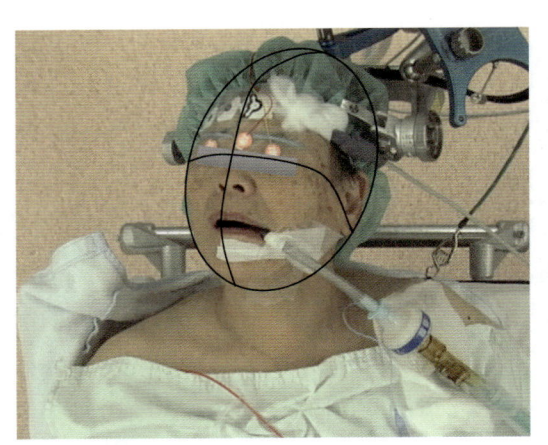

図1 手術体位
患者は術者に寄せ，術者側に向けてやや右へ回旋し，頭部の正中線を術者に向けるようにして左へ側屈させて固定する．

正面を向くように軽く右へ回旋する（**図1**）．当院では 0°内視鏡を主に使用し，両鼻孔を用いてアプローチを行っている．内視鏡は術野の上方において，シャフトで尾翼を持ち上げて鼻孔を広げると道具の操作がしやすくなる（**図2**）．

① アプローチ

両側とも，下鼻甲介，中鼻甲介，上鼻甲介を剥離子で鈍的に外側へ骨折・圧排させ，総鼻道〜嗅裂の空間を広げると奥に蝶形骨洞自然孔がみえてくる．自然孔の粘膜を電気メスで蒸散させて蝶形骨洞内外の粘膜を分断し，そこから鼻中隔粘膜を中鼻甲介前端まで水平に横切開する．そこから鼻中隔粘膜を鋤骨および垂直板から剥離子で広げると，蝶形骨洞前壁が露出する．鼻中隔の骨はこの段階でトリミングして，鞍底再建のため温存しておく．

さらに上鼻甲介後端部を外側に圧排して後部篩骨洞まで開放させると，広い術野となる．後部篩骨洞底面より下の粘膜内には蝶口蓋動脈の鼻中隔枝が走行しているため，損傷しないように気をつけねばならない．この部分からの出血は凝固止血しておかないと，後の操作中にも蝶形骨洞内に出血が溜まってきてしまう．蝶形骨

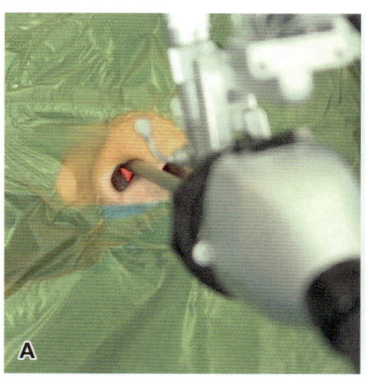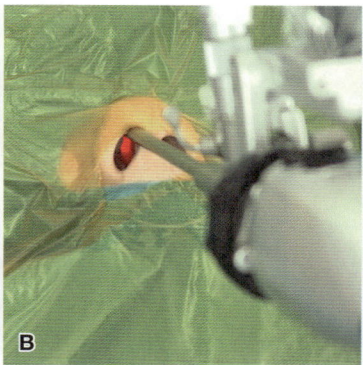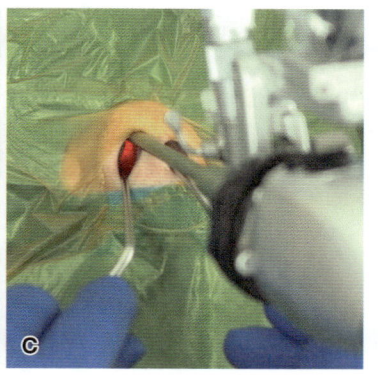

図2 内視鏡の固定
A：内視鏡を鼻孔から挿入する．B：内視鏡のシャフトで尾翼を上方へ引き上げ，鼻孔を広げて固定する．
C：器具を操作するスペースが確保できている．

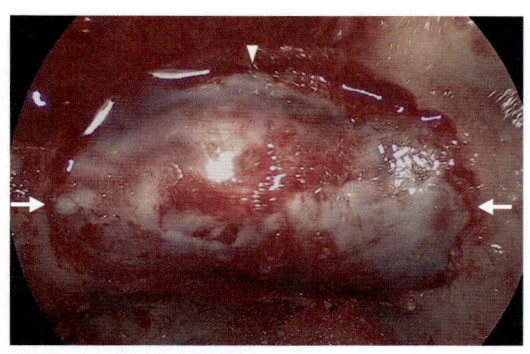

図3 トルコ鞍の骨削除
海綿静脈洞（矢印）と前海綿間静脈洞（矢頭）．トルコ鞍周囲の 3 blue（両側海綿静脈洞および前海綿間静脈洞）を確認できるような広い開窓を行う．

洞前壁の骨は左右とも自然孔から周囲へとドリルやケリソンパンチで削除していく．下方の鋤骨部分は厚いためドリルで削除して，蝶形骨洞内の隔壁は可能な限り削除し，トルコ鞍前面の骨が厚ければドリルで薄くしていく．

蝶形骨洞が presellar type の場合は斜台の骨をドリルで削除して鞍底を露出させておくと，後で硬膜を下方に圧排してトルコ鞍内部からの鞍底の確認がしやすくなる．上方も鞍結節，視神経管および optico-carotid recess などの解剖が確認できるようにする．その後，トルコ鞍前面の骨を削除していく．トルコ鞍前壁は micro-tumor の場合にも両側の海綿静脈洞内側部，鞍結節と海綿間静脈洞が確認できるまでは露出さ

せるようにする（図3）．

これらの解剖はナビゲーションシステムを用いたり，ドプラエコーで内頚動脈の位置を確認したりすると同定しやすい．硬膜切開は当院では上縁を基部とした U 字型の切開としている．その際，内頚動脈や海綿静脈洞はトルコ鞍中央で左右に最も広がっており，八角形を意識して中央をやや広く切開する（図4）．

② 腫瘍摘出

ここでは，あまり大きくない腫瘍を通常の経蝶形骨洞手術で摘出することを念頭において解説する．硬膜を上方に翻転すると，腫瘍前面には薄い正常下垂体が確認できることが多い．腫瘍が大きくなってもそれが偽性被膜として前面に確認される．ただ，硬膜を切開した時に一緒に破綻してしまうこともしばしばである．なるべく硬膜切開時に偽性被膜を破らないようにし，まずその被膜を追って外側の正常下垂体との境界を確認しておく．後からそれが被膜外剥離面となる．小さな腫瘍では正常下垂体と腫瘍との間をメスで切開して，偽性被膜の剥離面を作っていく．

腫瘍と正常下垂体との境界が把握できたら，正中部で被膜を切開して腫瘍の内減圧を行う．PitNET の多くは軟らかく吸引が可能である

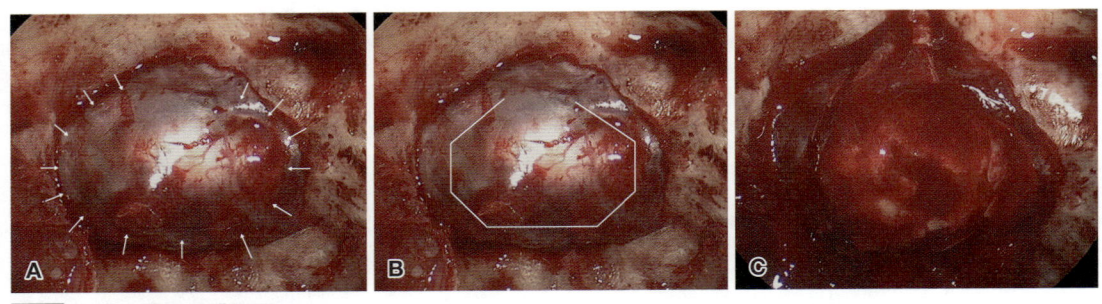

図4 トルコ鞍の硬膜切開
A：トルコ鞍と海綿静脈洞の硬膜の境界部が線状に確認できる． B：八角形を意識した硬膜切開． C：硬膜切開後．

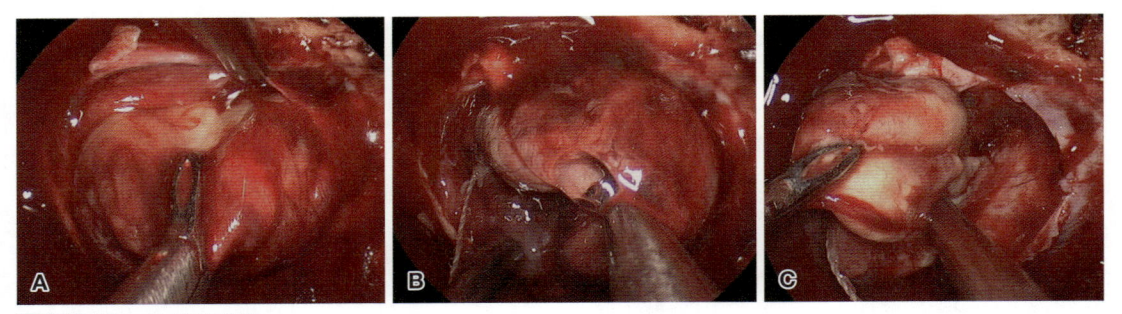

図5 腫瘍の被膜外剥離
A：上面の剥離． B：右外側〜底面の剥離． C：左外側〜背面を剥離し摘出する．

が，硬い腫瘍では超音波手術器を使用してもよい．特に TSH 産生 PitNET では硬い腫瘍が多い．底面を中心に腫瘍を摘出し，鞍背の位置を確認しておくと空間的な把握がしやすくなる．ある程度の内減圧ができたら，被膜がある腫瘍では被膜を把持して，先に確認しておいた正常下垂体との境界で剥離を行っていく（図5）．

　正常下垂体が厚く残っている側の底面〜外側下から剥離を始めると境界面が捉えやすい．剥離面から鉗子で垂直に腫瘍被膜を牽引し，軽いテンションをかけ，付着して一緒に牽引されている正常下垂体を元の位置に戻すように圧排すると，自然と剥がれてくる．被膜外剥離には過度な力は不要で，境界部を吸引管や剥離子などでなでるように擦るだけで剥がれてくることが多い．過度な力をかけると腫瘍に切り込んだり被膜破綻したりして，そこから被膜外剥離がしづらくなるので注意が必要である．

　剥離を進めると遊離した腫瘍が厚くなってく

るため，適宜切除していくと，次の剥離部の腫瘍把持がしやすくなる．正常下垂体側で外側部の剥離ができたら上面は残して，次に対側の剥離を同様に行う．そのまま背面も剥離し，鞍内部分が摘出できたら，上部に残った腫瘍の内部を減圧し，翻転した硬膜の折れ返りで正常下垂体を確認し，左右の剥離面とつなげて偽性被膜の上面をさらに奥へと剥離を進める．上面で剥離を行った時にくも膜が直接みえた場合は正常下垂体の外側に入っていることとなり，そのまま剥離を進めると正常下垂体を摘出することとなるため，再度内部で剥離面を探す必要がある．腫瘍を牽引しながら，落ちてきたくも膜を奥へと戻すように境界面を剥離するとよい．剥離ができると腫瘍が前方に遊離してくるため適宜切除し，それを繰り返すと腫瘍が被膜外に摘出できる．

　なかには被膜がはっきりしない症例もあるが，そのような腫瘍は軟らかく吸引で摘出でき

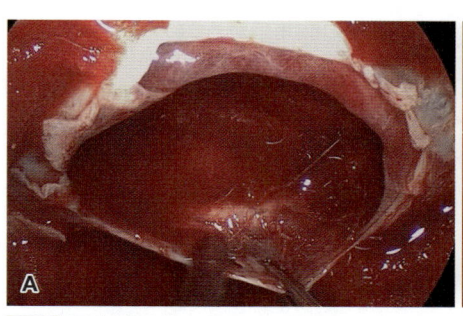
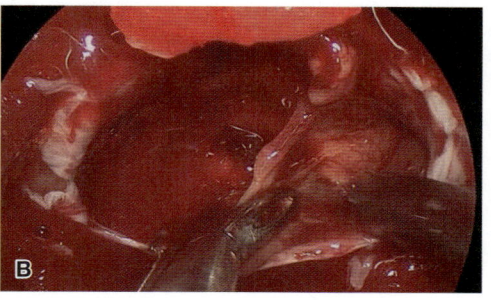

図6 正常下垂体の peel-off resection
A：腫瘍を内部から摘出する. B：表面の正常下垂体を一層剥離し, 摘出する.

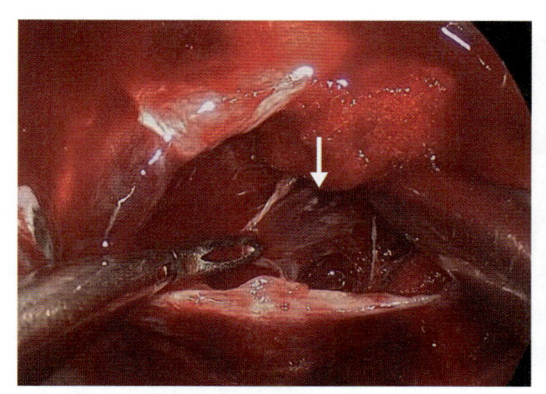

図7 海綿静脈洞内側壁の切除
左海綿静脈洞内側壁を鉗子で把持しながら, 吸引管で内頚動脈から剥離を行っている. 海綿静脈洞に浸潤した微小な腫瘍（矢印）は, トルコ鞍内からは浸潤は確認できなかった.

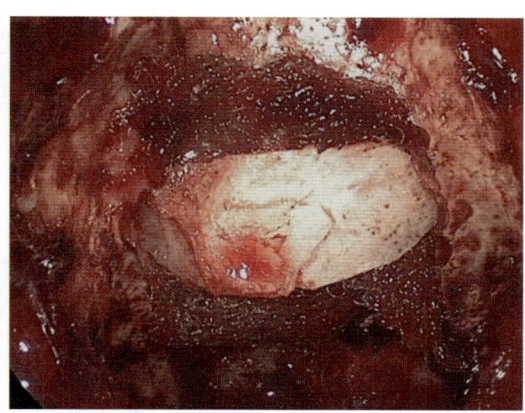

図8 鞍底の硬性再建
採取した鼻中隔の骨を開窓部に合わせてトリミングし, 両側のトルコ鞍の骨の裏側へ差し込んで固定する.

ることが多い. この場合も腫瘍を取り残さないように被膜外剥離と同様の順番で境界面を確認しながら吸引摘出を進める. また, 吸引によって露出した正常下垂体面には微小浸潤があることがあり, 可能であれば境界面の正常下垂体を薄く一層剥がして peel-off resection を行う（図6）.

腫瘍が海綿静脈洞に大きく浸潤している場合, 腫瘍が軟らかければそのまま腫瘍を吸引していくと海綿静脈洞内に進入できる. 内頚動脈膝部は30°内視鏡を用いてなるべく直視下に観察しながら曲性吸引管で吸引するが, 出血コントロールのためダブルサクションとするとよい. 腫瘍が硬く, 海綿静脈洞内側壁と一体化していたり, 腫瘍が海綿静脈洞内側壁に接していたりする場合は海綿静脈洞内側壁の切除が必要となる（図7）.

トルコ鞍外側下の内頚動脈隆起へつながる部分では内頚動脈が奥へ走行しているため, そこで硬膜切開を加えて海綿静脈洞を開放し, そこから海綿静脈洞前壁の硬膜と内側壁との間で切開を追加し, 適宜止血剤を用いて出血をコントロールしながら内側壁を内頚動脈から剥離していく. 海綿静脈洞内の靱帯が内頚動脈に強く付着している場合は切離する. 最後に上面および後面の付着部を切開して内側壁を摘出する[10].

③ 閉創

内部に止血剤を充填して, 硬膜を上下で1～2針縫合する. 止血剤の充填は過剰にパッキングすると視神経や海綿静脈洞内の脳神経を圧迫する

おそれがあるため注意が必要である．摘出腔に鞍隔膜に沿って辺縁から柱を立てるように止血剤を圧着させると，下降してきたくも膜が自然に上方に戻る．アプローチの際に採取した鼻中隔の骨を開窓部のサイズに合わせて加工し，両外側で骨と硬膜の間に挟み込んで固定し，硬性再建を行う**（図8）**．鼻中隔の骨が薄くて採取できなかった場合は，吸収性プレートを使用する．蝶形骨洞内にフィブリノゲン製剤を散布し，切開した鼻中隔粘膜を左右とも1〜2針上下に縫合し，鼻粘膜の癒着防止のため鼻腔パッキングを行う．

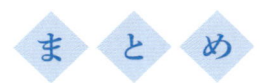

- ● 機能性PitNETは，腫瘍が大きくないことが多いが，内分泌学的寛解を達成するため，真の全摘出を目指すべきである．

- ● 非機能性PitNETと異なり，薬物療法が有効な場合があるため，総合的な治療戦略が必要である．

- ● 機能性腫瘍であることの診断が最も重要であり，身体所見や既往症，内分泌所見を十分に把握して，内分泌内科医と密に連携する必要がある．

文献

1) Papaioannou C, Druce M: Preoperative medical treatments and surgical approaches for acromegaly: A systematic review. Clin Endocrinol (Oxf) 98: 14-31, 2023

2) Fujio S, et al: Thyroid storm induced by TSH-secreting pituitary adenoma: a case report. Endocr J 61: 1131-6, 2014

3) 西岡 宏：内視鏡下経鼻的下垂体腫瘍摘出術②機能性下垂体腺腫．脳外速報 25：1070-6，2015

4) Oldfield EH, Vortmeyer AO: Development of a histological pseudocapsule and its use as a surgical capsule in the excision of pituitary tumors. J Neurosurg 104: 7-19, 2006

5) Nagata Y, et al: Peel-off resection of the pituitary gland for functional pituitary adenomas: pathological significance and impact on pituitary function. Pituitary 22: 507-13, 2019

6) Tanabe N, et al: Touch imprint cytology is useful for the intraoperative pathological diagnosis of PitNETs' surgical margins. Brain Tumor Pathol 40: 215-21, 2023

7) Nagata Y, et al: Removal of the Medial Wall of the Cavernous Sinus for Functional Pituitary Adenomas: A Technical Report and Pathologic Significance. World Neurosurg 126: 53-8, 2019

8) Ishida A, et al: Resection of the Cavernous Sinus Medial Wall Improves Remission Rate in Functioning Pituitary Tumors: Retrospective Analysis of 248 Consecutive Cases. Neurosurgery 91: 775-81, 2022

9) Truong HQ, et al: The medial wall of the cavernous sinus. Part 1: Surgical anatomy, ligaments, and surgical technique for its mobilization and/or resection. J Neurosurg 131: 122-30, 2018

10) Iwata H, et al: Long-term results of hypofractionated stereotactic radiotherapy with CyberKnife for growth hormone-secreting pituitary adenoma: evaluation by the Cortina consensus. J Neurooncol 128: 267-75, 2016

11) Nishioka H, et al: Pitfalls in early biochemical evaluation after transsphenoidal surgery in patients with acromegaly. Endocr J 64: 1073-8, 2017

12) Yamada S, et al: Therapeutic outcomes in patients undergoing surgery after diagnosis of Cushing's disease: A single-center study. Endocr J 62: 1115-25, 2015

13) Yamada S, et al: Clinicopathological characteristics and therapeutic outcomes in thyrotropin-secreting pituitary adenomas: a single-center study of 90 cases. J Neurosurg 121: 1462-73, 2014

14) Hattori Y, et al: Comparison of prophylactic antibiotics for endonasal transsphenoidal surgery using a national inpatient database in Japan. J Antimicrob Chemother 78: 2909-14, 2023

下垂体腫瘍 3
頭蓋咽頭腫

阿久津博義　獨協医科大学脳神経外科

◆ はじめに

頭蓋咽頭腫は，胎生期頭蓋咽頭管の遺残上皮細胞から発生する良性腫瘍である．治療の第一選択は手術摘出であるが，重要構造に近接しているうえに再発しやすいため，下垂体・視神経・視床下部の機能温存と根治的摘出の両立が難しい．

手術法やリスクを検討する際には，腫瘍の発生母地の正確な判断が重要である．Pan らはGroup Ⅰ：鞍隔膜下腫瘍，Group Ⅱ：鞍上部腫瘍，Group Ⅲ：脳室内腫瘍に分類し，Group Ⅲは術後の視床下部障害のリスクが高いと報告している[1]．術前画像ではGroup ⅡとGroup Ⅲの鑑別は難しいこともあるが，Group Ⅰは確実に判断できる．

近年は経鼻内視鏡手術（endoscopic endonasal approach：EEA）の進歩によってすべてのGroup の腫瘍でEEA が第一選択となり[2]，Group Ⅲの脳室内腫瘍であってもEEA で対応できる例もある．筆者は2010 年からの14 年間で103 件の頭蓋咽頭腫の手術を行ったが，経時的に開頭手術は減少し，直近4 年間の39 件は全例EEA であった．

本稿では EEA に焦点を絞り，鞍隔膜下腫瘍と鞍上部腫瘍それぞれの症例を提示しつつ解説する．

1 鞍隔膜下腫瘍

トルコ鞍の拡大があり，鞍隔膜が硬膜内構造に対するバリアになっているため[3]，下垂体神経内分泌腫瘍（PitNET）に近い手技で下垂体前葉や下垂体茎も温存できる．ただし，小児例が多いために鼻・副鼻腔の小さな症例への対応が必要である．また，鞍隔膜を越えて鞍上部に進展している例では，鞍上部腫瘍と同様の操作が必要である．

① 症例

1 歳，男児．偶然指摘された病変が経過観察中に増大したため手術適応とした．頭部MRIではトルコ鞍内から鞍上部に進展する嚢胞性の腫瘍で，下垂体は嚢胞の周囲で膜状に菲薄化している（図1A, B）．頭部 CT では副鼻腔の含気が乏しい conchal type であった（図1C）．

② 手術　（WEB 動画 ①）

仰臥位で，頭部を 10° 程度挙上する．頭部は頭台にのせて磁場式ナビゲーションを使用する．患者の顔面が術者に正対するように頭部を軽度左に傾け，右側に軽度回旋する．鼻孔・鼻腔が狭いため，2.7 mm 細径スコープを用いて，ドリルや吸引管も細いものを使用した．

まず，両側中鼻道経由で後部篩骨洞を開放して操作空間を拡大する．次いで，両側鼻中隔粘膜に蝶形骨洞自然孔から中鼻甲介前縁まで，鼻腔底に平行な直線切開（rescue-flap incision）[4]

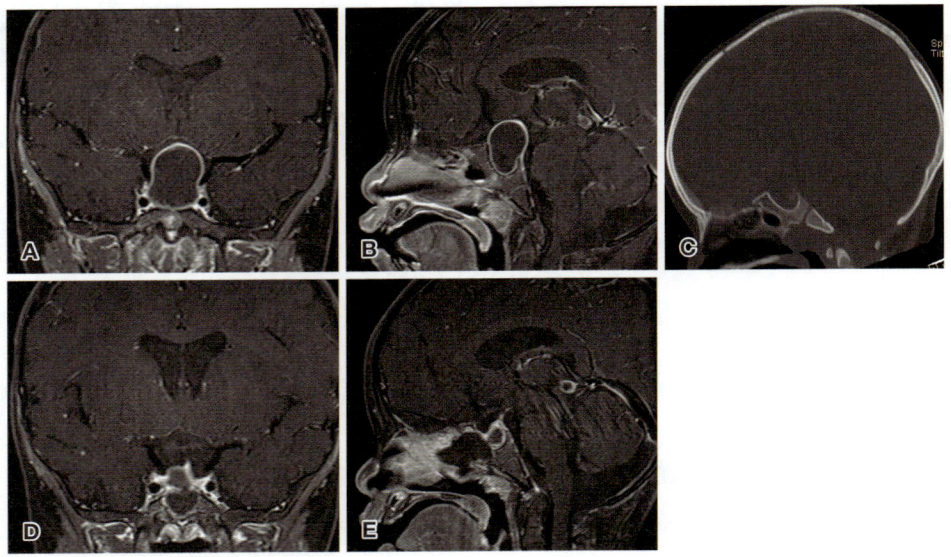

図1 症例画像（鞍隔膜下腫瘍）
A，B：術前 MRI. トルコ鞍内から鞍上部に進展する嚢胞性の腫瘍で，
　　　下垂体は嚢胞の周囲で膜状に菲薄化している.
C：術前 CT. 副鼻腔の含気が乏しい conchal type.
D，E：術後 MRI. 腫瘍の全摘出を確認.

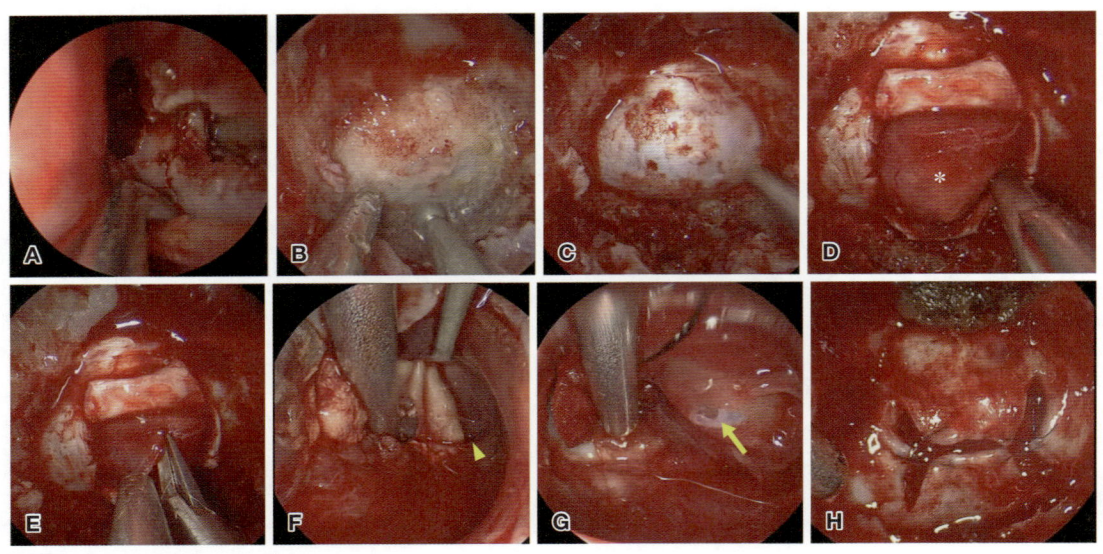

図2 手術（鞍隔膜下腫瘍）
A：鼻中隔粘膜に鼻腔底と平行な直線切開を置く.
B：トルコ鞍底の皮質骨を露出.
C：硬膜を露出.
D，E：下垂体前葉（＊）を正中で縦割.
F：下垂体前葉と腫瘍被膜の間のプレーン（矢頭）で剥離を進める.
G：鞍隔膜の切開部位（矢印）はフィブリン糊を浸したゼラチン製剤などで被覆する.
H：硬膜縫合後.

を置き（図2A），同部から鼻中隔粘膜を骨膜下剥離し，鋤骨を削除して蝶形骨洞前壁を露出させる（Point ❶）．

Conchal type の蝶形骨洞に対しては，まず正中付近で海綿骨を削り，トルコ鞍底の皮質骨を露出後，上下左右に削除範囲を広げ，トルコ鞍底・内頚動脈隆起・視神経管の皮質骨を露出する（Point ❷，図2B）．

ナビゲーションやドプラで内頚動脈などの解剖構造の位置を確認後，皮質骨を削除して硬膜を露出し（図2C），切開する．鞍隔膜下腫瘍では下垂体前葉は腫瘍の前方にあるため，まず前葉（図2D，＊）を正中で縦割し（図2E），嚢胞内容を排出後に，前葉と腫瘍被膜の間のプレーン（図2F，矢頭）で剥離を進める．鞍隔膜が下降して視野の確保が困難になる場合は，鞍隔膜を小さく切開して髄液を排出することで鞍隔膜を虚脱させて視野を確保する．

鞍隔膜にカウンターをかけながら腫瘍被膜を剥離・摘出する．鞍隔膜の切開部位（図2G，矢印）はフィブリン糊を浸したゼラチン製剤などで被覆して髄液漏を止め，トルコ鞍内をゼラチン製剤とフィブリン糊で充填した後，7-0 プロリーン（ジョンソン・エンド・ジョンソン）で硬膜縫合する（図2H）．

術後は合併症なく経過した．術後MRIで腫瘍の全摘出を確認した（図1D，E）．術後に軽度の尿崩症を生じたが，負荷試験で副腎皮質系と甲状腺系の前葉機能の温存を確認した．

Point

❶ 幼児では鼻の成長を考慮し，鼻中隔の構成成分の大部分を占める軟骨を可及的に温存する．

❷ 操作空間の確保のために頭蓋底開窓範囲よりも一回り広く削除する．

❷ 鞍上部腫瘍・脳室内腫瘍

トルコ鞍に加えて，前頭蓋底の骨削除を追加する transplanum–transtuberculum approach を用いる．後床突起削除や下垂体転位の手法を用いることで，視交叉下方のスペースが狭い症例もEEAで対処できる[5]．筆者は基本的に下垂体茎を温存しているが，全摘出例のなかでは下垂体茎温存例のほうが再発しやすいという最近の報告[6]があり，注意が必要である．

① 症例

10歳代前半，女児．頭痛・嘔気などの頭蓋内圧亢進症状で発症した．閉塞性水頭症を伴う鞍上部から第三脳室内に進展する腫瘍を指摘され，他院で穿頭脳室・嚢胞ドレナージ術を施行された後に当院に EEA 目的で転院．術前負荷試験で GH 分泌不全があった．

頭部 MRI（図3A-C）では多嚢胞性の鞍上部腫瘍があった．視交叉（図3C，矢印）下方のスペースが狭く，下垂体茎が腫瘍の前方にある retro-infundibular tumor と予想されたため，後床突起削除と硬膜内下垂体転位を行う方針とした．頭部 CT（図3D）では腫瘍の下端に石灰化があった．

② 手術 （WEB動画②）

体位などは1例目と同様である．頭部を3点ピン固定する．本例も小児例のため，両側中鼻道経由で後部篩骨洞を開放する．両側鼻中隔粘膜に rescue flap incision を置く[4]．骨性鼻中隔後端と鋤骨を削除後，蝶形骨洞前壁を大きく開窓する．その際，両側嗅裂粘膜を温存しつつ篩骨垂直板と蝶形骨洞前壁を前頭蓋底付近まで削除する．前頭蓋底側の視野を確保しながら内視鏡・道具の可動範囲を拡大する[7]．

内頚動脈隆起と視神経管の位置を確認後に，トルコ鞍底・鞍結節・蝶形骨平面を，medial

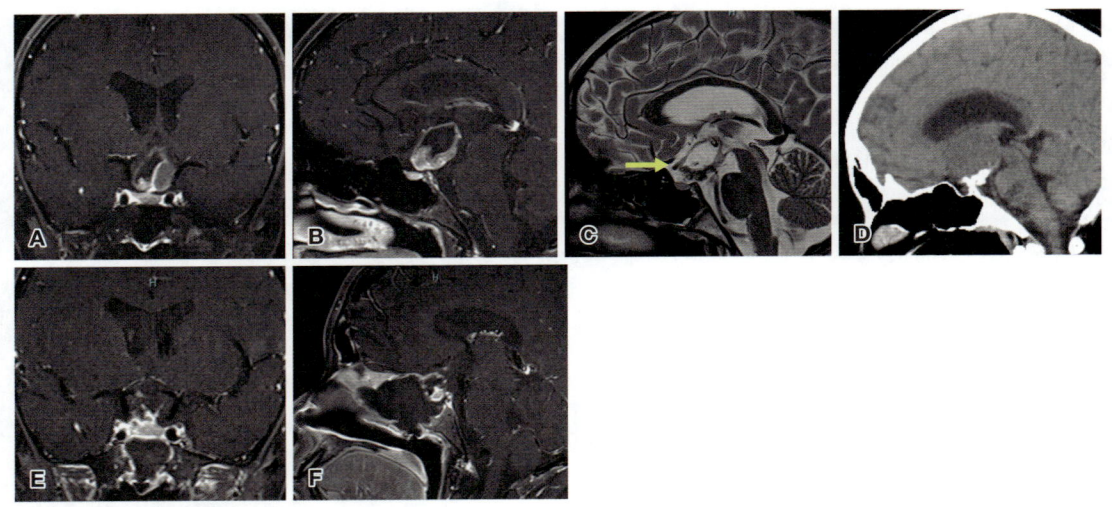

図3 症例画像（鞍上部腫瘍）
A-C：術前 MRI. 多嚢胞性の鞍上部腫瘍がある.
C：視交叉（矢印）下方のスペースが狭い.
D：術前 CT. 腫瘍の下端に石灰化がみられる.
E，F：術後 MRI. 腫瘍の全摘出を確認.

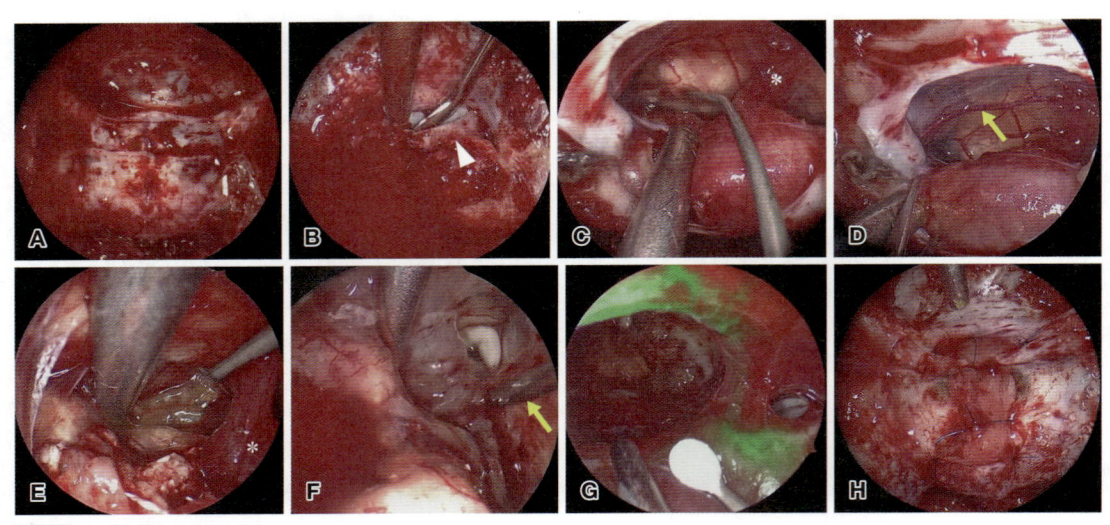

図4 手術（鞍上部腫瘍）
A：トルコ鞍底・鞍結節・蝶形骨平面を削除.
B：後床突起（矢頭）を除去.
C，D：右側で下垂体前葉外側に切り込みを入れる.
C：下垂体茎（＊）は腫瘍の前方やや左側にある.
D：上下垂体動脈（矢印）は腫瘍の前方にある.
E：下垂体茎（＊）から腫瘍を内側後方に牽引しながら剥離.
F：鋭のマリアブル剥離子（矢印）で第三脳室内側壁と腫瘍との癒着を半鋭的に剥離.
G：ICG で下垂体茎の良好な血流を確認.
H：In-lay 大腿筋膜を縫合固定後に硬膜同士を縫合.

opticocarotid recess を含めてドリルで削除する（図 4A）．次いで，上部斜台から内頚動脈隆起の骨を削除し，鞍背を硬膜外剥離した後，ケリソンパンチなどで鞍背を正中で縦割し，後床突起（図 4B，矢頭）を片側ずつ除去する（Point ❸）．海綿静脈洞や脳底静脈叢からの出血はフロアブル製剤などで止血する．

硬膜切開はエの字型で前海綿間静脈洞を正中で凝固止血後に離断し，硬膜を翻転する．下垂体茎（図 4C，＊）は腫瘍の前方やや左側にあり，右側で下垂体前葉外側に切り込みを入れ，視交叉下方のスペースを拡大する（図 4C，D）．腫瘍の前方にある上下垂体動脈（図 4D，矢印）を上方に剥離挙上した後，腫瘍に切り込み，嚢胞内容を吸引する．その後，腫瘍を右後方に引き出しながら下垂体茎（図 4E，＊）および視神経との間で剥離する．石灰化巣を全周性に剥離後に一塊に除去する．腫瘍の上方で嚢胞と第三脳室内側壁との癒着があり，鋭のマリアブル剥離子（ミズホ）（図 4F，矢印）で半鋭的に剥離して腫瘍を全摘出する．ICG で下垂体茎の良好な血流を確認する（図 4G）．大腿筋膜を in-lay で縫合固定後，硬膜同士も縫合（french-door dural closure）[8] し（図 4H），on-lay 筋膜を重ねて，蝶形骨洞粘膜で被覆する．

術後は合併症なく経過した．尿崩症は出現したが，副腎皮質系の前葉機能は温存できた．術後の MRI で腫瘍の全摘出を確認した（図 3E，F）．

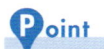

Point

❸後床突起は，内頚動脈を損傷しないように，突起を内側に偏位させながら除去する．

- 術前画像では，腫瘍の発生母地を正確に診断する．

- 鞍隔膜下腫瘍では，下垂体前葉を縦割して前葉と腫瘍の間のプレーンで剥離する．

- 鞍上部腫瘍・脳室内腫瘍では，下垂体茎・視神経・視床下部と腫瘍との境界を正確に見極める．

文献

1）Pan J, et al: Growth patterns of craniopharyngiomas: clinical analysis of 226 patients. J Neurosurg Pediatr 17: 418-33, 2016
2）Cossu G, et al: Surgical management of craniopharyngiomas in adult patients: a systematic review and consensus statement on behalf of the EANS skull base section. Acta Neurochir（Wien）162: 1159-77, 2020
3）Solari D, et al: Endoscopic endonasal approach for infradiaphragmatic craniopharyngiomas: a multicentric Italian study. J Neurosurg 138: 522-32, 2022
4）Rivera-Serrano CM, et al: Nasoseptal "rescue" flap: a novel modification of the nasoseptal flap technique for pituitary surgery. Laryngoscope 121: 990-3, 2011
5）Ohata H, et al: Surgical implementation and efficacy of endoscopic endonasal extradural posterior clinoidectomy. J Neurosurg 133: 135-43, 2019
6）Bobeff EJ, et al: Predictors of extent of resection and recurrence following endoscopic endonasal resection of craniopharyngioma. J Neurosurg 139: 1235-46, 2023
7）阿久津博義：前頭蓋底から傍鞍部の病変に対する経鼻内視鏡手術に必要な外科解剖．脳外誌．in press
8）Hara T, et al: Risk Factors for Postoperative Cerebrospinal Fluid Leak after Graded Multilayer Cranial Base Repair with Suturing via the Endoscopic Endonasal Approach. Neurol Med Chir（Tokyo）63: 48-57, 2023

下垂体腫瘍 4
ラトケ嚢胞

登坂雅彦　群馬大学大学院医学系研究科脳神経外科学

1 診断と手術適応

ラトケ嚢胞（Rathke's cleft cyst）は，胎生期ラトケ嚢の遺残から生じるとされる非腫瘍性の単嚢胞性病変である[1]．日常臨床でよくみられ，剖検例においても 13〜22%にみいだされる[2]．ほとんどは無症候性で手術の必要はないが，強い頭痛や視機能障害，下垂体機能障害などを来し，症候性となった場合，どのような対応が最適かについては議論が続いている．

一般に，視力視野障害を有する症例は外科治療が選択される．下垂体機能障害や尿崩症は回復が困難であるものの，軽度または部分的な前葉機能障害では改善が期待できるため，外科治療を考慮するとの報告がある[3,4]．頭痛（球後痛・前頭部痛）は最も多い症状で，外科治療によってその多くが改善することが報告されている[4-6]．しかしながら，自然退縮による軽快例もあるため，慎重な意見が多い[4]．

ラトケ嚢胞は，嚢胞内容の性状によってその臨床的振る舞いが異なることが知られている[4,7]．炎症を惹起するムチンを含み，壁の部分的な破綻・出血などによって慢性炎症（異物性肉芽腫性炎症）を来す症例と，蛋白濃度が低く，髄液様の内容液で炎症性の症状よりも病変による周囲圧排性の症状が主体となる症例とがあり，このいずれに類するラトケ嚢胞であるかをまず考慮すべきである（図1）[4,7]．頭痛や下垂体機能障害などの症候は，MRI，T1 強調画像にて髄液に比して高信号を呈する症例に多い（図2A-C）．一方，T1 強調画像で髄液と同様の嚢胞内信号強度を呈する症例では，比較的嚢胞が大きく，視機能障害で発症する症例が多い（図2D-F）．手術戦略について議論する場合にも，この分類を用いた臨床画像的評価が基本となる（Point ❶）．

Point

❶ ムチンを含み，慢性炎症を来す症例（T1 強調画像で高信号）と，蛋白濃度が低く髄液様の内容液で周囲圧排症状が主体となる症例（T1 強調画像で低信号）がある．

2 手術戦略

ラトケ嚢胞の手術治療は，嚢胞の開放・洗浄と壁の部分切除（生検材料の採取）が基本方針であることはおおむね一致するものの，実際には多くのバリエーションが存在する．本稿では，① 蝶形骨洞に嚢胞を開放する場合，② 脂肪などを充填する場合，③ トルコ鞍経由アプローチまたは拡大蝶形骨洞手術，keyhole 手術，開頭術を用いて髄液腔と連続させる場合，④ 全摘出や部分摘出の場合，に分けて解説を試みることにする．なお，体位・開頭・アプローチ・閉頭については，一般的な方法に準ずるため他稿を参照されたい．

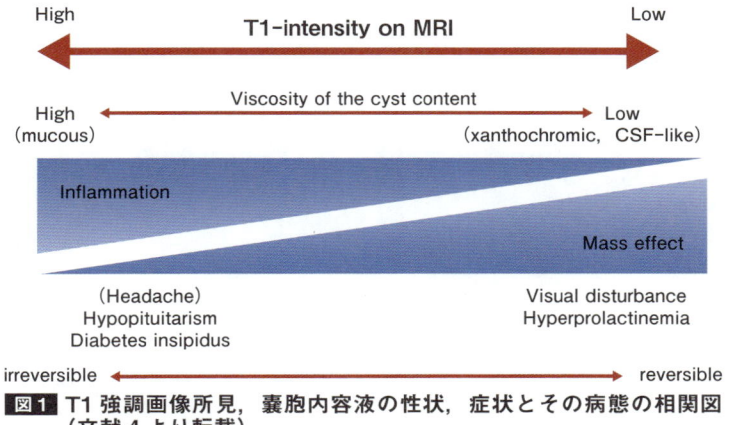

図1 T1 強調画像所見，囊胞内容液の性状，症状とその病態の相関図
（文献 4 より転載）

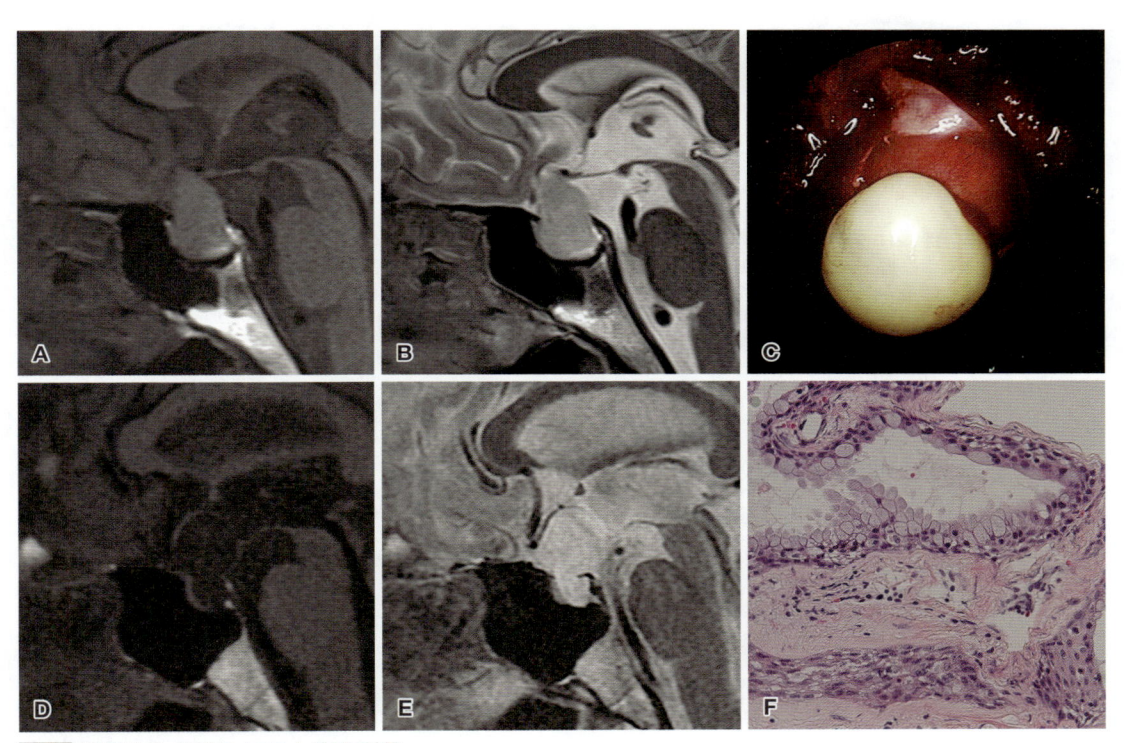

図2 代表的な症例の MRI と術中所見

T1 強調画像で内容液は高信号を呈し（A），T2 強調画像では髄液よりも低信号を呈する（B）囊胞．術中，白色調粘稠の囊胞内容液が確認された（C）．T1 強調画像で内容液が低信号を呈し（D），T2 強調画像では髄液とほぼ同様の高信号を呈する（E）囊胞．囊胞壁は線毛円柱上皮，goblet 細胞，および化生によって出現した重層扁平上皮によって覆われている（F）．

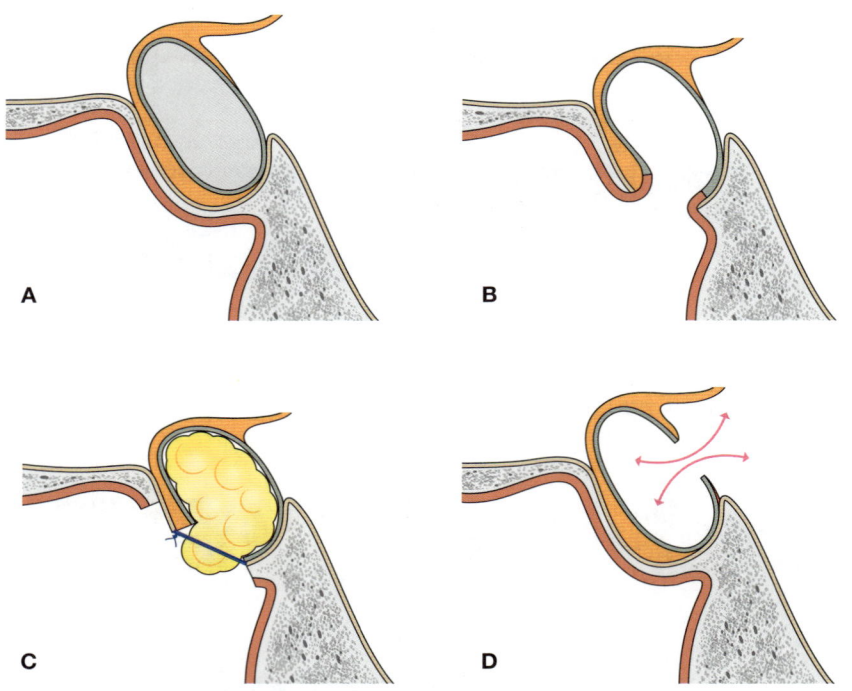

図3 ラトケ嚢胞に対する手術方法の概念図（文献 9, 18-21 より）
A：治療前. B：嚢胞開放に加えて mucosa coupling 法が行われた場合.
C：髄液の漏れが確認され, 腹部から採取した脂肪組織を充填し, 硬膜縫合を追加した場合.
D：髄液腔と嚢胞内を連続させる cisternostomy の概念図.
　アプローチや切除部位については様々な方法をとり得る.

① 蝶形骨洞に嚢胞を開放する場合

　ラトケ嚢胞の手術において, 嚢胞を開放し, 内容液を排出させた後, 嚢胞内から髄液の流出がないことが確認されれば, 洗浄と壁の部分切除（生検材料の採取）を行い, 嚢胞を開放したまま終了することがあり, 標準的な戦略としてよく知られている.

　ラトケ嚢胞は, 将来, 嚢胞の開放部分が再閉鎖すると再発することが考えられる[8]. このため, 再発を予防する方策として, 以下の2つが考案されてきた.（a）嚢胞より粘液を産生させないような処置を追加する.（b）産生された粘液が, 嚢胞腔に貯留しないような処置を追加する[9,10].

　「（a）嚢胞より粘液を産生させないような処置を追加する」について代表的なものとして,

嚢胞内容液の分泌量を低下させることを目的に, 無水アルコールを嚢胞内に塗布し, 嚢胞粘膜に損傷を引き起こす手法が知られている[11]. しかし, この方法には再発を減らす十分な証拠がないことと, 髄液の流出がある場合は行ってはならないことから, 一般的ではない[11-13].

　一方,「（b）産生された粘液が, 嚢胞腔に貯留しないような処置を追加する」については, これまで包袋化手術（蝶形骨洞とラトケ嚢を単一の空間・1つの袋とする手術）, すなわち蝶形骨洞と嚢胞腔を連続させる手術が報告されていたが, 最近, 木野・阿久津らは, 蝶形骨洞粘膜を用いた嚢胞-蝶形骨洞包袋化手術（mucosa coupling 法）を報告した **(図3A, B)**[9,10,14]. 簡便かつ再発リスクの低減に有用な方法である. ただし, mucosa coupling 法においても, 術中に髄

液の漏れがまったくないことが前提となっている（Point ❷）．したがって，術中には慎重な髄液漏の評価が必要である．少なくとも Valsalva 手技や頭位低下によって頭蓋内圧を亢進させることで髄液漏が誘発され得るか確認し，術中の髄液漏がないことを確実に確認する必要がある[9,10]．術中に髄液漏がみられなかった場合でも，術後の頭蓋内圧亢進時に新たに髄液漏を呈する症例の報告もあり，慎重な観察が必要である[15]．

顕微鏡時代と異なり，内視鏡を用いることで，ラトケ嚢胞内の微細な髄液の漏れについて観察可能となってきている．これらの蝶形骨洞に嚢胞を開放しておく方法は，術中に確実に髄液の流出がみられないことが前提であると理解しておく．

Ｐoint

❷蝶形骨洞に嚢胞を開放しておく方法は，髄液の流出がみられないことが前提である．

② 脂肪などを充填する場合

ラトケ嚢胞の手術において，嚢胞を開放し，内容液を排出させた後，嚢胞内部を内視鏡によって観察する．髄液の流出がみられた場合，嚢胞を開放したままにすることはできず，髄液の流出を止める操作を行わなければならない．これは嚢胞開放，ドレナージといった当初のプランと逆の操作を行うことになるため，あまり論じられてこなかった．しかしながら，嚢胞開放・洗浄後に髄液の漏れがみられることは少なくない．髄液の漏れが生じた場合の対応について詳しく紹介している文献は少なく，一般的な髄液漏への対応（Esposito 分類）に準じるとされる（Point ❸）[12,16,17]．

我々は，主に腹部から採取した脂肪組織などを嚢胞に充填して髄液の漏れを停止させてい

る．脂肪組織が逸脱しないようにトルコ鞍底を形成するか，硬膜縫合などを追加し，脂肪組織を支持固定する必要がある（図 3C）．また，嚢胞腔の残存がないように充填することも必要とされる[17]．

Ｐoint

❸術中に髄液の漏出がみられた場合，脂肪組織などを用いて漏れを止めることが優先される．

③ トルコ鞍経由アプローチまたは拡大蝶形骨洞手術，keyhole 手術，開頭術を用いて髄液腔と連続させる場合

ラトケ嚢胞は病変の位置によって手術戦略を変更しなければならないことが，古くから指摘されていた．特に，純粋な鞍上部ラトケ嚢胞や鞍上部が主体のラトケ嚢胞に対する対応は，世界的にコンセンサスが得られているとはいえない[18-21]．トルコ鞍上部の大型の嚢胞で，内容液がMRIにて髄液に近い症例においては，炎症性の悪化よりも嚢胞圧迫による症状が主体となる（図 1，図 2D-F）．このような病変に対しては，壁を部分摘出して髄液腔に向けて開窓する（cisternostomy）ことで，嚢胞を縮小させて周囲圧迫を減少させる方法が行われてきた．そして，そのためのアプローチについてもいくつかのバリエーションが知られている．経トルコ鞍的に開窓する方法のほか[19]，supraorbital keyhole approach を含む開頭術（図 3D）[20,21]，拡大蝶形骨洞手術によるものなどがある[18]．

大型の嚢胞に対して，当初は主として前頭側頭開頭による手術が行われていたが，最近は一般的な開頭術に代わって supraorbital keyhole approach[20,21]や拡大蝶形骨洞手術など，内視鏡を用いた minimaly invasive な手技が選択されるようになってきている．しかし，これらの方法は，「① 蝶形骨洞に嚢胞を開放する場合」

「② 脂肪などを充填する場合」に比べると手術侵襲が高くなる．経鼻的手術では Esposito 分類 grade 2 ないし grade 3 の髄液漏となることから，経トルコ鞍的な方法でも，拡大蝶形骨洞法を用いた場合でも，高度な閉鎖技術が必要となる[19]．

一方，中等度までの大きさの嚢胞であれば，たとえ蛋白濃度の低い髄液様内容液の場合であっても，「② 脂肪などを充填する場合」の方法 (図 3C) で対応されることがある．この場合，再発しやすいことから cisternostomy を追加する施設 (図 3D の手技を経トルコ鞍的に行った後に図 3C のように閉鎖) もあるが，やや高度な閉鎖技術が必要となる (Point ❹)[19]．Cisternostomy を追加しなくても治癒する場合もある (図 3C)[17]．

Point

❹ 嚢胞と髄液腔を交通させる cisternostomy を経鼻的に行う場合，髄液漏を確実に止める技術が必要である．経鼻的手術ではなく supraorbital keyhole approach や，開頭術が選択される場合もある．

④ 全摘出や部分摘出の場合

主に海外で，全摘出を行った報告が稀にみられる[18]．再発を繰り返す場合には摘出が考慮されるが，初回手術では一般には推奨されない．部分摘出については，拡大術や開頭術などで cisternostomy とほぼ同様の目的で行われることが多い．

ラトケ嚢胞の手術は実はバリエーションが多く，決まった治療法で一律に対応できるものではない．そして手術方法の選択においては，術者の練度や患者の希望，年齢やライフスタイルも考慮に入れるべきである．腫瘍性病変ではないことから，初回手術においては，あまり侵襲の高い治療法はなじまないかもしれない．

謝辞：本稿の作成にあたり，病理写真をご提供いただきました群馬大学病態病理学 横尾英明先生，ご助言いただきました筑波大学脳神経外科 木野弘善先生に深謝の意を表します．

- ● ラトケ嚢胞は嚢胞内容の性状によって臨床的特徴が異なる. MRI, T1強調画像を用いた嚢胞内容の評価が, 手術戦略を考慮する場合の基本となる.

- ● 経鼻的な蝶形骨洞への嚢胞開放のみとする場合, 術中に髄液の漏れがないことを十分に確認する. 髄液の漏れがある場合, 漏出を止めることが優先される.

- ● T1低信号の嚢胞を有する大型の鞍上部ラトケ嚢胞は, 経鼻〜開頭術までを含む様々な治療戦略が検討され得る.

文献

1) Han SJ, et al: Rathke's cleft cysts: review of natural history and surgical outcomes. J Neurooncol 117: 197-203, 2014
2) Teramoto A, et al: Incidental pituitary lesions in 1,000 unselected autopsy specimens. Radiology 193: 161-4, 1994
3) 天野耕作 ほか：ラトケ嚢胞手術症例における長期治療成績の検討. 東京女子医科大学雑誌 78：519-24, 2008
4) 西岡 宏：脳腫瘍 ラトケ嚢胞：診断, 手術適応, 手術療法における最新の知見. 脳外速報 21：175-82, 2011
5) Nishioka H, et al: Headaches associated with Rathke's cleft cyst. Headache 46: 1580-6, 2006
6) Mathios D, et al: Durable headache relief following endoscopic endonasal resection of sub-centimeter Rathke cleft cysts in medically refractory patients. Acta Neurochir（Wien）165: 2277-82, 2023
7) Nishioka H, et al: Magnetic resonance imaging, clinical manifestations, and management of Rathke's cleft cyst. Clin Endocrinol（Oxf）64: 184-8, 2006
8) Beniveniste RJ, et al: Surgery for Rathke cleft cysts: technical considerations and outcomes. J Neurosurg 101: 577-84, 2004
9) Kino H, et al: Endoscopic endonasal cyst fenestration into the sphenoid sinus using the mucosa coupling method for symptomatic Rathke's cleft cyst: a novel method for maintaining cyst drainage to prevent recurrence. J Neurosurg 133: 1710-20, 2019
10) 木野弘善 ほか：ラトケ嚢胞に対する Mucosa coupling 法の嚢胞再貯留予防効果と内分泌機能予後：従来法との比較. 日本内分泌学会雑誌 99（S. HPT）：83-5, 2023
11) Lillehei KO, et al: Transsphenoidal resection of 82 Rathke cleft cysts: limited value of alcohol cauterization in reducing recurrence rates. J Neurosurg 114: 310-7, 2011
12) Zada G: Rathke cleft cysts: a review of clinical and surgical management. Neurosurg Focus 31: E1, 2011
13) Hsu HY, et al: Devastating complications from alcohol cauterization of recurrent Rathke cleft cyst. Case report. J Neurosurg 100: 1087-90, 2004
14) Kuan EC, et al: Treatment Outcomes of Rathke's Cleft Cysts Managed with Marsupialization. J Neurol Surg B Skull Base 78: 112-5, 2017
15) Lin YH, et al: Tension Pneumoventricle After Endoscopic Transsphenoidal Surgery for Rathke Cleft Cyst. World Neurosurg 135: 228-32, 2020
16) Esposito F, et al: Graded repair of cranial base defects and cerebrospinal fluid leaks in transsphenoidal surgery. Oper Neurosurg（Hagerstown）60（4 Suppl 2）：295-303, 2007
17) Marcus HJ, et al: Rathke's cleft cysts following transsphenoidal surgery: long-term outcomes and development of an optimal follow-up strategy. Acta Neurochir（Wien）162: 853-61, 2020
18) Jin L, et al: Expanded Endonasal Endoscopic Approach for Suprasellar Rathke Cleft Cyst: Treatment Outcome and Surgical Nuances. World Neurosurg 167: e146-56, 2022
19) Su Y, et al: Endoscopic transsphenoidal cisternostomy for nonneoplastic sellar cysts. Biomed Res Int: 389474, 2015
20) Peng Y, et al: The Supraorbital Keyhole Approach to the Suprasellar and Supra-Intrasellar Rathke Cleft Cysts Under Pure Endoscopic Visualization. World Neurosurg 92: 120-5, 2016
21) Fan J, et al: Individualized surgical strategies for Rathke cleft cyst based on cyst location. J Neurosurg 119: 1437-46, 2013

V章 手術（疾患） 下垂体腫瘍 4 ラトケ嚢胞

脊索腫・軟骨肉腫

堀口健太郎　千葉大学医学部脳神経外科

◆ はじめに

原始脊索の遺残から発生するとされる脊索腫（chordoma）および軟骨基質の胚性遺残から発生するとされる軟骨肉腫（chondrosarcoma）はいずれも頭蓋底に発生する極めて稀な腫瘍であり，両者とも組織学的には悪性の腫瘍である[1]．両者は，解剖学的な発生部位，臨床症状，および画像所見が類似していることから，しばしば同一に語られるが，まったく別の腫瘍であることを認識する必要がある[2]．近年のデータベースをもとにした多数例の疫学調査では，軟骨肉腫は脊索腫と比較して，より若い患者にみられ，腫瘍体積が大きい傾向があるとされているが，頭蓋底部軟骨肉腫は脊索腫よりも予後がよいと報告されている[3]．

放射線学的には両者ともにT1強調画像でiso-low intensity，T2強調画像で high intensity を呈し，ガドリニウム造影は様々なパターンを呈する．近年では，両者の鑑別として ADC（apparent diffusion coefficient）の値が軟骨肉腫で脊索腫と比較して高いという報告がなされている[4,5]．また，軟骨肉腫は軟骨結合部，特に錐体後頭軟骨結合に好発するため，斜台正中部から発生する脊索腫と比較して外側に存在することが多い[5,6]．組織学的な鑑別としては，brachyury の発現が脊索腫に特徴的とされている[7]．

頭蓋底部脊索腫および軟骨肉腫ともに手術ア

プローチに関しては subfrontal transbasal approach，transfacial approach，orbitozygomatic approach，transsphenoidal approach，transoral approach などの様々な頭蓋底手術が試みられているが[8,9]，近年は内視鏡の進歩によって，内視鏡下経鼻頭蓋底手術が応用される機会が多くなってきた[10-12]．

脊索腫および軟骨肉腫の放射線治療に関しては，後療法として粒子線治療（重粒子，陽子線）の有効性やガンマナイフなどの定位放射線治療の使用が報告されているが，高線量の照射でも制御困難になることも報告されている[13]．また，現時点で頭蓋底脊索腫および軟骨肉腫に対しては保険適用で使用可能な化学療法はないため，手術による最大限の摘出が重要となる．

① 手術の実際（内視鏡下経鼻頭蓋底手術）

本稿では脊索腫（**図 1**）に対する endoscopic transclival approach（**図 2**）および軟骨肉腫（**図 3**）に対する endoscopic transpterygoid-transclival approach（**図 4**）について実際の手術ビデオを提示して概説する．

① 脊索腫（endoscopic transclival approach, 図 1, WEB 動画 ①）

● 体位およびセッティング

筆者の施設では長時間の手術が予想される場合は頭部を 3 ピンで固定し，海綿静脈洞や脳底

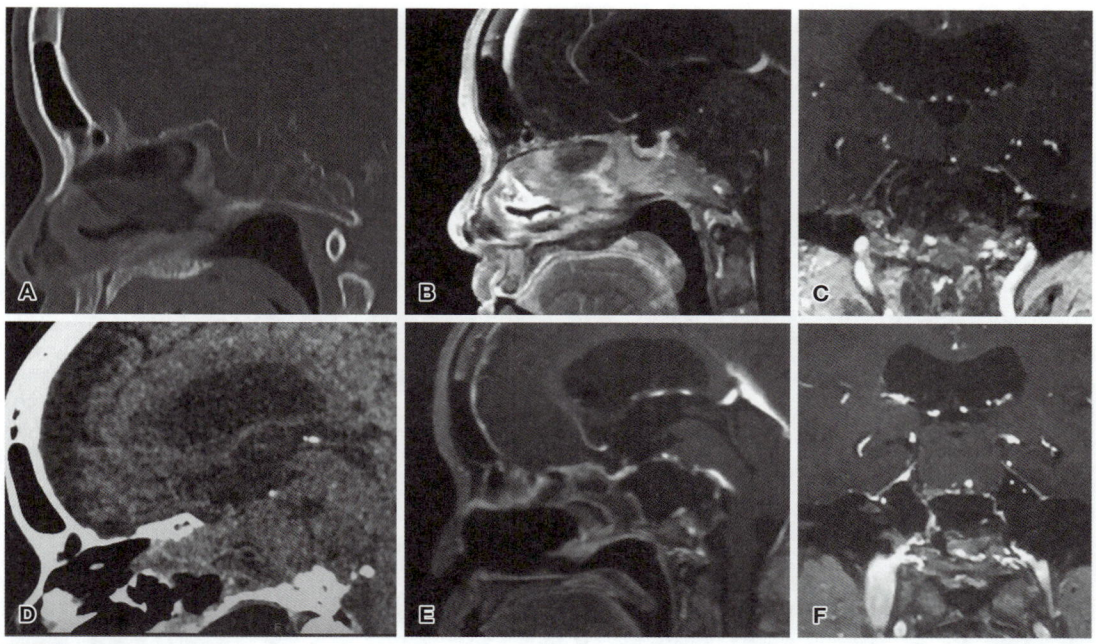

図1　脊索腫の症例

Choncal type の蝶形骨洞背面に腫瘍が存在し，脳幹を圧迫している．術後 MRI では亜全摘されている．
A：術前 CT．B：術前造影矢状断．C：術前造影冠状断．
D：術後 CT．E：術後造影矢状断．F：術後造影冠状断．

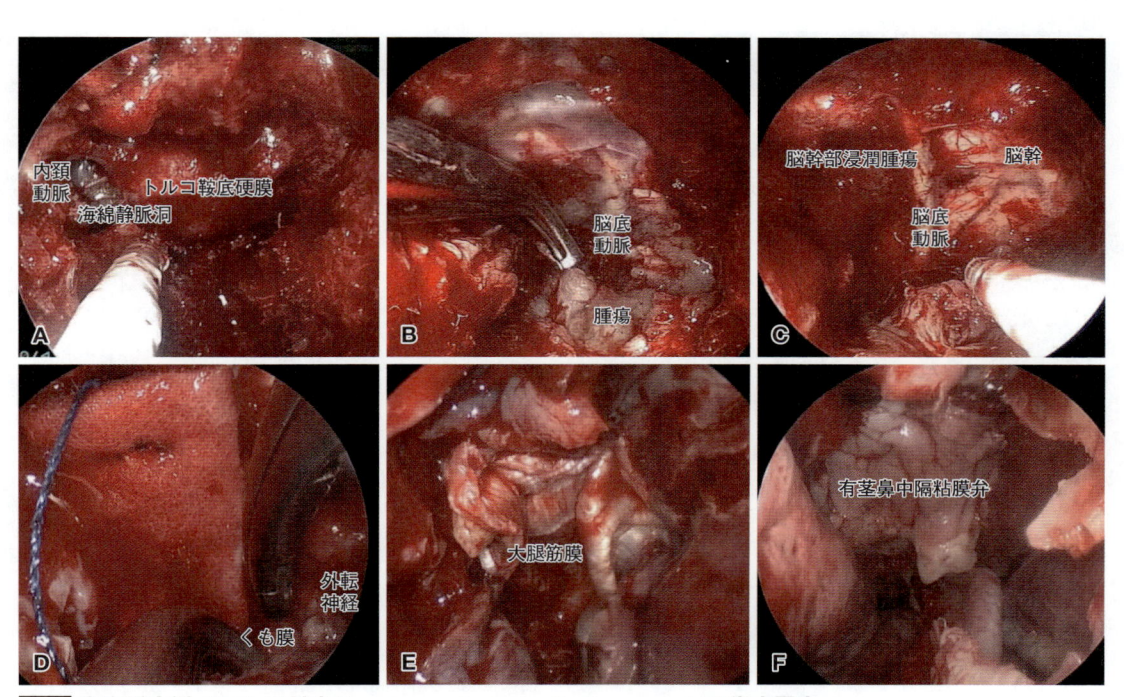

図2　脊索腫症例（図1）に対する endoscopic transclival approach の術中写真

A：トルコ鞍底硬膜の露出．B：斜台削除後に腫瘍および脳底動脈の確認．C：脳幹浸潤部の摘出．
D：斜視鏡を用いた左下方の腫瘍の摘出．E：閉創時の大腿筋膜の使用．F：閉創時の有茎鼻中隔粘膜弁の使用．

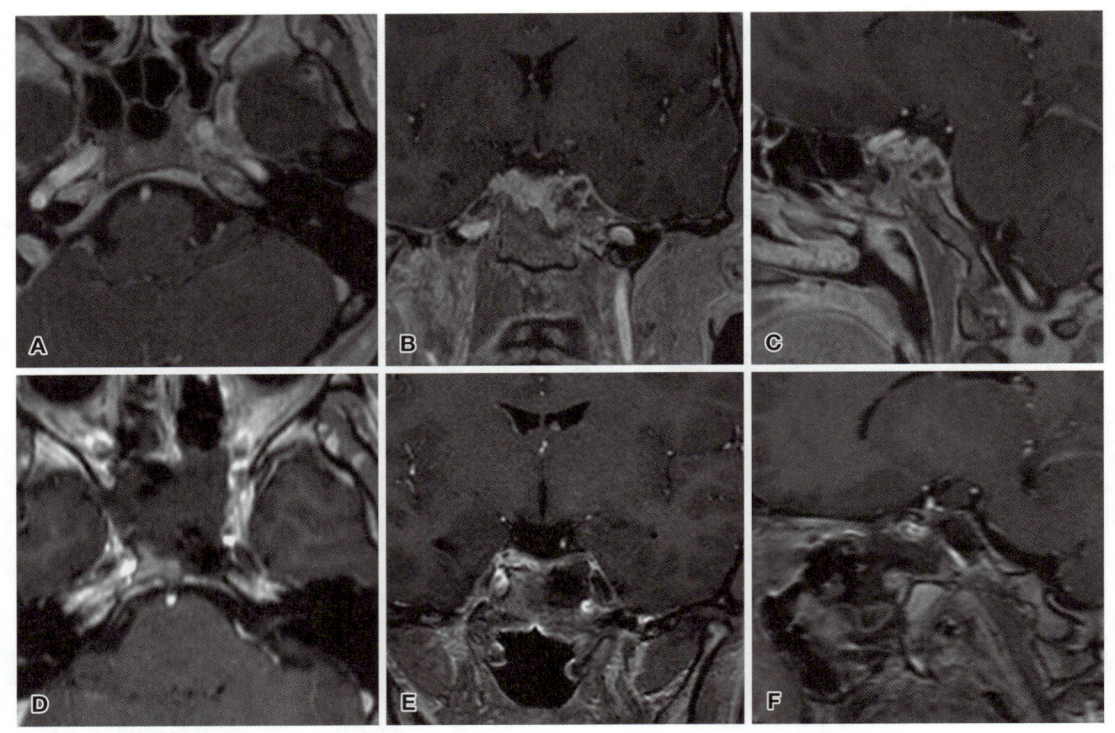

図3 軟骨肉腫の症例
左内頚動脈背側に回り込むかたちで左海綿静脈洞を圧迫している．術後MRIでは全摘出されている．
A：術前造影水平断．B：術前造影冠状断．C：術前造影矢状断．
D：術後造影水平断．E：術後造影冠状断．F：術後造影矢状断．

静脈叢からの静脈性出血を軽減する目的で，上体を15°程度挙上したsemi-Fowler's positionとしている．頭部の位置は基本的に床にneutralとし，術者側（基本的に患者の右側）へ20°程度rotationを行い，ややtiltとしている．ナビゲーションシステムに関しては術中のシームレスな骨削除が可能である磁場式ナビゲーションを使用し（**Point❶**），海綿静脈洞近傍の操作が予想される場合は外眼筋モニタを準備して手術に臨んでいる．

Ｐoint

❶内視鏡下経鼻頭蓋底手術において磁場式ナビゲーションはシームレスな骨削除に有用．

● アプローチ（図2）

鼻腔に関しては，深部でのドリル操作や脳幹前での腫瘍摘出操作が必要となるため，両鼻腔でのアプローチが基本となる．術後，高線量の照射を要する症例もあるため，血流が温存された組織で創部を閉鎖する必要があり，術後の髄液漏予防には有茎鼻中隔粘膜弁での再建が必須である[14]．蝶形骨洞前壁は大きく開放し，斜台を開放する．斜台はナビゲーションで確認しながら腫瘍を最大限摘出できる範囲で削開する．この際，斜台中部の側方ではドレロ管を外転神経が走行するため，損傷に注意を要する[15]．

● 腫瘍摘出

腫瘍は比較的軟らかい部分と硬い部分が混在する．できる限り直視下での操作を行い，頭蓋底部の重要構造物が周囲に存在するため，ブラインドでの操作は避けることが肝要である．

● 閉創

硬膜が欠損した場合は，有茎鼻中隔粘膜弁を基本とした多層性再建を用いる[16]．斜台硬膜欠

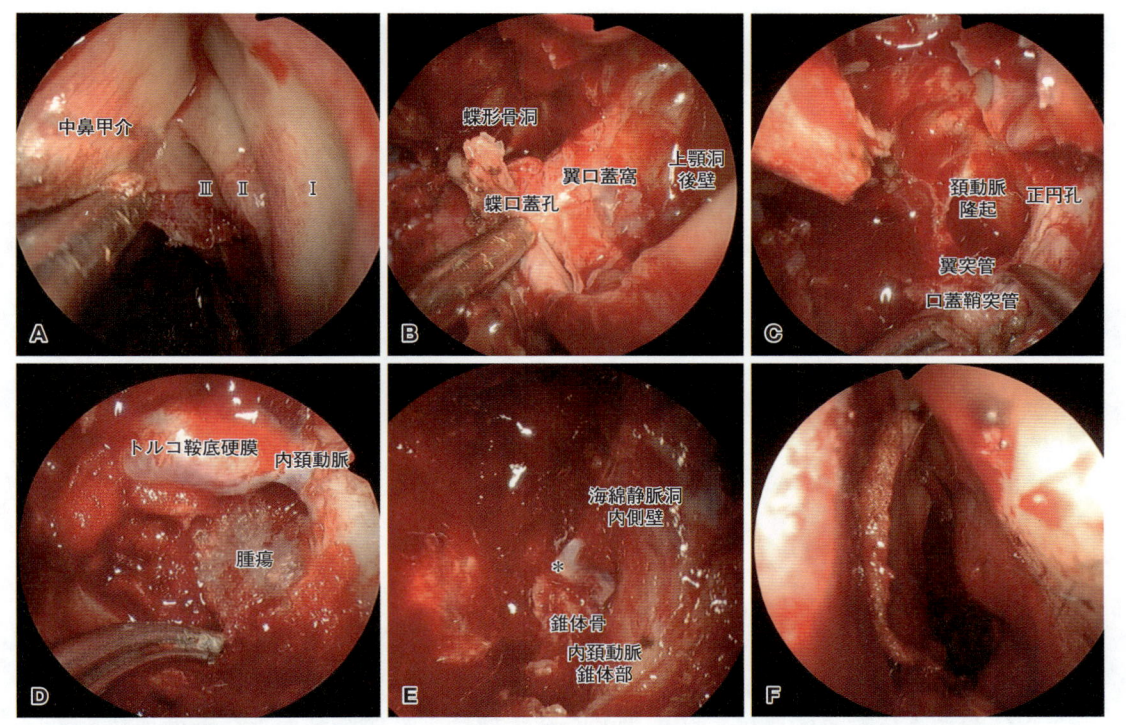

図4 軟骨肉腫症例（図3）に対する endoscopic transpterygoid-transclival approach の術中写真
A：左鼻腔外側の構造．B：翼口蓋窩の開放．C：翼突管および内頚動脈隆起の確認．
D：腫瘍の露出．E：腫瘍摘出後の正常構造物確認．外転神経存在部位（＊）．
F：使用しなかった左鼻中隔粘膜弁を再度鼻中隔に縫合固定．

損部には大腿筋膜または人工硬膜を in-lay に敷き込み，縫合できる硬膜が残っている場合は縫合を試みる．2 層目として再度，大腿筋膜，または人工硬膜を用いて，硬膜欠損部全体を覆うように留置し，最後に有茎鼻中隔粘膜弁で覆い，コラーゲン使用吸収性局所止血材およびフィブリン糊で固定する．

② 軟骨肉腫（endoscopic transpterygoid-transclival approach, 図3, WEB動画②）

● 体位およびセッティング

上記の脊索腫と同様に行う．

● アプローチ（図4）

軟骨肉腫は側方への進展があることが多いため，側方への拡大が必要となる．その際には鼻腔外側構造を理解する必要があり，各鼻甲介の発達，蝶形骨洞，篩骨洞，上顎洞，前頭洞の位置およびその自然口の開口部位を術前に把握し

ておく．Endoscopic transpterygoid-transclival approach では中鼻甲介外側に存在する鈎状突起（第Ⅰ基板），篩骨胞（第Ⅱ基板），中鼻甲介水平部（第Ⅲ基板）の各構造物を削除し，翼口蓋窩（pterygopalatine fossa：PPF）を開放する．

最近は，側頭下窩の操作が必要ない症例では PPF を包む膜は破らずに，下方に偏位させ，内頚動脈隆起近傍の操作を行うことが多い．また，近年の報告では翼突管，耳管（Eustachian tube：ET），破裂孔，petroclival fissure と pharyngobasilar fascia で規定される領域を VELPPHA area と呼び，翼口蓋窩経由で経鼻的に到達できる後方限界とする報告がある[17]．

● 腫瘍摘出

脊索腫と同様に頭蓋底部の重要構造物が周囲に存在するため，ブラインドでの操作を避けることが肝要である．軟骨肉腫の場合は骨化した

非常に硬い部分を含むことがあり，内頚動脈の損傷を来さないように慎重に摘出を行うことがより重要になる（**Point ❷**）[18]．

● **閉創**

手術操作が硬膜外の操作で終わる場合はコラーゲン使用吸収性局所止血材や人工硬膜の補填でシンプルに閉創することもあるが，硬膜が欠損した場合は有茎鼻中隔粘膜弁を基本とした多層性再建を用いる．

Point
❷内頚動脈周囲の操作は慎重に行うが，万が一の損傷に備えることも肝要[19]．

ま と め

● 脊索腫および軟骨肉腫は，解剖学的な発生部位，臨床症状および画像所見が類似しているが，まったく別の腫瘍であることを認識する必要がある．

● 多彩な頭蓋底手術アプローチが試みられているが，近年は内視鏡下経鼻頭蓋底手術が応用される機会が多くなってきている．

● 頭蓋底部の重要構造物が周囲に存在するため，慎重な手術操作が肝要であり，特に内頚動脈損傷に対しては万が一の対策を考慮して手術に臨むことが肝要である．

文献

1）WHO Classification of Tumours Editorial Board: 332-7（WHO Classification of Tumours: Central Nervous System Tumours. 5th ed. World Health Organization, Lyon, 2021）

2）Almefty K, et al: Chordoma and chondrosarcoma: similar, but quite different, skull base tumors. Cancer 110: 2457-67, 2007

3）Vuong HG, Dunn IF: Chondrosarcoma and Chordoma of the Skull Base and Spine: Implication of Tumor Location on Patient Survival. World Neurosurg 162: e635-9, 2022

4）Yeom KW, et al: Diffusion-weighted MRI: distinction of skull base chordoma from chondrosarcoma. AJNR Am J Neuroradiol 34: 1056-61, 2013

5）Hasegawa H, et al: Revisitation of imaging features of skull base chondrosarcoma in comparison to chordoma. J Neurooncol 159: 581-90, 2022

6）Borges A: Skull base tumours Part II. Central skull base tumours and intrinsic tumours of the bony skull base. Eur J Radiol 66: 348-62, 2008

7）Vujovic S, et al: Brachyury, a crucial regulator of notochordal development, is a novel biomarker for chordomas. J Pathol 209: 157-65, 2006

8）Jahangiri A, et al: Factors predicting recurrence after resection of clival chordoma using variable surgical approaches and radiation modalities. Neurosurgery 76: 179-85, 2015

9）Samii A, et al: Chordomas of the skull base: surgical management and outcome. J Neurosurg 107: 319-24, 2007

10）Saeki N, et al: Endoscopic endonasal pituitary and skull base surgery. Neurol Med Chir（Tokyo）50: 756-64, 2010

11）Vaz-Guimaraes F, et al: Endoscopic Endonasal Surgery for Cranial Base Chondrosarcomas. Oper Neurosurg（Hagerstown）13: 421-34, 2017

12）Snyderman CH, Gardner PA: Current opinion in otolaryngology and head and neck surgery: clival chordoma and its management. Curr Opin Otolaryngol Head Neck Surg 28: 118-21, 2020

13）De Amorim Bernstein K, DeLaney T: Chordomas and chondrosarcomas-The role of radiation therapy. J Surg Oncol 114: 564-9, 2016

14）Horiguchi K, et al: Endoscopic endonasal skull base reconstruction using a nasal septal flap: surgical results and comparison with previous reconstructions. Neurosurg Rev 33: 235-41, 2010

15）堀口健太郎：内視鏡下経鼻頭蓋底手術のための微小外科解剖．脳外速報 32：714-21，2022

16）Horiguchi K, et al: A new multilayer reconstruction using nasal septal flap combined with fascia graft dural suturing for high-flow cerebrospinal fluid leak after endoscopic endonasal surgery. Neurosurg Rev 39: 419-27, 2016

17）Kaen A, et al: Refining the anatomic boundaries of the endoscopic endonasal transpterygoid approach: the "VELPPHA area" concept. J Neurosurg 131: 911-9, 2018

18）Gardner PA, et al: Carotid artery injury during endoscopic endonasal skull base surgery: incidence and outcomes. Neurosurgery 73: ons261-9, 2013

19）堀口健太郎：Q111 内頚動脈損傷時の対応とその予防法は？ 206-7（吉村紳一 監修，吉本幸司 編：専門医なら知っておきたい疾患・術式別 脳神経外科手術合併症の回避と対処法 Q&A156．メディカ出版，大阪，2019）

神経節細胞腫
gangliocytoma

末永 潤 横浜市立大学脳神経外科

1 疫学・分類

Gangliocytoma（神経節細胞腫）は，全脳腫瘍の 0.1〜0.5％ と発生頻度が極めて稀な，緩徐発育の中枢神経原発腫瘍で，WHO 脳腫瘍分類 2021 では glioneuronal and neuronal tumor に分類され，CNS WHO grade 1 である[1,2]．10〜30 歳に発生ピークをもち，小児・AYA 世代に発生する特徴がある[3]．てんかん外科手術の 1〜3％ など[4,5]，てんかんの原因として同定されることも多く，LEATs（long-term epilepsy-associated tumors，最近では low-grade epilepsy-associated neuroepithelial tumors）の一つとされる．

Gangliocytoma にグリア細胞の増殖を含むと ganglioglioma となる．両者ともに成熟した多極性で大型の神経細胞で，細胞構築的に異常のある腫瘍性神経節細胞（neoplastic ganglion cell）を認めるのが特徴である（Point ❶）．

Point

❶ Gangliocytoma は神経上皮性の新生物で，成熟した ganglion cell を認め，異形性を時に認めるが CNS WHO grade 1 である．Ganglioglioma は，これにグリア細胞の増殖を含むものである．

2 画像・病理診断

Gangliocytoma は，画像上は皮質に局在する充実性腫瘍で，圧排性変化や血管原性浮腫は乏しいという特徴がある．石灰化や嚢胞形成を認め，通常増強効果を伴う[3]．側頭葉に発生することが多い（80％ 以上）が，頭頂葉や脳幹部，脊髄など，どこにでも発生する．Ganglioglioma とは画像診断上での区別は困難で，類似する．周辺骨の remodeling もみられ，CT では石灰化を含む高信号域，MRI では充実成分は T1 強調画像で低信号，T2 強調画像で軽度低信号で，嚢胞成分は T2 強調画像で高信号を示す．石灰化は T1 強調画像，T2 強調画像，磁化率強調画像/T2*強調画像で低信号となって鑑別される．

① 画像上の鑑別疾患

Ganglioglioma, polymorphous low grade neuroepithelial tumor of the young（PLNTY），papillary glioneuronal tumor, pleomorphic xanthoastrocytoma（PXA），dysembryoplastic neuroepithelial tumors, pilocytic astrocytoma, oligodendroglioma などが挙げられる．画像だけでの鑑別は困難であるが，PLNTY や papillary glioneuronal tumor はより稀である．

② Gangliocytoma の病理所見

空胞化した基質を背景に，大小の神経細胞，ganglion cell を認める（図1）が，増殖したグリア成分を含まないのが ganglioglioma との鑑別での特徴となる．細胞質内空胞や ballooning を伴い，顕微鏡的石灰化もしばしば伴う．PXA では腫瘍細胞は紡錘形あるいは不整多角形を呈

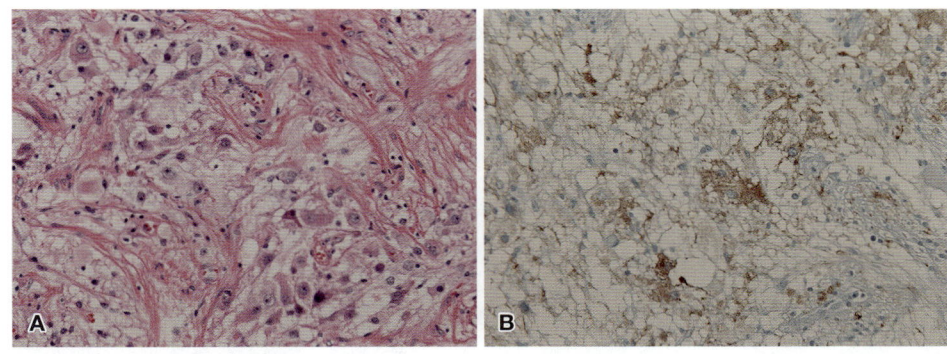

図1 Gangliocytoma 病理

A：24 歳，男性の頭頂葉嚢胞性腫瘍の HE 所見．Microcystic で空胞化を伴う基質に，大型の非定型的な ganglion cell の増殖を認める．

B：Chromogranin A 染色は ganglion cell に陽性．

写真提供は東京医科大学八王子医療センター特任教授　渋谷 誠 先生のご厚意による（対物×20）．

し，多核巨細胞が出現するのが鑑別となる．

免疫染色では，synaptophysin，neurofilament，chromogranin A，MAP2 などの神経マーカーは陽性 **(図1B)** で，NeuN 発現は減弱か陰性である．グリア線維性酸性蛋白質（glial fibrillary acidic protein：GFAP）は陰性で反応性 astroglia に限局する．

WHO 脳腫瘍分類 2021 では，遺伝子，分子異常の知見が集約されたが，gangliocytoma に特徴的な報告はない．Glioneuronal and neuronal tumors で，ganglion cell tumors は *BRAF* 変異，dysplastic cerebellar gangliocytoma は *PTEN* 変異などの profile 異常が把握されている[2]．

❸ 手術・予後

Gangliocytoma は境界明瞭な腫瘍で，緩徐増大で悪性転化は伴わないので，全摘出すれば予後は良好である（7.5 年の無増悪生存率は 94％）[3]．

❹ Dysplastic cerebellar gangliocytoma

Dysplastic cerebellar gangliocytoma は，通常は片側だが，両側性の報告もある[6,7]．1920 年にはじめて報告され，閉塞性水頭症や測定障害，頭蓋内圧亢進を来すことが多い．脳神経障害，頭位拡大，けいれんもしばしば認められる．術前は平均で 40 カ月と報告される[8]．病理像は gangliocytoma と似るが別疾患であり，これは過誤腫あるいは形成異常と考えられるが結論は出ていない．

画像上は，小脳半球に folia の拡大と嚢胞性変化を認める．T1 強調画像で低信号，T2 強調画像で高信号の虎柄線条が特徴である **(図2A)**．浸潤性の髄芽腫などと画像上で類似することがあるが，通常は造影されない．希少であるがゆえに詳細は不明で，成人発症が多いが 3 歳や 80 歳代で発症したという報告もある．小児発症にはないが，成人発症は *PTEN* 遺伝子変異を伴う．ゆえに，小児発症と成人発症で biology が異なる．

Dysplastic cerebellar gangliocytoma は Cowden 症候群の一構成要素である．Cowden 症候群は，100 万症例のうち 1 症例（person-years）と推定される **(図3)**．Cowden 症候群の原因遺伝子の同定以後は，20 万人に 1 人の頻度と推定される．211 人の Cowden 症候群の患者

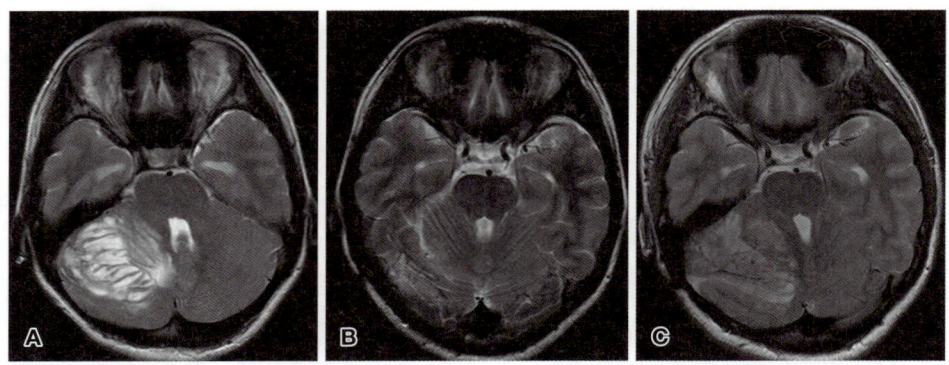

図2 Dysplastic cerebellar gangliocytoma：Lhermitte-Duclos disease（MRI T2 強調画像 水平断）

A：20 歳，女性の右小脳半球の dysplastic cerebellar gangliocytoma．半年前から頭痛，視力低下あり．両側乳頭浮腫を認め，水頭症を伴っていた．

B：術後 4 カ月後．おおむね病変は摘出されたと考えられ，症状も改善．

C：術後 10 年での画像．辺縁から再発所見を認め，ふらつき，脳室拡大を伴い再来．経過観察希望のため follow up としている．

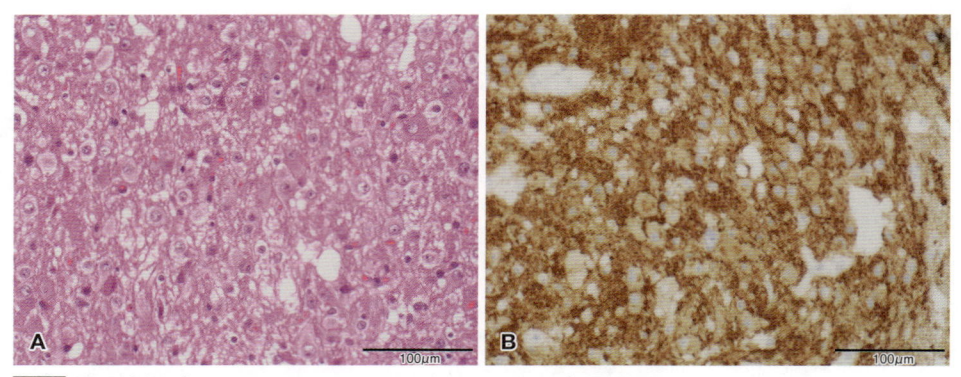

図3 図 2 症例（dysplastic cerebellar gangliocytoma）の病理

A：HE 染色では，疎な基質を背景に，明瞭な核小体と豊富な淡明〜好酸性の細胞質を有する大型の細胞（ganglion cell）が散見される．

B：Synaptophysin 染色では細胞質に強陽性であり，神経成分主体で gangliocytoma と診断される．

のうち，32％が dysplastic cerebellar gangliocytoma を発症した．**図2** の本症例を含めて再発の dysplastic cerebellar gangliocytoma の症例が報告されるが，ほとんどの症例は手術で治療される．

予後規定因子は定まっていない．小脳病変は，Cowden 症候群のほかの要素が出現する前に出る可能性があるので，dysplastic cerebellar gangliocytoma の症例は肺・甲状腺の良性腫瘍／悪性腫瘍を含め，腫瘍発生を経過観察する必要がある[2]．

図2 の初回手術動画を供覧する（**WEB動画**①）．外側と尾側は正常脳との境界が明瞭であったが，内側と吻側は境界が不明瞭で，navigation も併用して境界面確保に努めた．

謝辞：東京医科大学八王子医療センター特任教授　渋谷 誠先生のご厚意により，図 1 の病理像写真をご拝借いたしました．感謝申し上げます．また，横浜市立大学附属病院病理部准教授　山中正二先生に図 3 の病理所見をご指導いただきました．感謝申し上げます．

- ● Gangliocytomaは稀な若年発症の嚢胞・石灰化を伴う腫瘍で，てんかんの原因となり，全摘出によって良好な生命予後が期待できる．

- ● Ganglioglioma とは，腫瘍化したグリア細胞の存在の有無で区別されるが，画像診断上での区別は困難である．

- ● 小脳発生のDysplastic cerebellar gangliocytomaとは，病理が類似するが本体は異なり，Cowden症候群のほか，悪性腫瘍の発生に留意が必要となる．

文献

1) Committee of Brain Tumor Registry of Japan Supported by the Japan Neurosurgical Society: Brain Tumor Registry of Japan (2005-2008). Neurol Med Chir (Tokyo) 57 (Suppl 1): 9-102, 2017

2) WHO Classification of Tumours Editorial Board: WHO Classification of Tumours: Central Nervous System Tumours. 5th ed. World Health Organization, Lyon, 2021

3) Adesina AM, Rauch RA: Ganglioglioma and Gangliocytoma, 181-91 (Adesina AM, et al ed: Atlas of Pediatric Brain Tumors. Springer, New York, 2010)

4) Thom M, et al: Long-term epilepsy-associated tumors. Brain Pathol 22: 350-79, 2012

5) Blumcke I, et al: Histopathological Findings in Brain Tissue Obtained during Epilepsy Surgery. N Engl J Med 377: 1648-56, 2017

6) Borni M, et al: The Lhermitte-Duclos disease: a rare bilateral cerebellar location of a rare pathology. Pan Afr Med J 33: 118, 2019

7) Khandpur U, et al: Bilateral Recurrent Dysplastic Cerebellar Gangliocytoma (Lhermitte-Duclos Disease) in Cowden Syndrome: A Case Report and Literature Review. World Neurosurg 127: 319-25, 2019

8) Vinchon M, et al: Association of Lhermitte-Duclos and Cowden disease: report of a new case and review of the literature. J Neurol Neurosurg Psychiatry 57: 699-704, 1994

松果体細胞腫
pineocytoma

大石 誠　新潟大学脳研究所脳神経外科学分野

はじめに

松果体実質を発生母地とする良性腫瘍は，希少ではあるが pineocytoma が挙げられる．摘出のみで根治が期待できるため，悪性度の高い腫瘍においてもまずは全摘出を目指すべきである[1-3]．さらに，松果体近傍には胚細胞腫瘍が好発するが，奇形腫などもやはりまずは全摘出が基本となる．松果体部の手術は，手術顕微鏡導入以後に安全性が格段に向上したが，その理由は同部の解剖学的特徴にある．松果体は第三脳室の後壁で四丘体の上方正中に存在し，その上方で脳深部，両側後頭葉，小脳虫部からの深部静脈群が Galen 静脈に注ぎ込み，直静脈洞へと至るため，この重要静脈群に囲まれた部分が手術の対象となる．なお，閉塞性水頭症での発症が多く，急激な悪化も想定されるため，術前評価が十分に整わない状況では脳室ドレナージを先行することや，germinoma との鑑別に悩んだ場合には神経内視鏡での第三脳室底開窓と組織生検も考慮すべきである．**図1**は典型的な pineocytoma 症例で，occipital transtentorial approach（OTA）での全摘出を行い，術後は後療法をすることなく経過を追跡している．

1 手術アプローチの選択

代表的な手術アプローチは，後頭部半球間裂から大脳鎌に沿って侵入し，片側の小脳テントを切開することで術野を展開する OTA[4-6] と，テント下正中から小脳上面に沿って同部へ到達する infratentorial supracerebellar approach[7,8] である（**Point** **1**）.

Infratentorial supracerebellar approach は静脈群の下方から操作できる利点はあるものの，空気塞栓が気になる座位や，極端な頚部屈曲を伴うコンコルド体位が必要となり，術者の体勢も厳しくなることと，テント下の架橋静脈すべての処置が必要となることもあり，OTA が汎用されている．

本稿では我々が行っている OTA について，松果体部奇形腫症例の術前シミュレーションと術中写真とともに説明する．

1 OTA と infratentorial supracerebellar approach では侵入経路と腫瘍へのアプローチ方向に違いがある．

2 手術

① 体位

術者の好みによって腹臥位（prone position）か外側半腹臥位（lateral semiprone position）が採用される．Prone position では，患者の頚部を前屈させ，術者が頭側からのぞき込むため，正中を間違えにくいとされる．我々は lateral semiprone position を採用して[4,5]，アプローチ

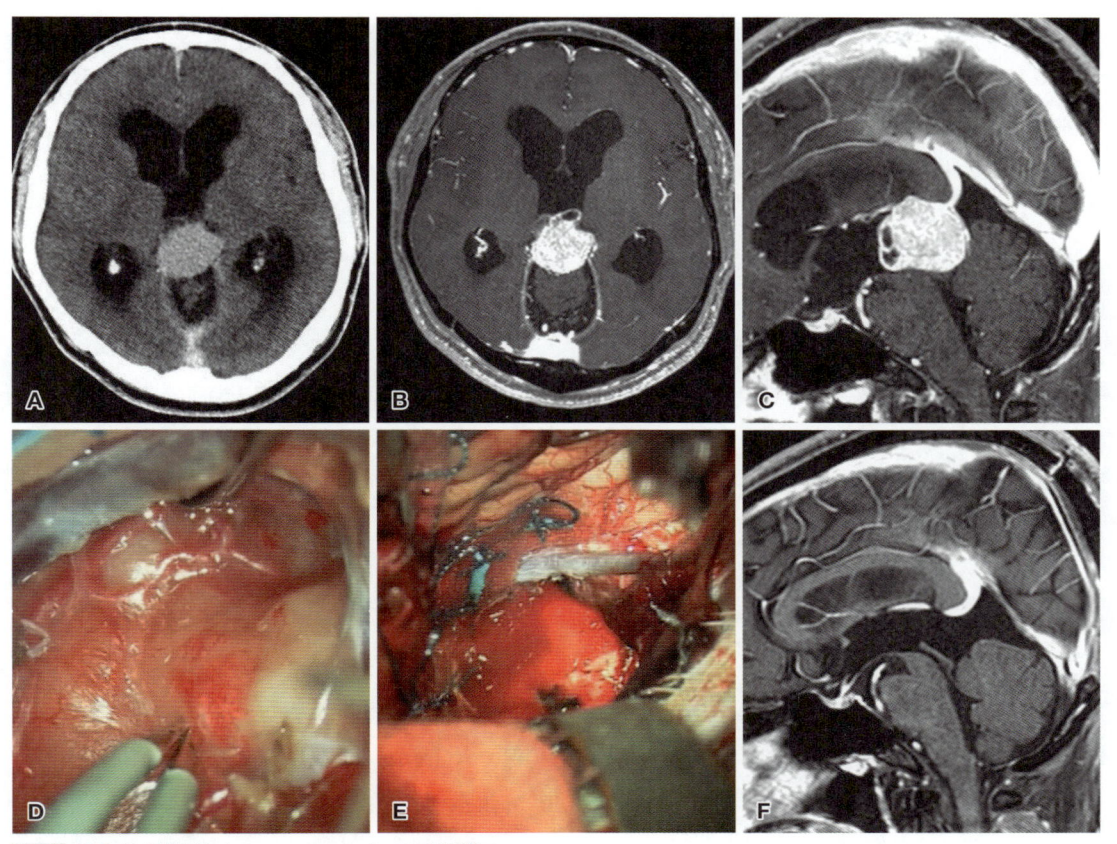

図1 松果体細胞腫（pineocytoma）の手術例

造影 CT（A），造影 MRI の水平断像（B），および矢状断像（C）にて松果体部腫瘍を認め，水頭症を呈している．左側からの OTA にて，血行に富む軟らかな腫瘍を露出（D），肉眼的に全摘出を達成（E）．術後の造影 MRI の矢状断像（F）でも残存腫瘍のないことが確認されている（長野赤十字病院 吉村淳一先生 提供）．

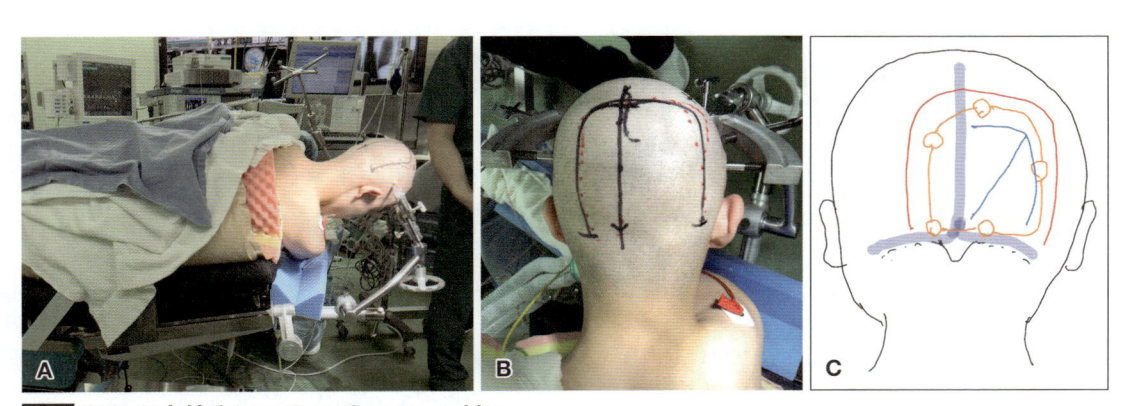

図2 OTA における lateral semiprone position

右側からのアプローチ時の体位取り（A）と，背側に立った術者からみた患者の後頭部（B）．皮膚切開（赤），開頭（オレンジ色），硬膜切開（青）を含めた模式図（C）．

側を下方とした側臥位で，頭部をさらに semi-prone に回転させ，術者は患者の尾側に立つ（**Point ❷**，**図 2A**）．

最大の利点は，脳自体の自重を利用できることで，OTA の最大の欠点とされる後頭葉の牽引による視覚障害の危険を最低限に抑えて，術野を広く確保できることにある．頚部を若干背屈させ，頭部を可能な限り術者側に寄せて，正中軸が術者からみてまっすぐになるように傾斜させて固定することで，正中の確保も問題なく，松果体部そのものが非常に近く感じられる（**図 2B**）．左右の選択は，架橋静脈の位置，テント静脈洞の発達，腫瘍の側方進展などを考慮するが，基本的に右側を選択することが多い．

Point
❷Lateral semiprone positon による OTA では，術者は背側に立ち，術野を近くに広く展開できる．

② 皮膚切開および開頭・硬膜切開

皮膚切開と開頭は，硬膜切開を想定して行う．硬膜は静脈洞交会の直前まで切開し，横静脈洞側と矢状洞側へと翻転するため，開頭は左右にまたがるように行い，下方は横静脈洞の一部がみえる程度を理想としている．したがって，皮膚切開は inion 上でアプローチ側に大きな 10 cm×10 cm 程度の下方に基部を有する皮膚弁として翻転している（**Point ❸**，**図 2C**）．

Point
❸皮膚切開および開頭は，静脈洞交会付近の硬膜を正中および下方に無駄なく翻転できることを念頭にデザインする．

③ 後頭葉の牽引とテント切開

小脳テントの自由縁をみる展開（**図 3A**）には後頭葉の牽引が必要となり，下方の架橋静脈は処理せざるを得ない場合もある．直静脈洞の高さ

で後頭葉内側面のやや奥に一次視覚野を有する鳥距溝が存在するため，細い脳べらが食い込まないように注意すべきである．

脳室ドレナージがあれば，髄液を排出してもよいが，多少水頭症があっても問題はない．太めの脳べら 2 本を交互に進め，後頭葉を面で少しずつ牽引していけば（**図 3B**），次第に髄液が漏出し，後頭葉は自重で下がり，牽引はいずれ支える程度でよくなる（**Point ❹**）．

小脳テントの自由縁と直静脈洞を視認したらテント切開を行うが，奥は 1.5 cm ぐらい外側で自由縁に垂直とし，手前は静脈洞交会にできるだけ近づくように切開する（**図 3C**）．テント下面の架橋静脈がテント内に静脈洞を形成している場合は回避して切開する．切開したテント縁は軽く凝固処置をするだけでスペースが十分に確保でき（**図 3D, E**），大脳鎌に軽く脳べらをかけて外側からのぞき込めば，対側の小脳テント下面まで眺めることができる．

Point
❹後頭葉の牽引は視覚野近傍に点で圧がかからないように注意を払い，髄液が抜けてからは支える程度で十分となる．

④ 腫瘍の露出に必要な深部静脈系の理解とくも膜の展開

本術式の最重要項目は腫瘍を取り囲む深部静脈群の理解である（**Point ❺**，**図 3F**）．テント切開後に脳梁膨大部後方で大脳鎌に流入する Galen 静脈を直視できるが，ここには第三脳室天井の中間帆を走行してくる左右の内大脳静脈（internal cerebral vein：ICV），そして前側方からは迂回槽を走行してくる脳底静脈（basal vein of Rosenthal：BVR），腫瘍後方では小脳虫部前面から正中を上行する中心前小脳静脈（precentral cerebellar vein：PCCV），そして左右後頭

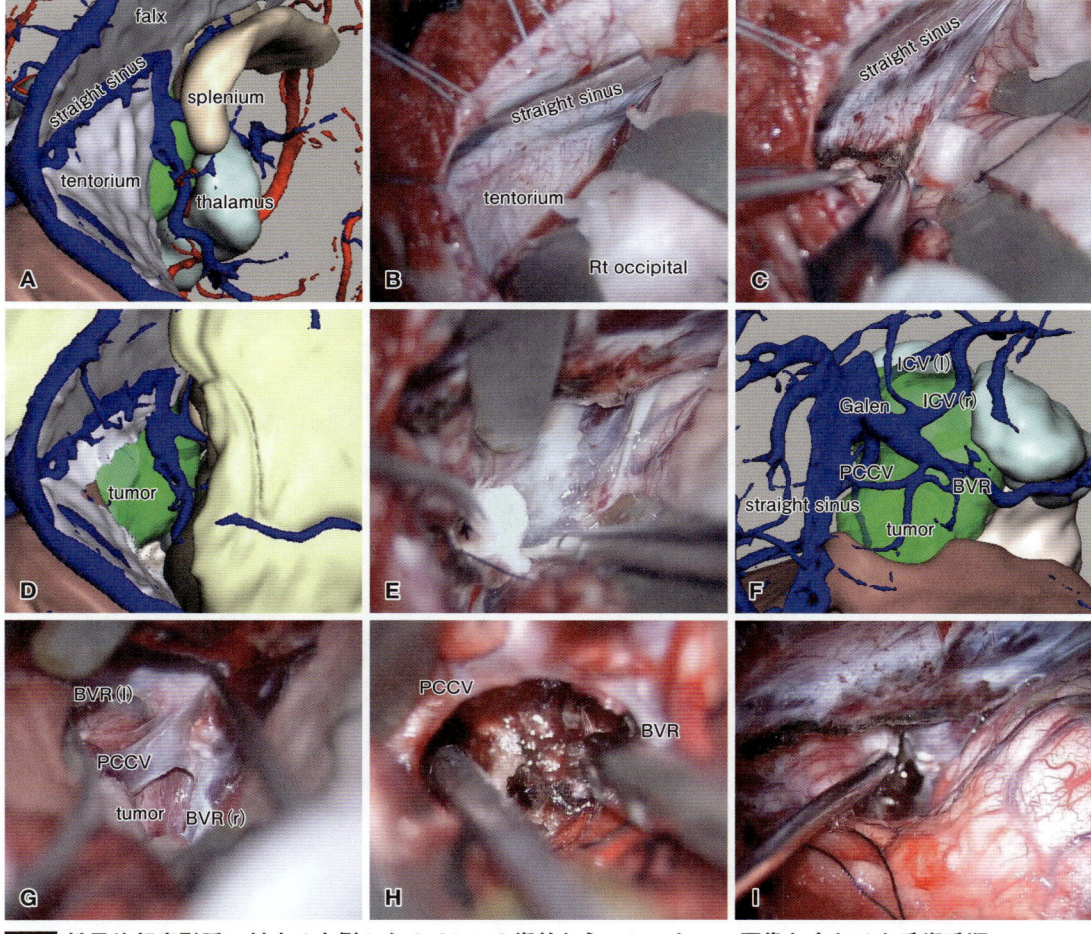

図3 **松果体部奇形腫に対する右側からの OTA の術前シミュレーション画像と合わせた手術手順**
右側からのシミュレーション視野（A）と術中に後頭葉を牽引した同様の視野（B）．テント切開を行い（C），腫瘍の展開を試みる（D）が，静脈周囲には厚いくも膜が発達（E）．腫瘍を取り巻く静脈群（ICV，BVR，PCCV と Galen 静脈）の位置を確認（F）のうえ，くも膜を展開して露出（G）．PCCV と BVR の間から腫瘍を摘出し（H），静脈群を温存した状態で肉眼的全摘出（I）．

葉内側から架橋してくる内側後頭静脈群が合流している．この静脈複合は厚いくも膜で覆われて[9]，特に成人例では透見できないことが多いため（**図3E**），各静脈の正しい立体配置を想定し，静脈にまとわりついているくも膜の折り返りを認識しながら静脈複合と腫瘍後面を一望できるように切り離し，展開する（**図3G**）．

Ⓟoint
❺最重要事項は腫瘍を取り囲む深部静脈群の理解であり，3次元画像シミュレーションが有用である．

⑤ 腫瘍の摘出

腫瘍内部の減量，周辺構造と腫瘍表面の剥離，静脈間からの細切断片摘除の繰り返しが手技の原則となる．摘出のための間口は，Galen 静脈と BVR の下方で，BVR と PCCV の間からとなる．PCCV は離断しても問題ないとされるが，小脳虫部の還流状態が分からない以上，発達したものは可能な限り温存すべきであり，実際に温存可能であることが多い（**図3H**）．ICV は腫瘍がある程度減量された段階で，脳梁膨大部を少し上方へ牽引することで Galen 静脈に注ぎ

込むところが視認でき，腫瘍とICVが剥離でき
た段階で綿片を挿入しておく．腫瘍辺縁をたど
りながら，内側後脈絡叢動脈に由来する腫瘍栄
養血管を腫瘍表面で離断していき，また導出静
脈はGalen静脈やICVへと流入するため，無理
に腫瘍を引き出すことなく，焦らずに見定めて
凝固離断していく（Point ❻）．血管系が全離断さ
れ，腫瘍の剥離が終了すると，残っている腫瘍
塊が動くのが分かり，一塊に摘除できる．腫瘍
が摘出されると，第三脳室を後方からのぞくこ
とができ，ICVも含めたすべての静脈群が視認
できる（図3l）．静脈系との癒着が強固な部分が
ある場合には，部分的に腫瘍を残すほうが賢明
である．

Point

❻腫瘍の摘出の基本は細切断片摘除の繰り返し
であり，腫瘍につながる血管群は丁寧に剥離・離
断し，腫瘍の無理な牽引は禁物である．

⑥ 閉頭

本法は後頭からのアプローチでもあり，髄液
漏れは皮下貯留の遷延につながる．密な硬膜縫
合を心がけ，また硬膜の頭蓋骨への挙上縫合も
十分に行うべきである．骨弁固定や皮膚縫合に
関してはほかのテント上の開頭手技と同様で特
別なことはない．

❸ 合併症

後頭葉内側の牽引による対側の同名半盲は，
内側後頭静脈の損傷がなく，牽引操作を十分に
配慮して行ったうえでは，永続的な後遺症と
なった症例は経験していない．中脳上丘への侵
襲による上方注視障害が出現すると，ある程度
は後遺するとされているため，腫瘍と中脳背側
との位置関係によっては気をつける必要がある．

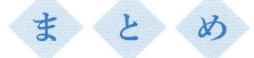
ま　と　め

● 松果体部の良性腫瘍の摘出術では，Galen静脈に注ぎ込む
深部静脈群の理解が重要であり，3次元画像シミュレーションは
その把握に有用である．

● 術式として，顕微鏡下手術でのlateral semiprone positionによる
OTAについて，術野の展開と合併症の回避の観点から有利な点を説明した．

● 今後，内視鏡・外視鏡による脳深部の手術が発展し，
より低侵襲かつ安全性の向上が見込まれるが，
重要事項や深部での術野展開に関しては大きな差異はないと考えている．

文献

1) Clark AJ, et al: Factors influencing overall survival rates for patients with pineocytoma. J Neurooncol 100: 255-60, 2010
2) Clark AJ, et al: Tumor control after surgery and radiotherapy for pineocytoma. J Neurosurg 113: 319-24, 2010
3) Yamashita S, et al: Clinicopathologic analysis of pineal parenchymal tumors of intermediate differentiation: a multi-institutional cohort study by the Kyushu Neuro-Oncology Study Group. J Neurooncol 162: 425-33, 2023
4) 田中隆一：松果体部腫瘍に対する Lateral-semiprone Position による Occipital Transtentorial Approach. No Shinkei Geka 18：413-22, 1990
5) 田中隆一：松果体部腫瘍の手術：Occipital transtentorial approach の手技の要点. 脳外誌 8：151-5, 1999
6) 黒住和彦, 伊達 勲：Occipital transtentorial approach. 62-73 (伊達 勲 編：若手脳神経外科医が経験したい手術アプローチ：専門医としての第一歩. メジカルビュー社, 東京, 2015)
7) 岩間 亨 ほか：解剖を中心とした脳神経手術手技 松果体病変に対する infratentorial supracerebellar approach. No Shinkei Geka 35：453-66, 2007
8) 神野哲夫：松果体病変に対する infratentorial supracerebellar approach の注意点. 脳外誌 8：156-60, 1999
9) Qi ST, et al: Anatomical study of the arachnoid envelope over the pineal region. Neurosurgery 68 (1 Suppl Operative)：7-14, 2011

VI章

治療

単回照射・ガンマナイフ
stereotactic radiosurgery

芹澤 徹 築地神経科クリニック 東京ガンマユニットセンター

◆ はじめに

ガンマナイフ（gamma knife）は，転移性脳腫瘍などの悪性脳腫瘍，聴神経腫瘍・髄膜腫・下垂体腺腫などの良性脳腫瘍，脳動静脈奇形や硬膜動静脈瘻などの血管性疾患，機能性疾患（保険適用は三叉神経痛のみ）に対して用いられる頭部専用の定位放射線治療装置である．

本稿では，良性脳腫瘍の代表的疾患である聴神経腫瘍・髄膜腫・下垂体腺腫の適応と成績を中心に，フレーム固定による単回ガンマナイフ照射を概説する．

1 ガンマナイフについて

① ガンマナイフの原理

ガンマナイフは，スウェーデン，カロリンスカ大学の脳神経外科教授 Lars Leksell （**図1A**）が考案し，1968 年に臨床応用された．およそ 200 個のコバルト 60 線源を半球状に配列し，コバルト 60 から放出されるガンマ線を細いビームに整えて，機械の中心に集中させる（**図1B**）．この原理は太陽光を虫眼鏡で集めて紙を焼くことに例えられる．3 cm 以下の小さな病変（転移性脳腫瘍，良性脳腫瘍，脳動静脈奇形）や三叉神経痛などの頭蓋内疾患が適応である．ガンマナイフ治療の成績は病巣体積に依存し，体積が小さいほど成績は向上する．大きい腫瘍，あるいは放射線に脆弱な臓器（危険臓器）近傍の腫瘍に対しては，開頭術とうまく組み合わせることによって，良好な治療効果が期待できる．病巣の位置を決めて（定位），照射焦点に病巣を一致させて照射する．頭蓋骨にピン固定したフレームによって，①照射時の非動化，②座標軸の設定が可能になる（**図1C**）．

② 名称の由来

ガンマナイフの名称の由来は，「ガンマ」は治療用放射線にγ（ガンマ）線を用いることから，「ナイフ」は高線量域と低線量域がナイフで切ったように存在していることによる．分割照射が基本の従来の放射線治療に対し，1 回で照射するガンマナイフを手術に例えて，定位手術的照射（stereotactic radiosurgery：SRS）という言葉を最初に用いたのも Leksell であった．

③ 日本における普及

日本では，1990 年に東京大学に一号機が導入され，その後，全国各地に普及した．何回かのモデルチェンジを経て，Leksell Gamma Knife Perfexion（エレクタ，**図1D**）では照射位置合わせとコリメータ交換が完全自動化された．最新鋭モデルの Leksell Gamma Knife Icon（エレクタ，**図1E**）や Elekta Esprit（エレクタ）では，cone beam CT と赤外線監視システムを搭載することで，マスク固定による照射も可能になった．これによって，ガンマナイフにおいても分割定位放射線治療（stereotactic radiotherapy：SRT）が可能になった．2024 年 4 月の時点で，

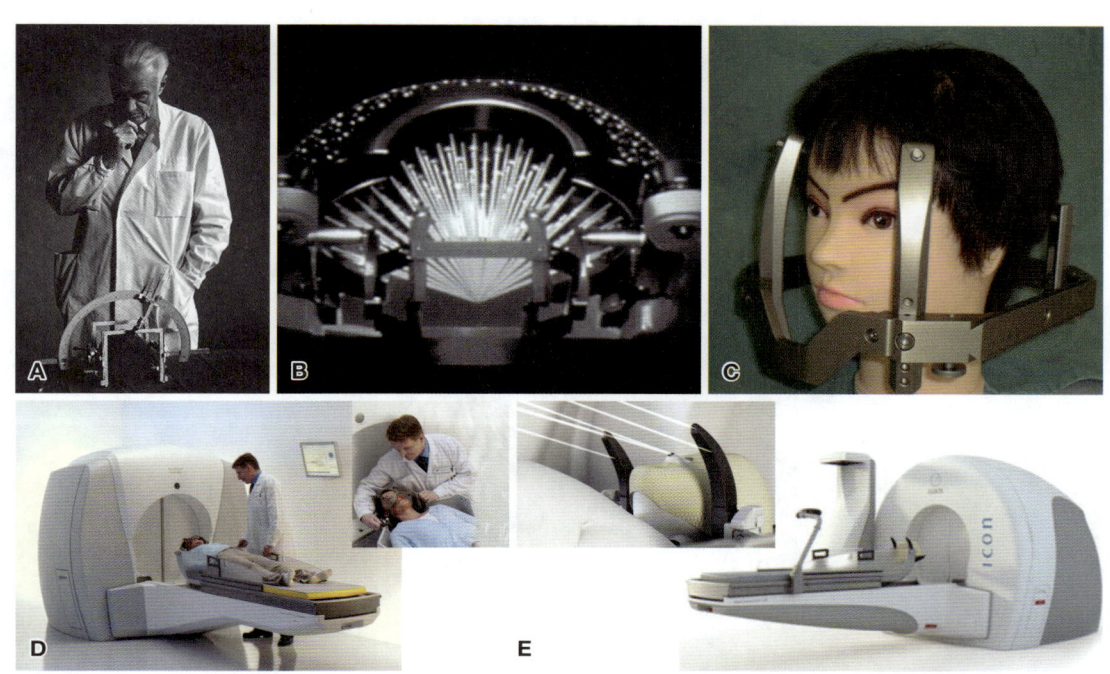

図1 ガンマナイフについて（エレクタ社 提供）
A：ガンマナイフを考案・開発したスウェーデン，カロリンスカ大学の脳神経外科教授 Lars Leksell.
B：ガンマナイフの原理．約200個のコバルト60線源を半球状に配列し，細いビームに整えたガンマ線を機械の中心に1点に集中させる．
C：レクセルGフレームとレクセル座標．頭蓋骨にピン固定することによって照射時の非動化が可能になり，装着したフレームをもとに頭蓋内に座標軸が設定される．
D：Leksell Gamma Knife Perfexion．従来手動で行っていたコリメータ交換や照射位置の設定が全自動で行われるようになった．照射時はフレーム固定が必要である．
E：Leksell Gamma Knife Icon．Cone beam CT と赤外線監視システムが搭載され，フレーム固定に加え，マスク固定による照射も可能になった．

日本ではおよそ50施設で稼働し，累積治療総数は30万人に達している．

④ 治療の手順

まず，局所麻酔下でレクセルGフレーム（**図1C**）を頭蓋骨にピン固定する．当クリニックでは静脈麻酔を併用し，「無痛フレーム装着」を行っている．フレームを装着した状態で，主に造影MRI，時にCTを用いて位置情報を有する定位画像を取得し，専用ソフトの Leksell Gamma-Plan（エレクタ）で治療計画を作成する．

ガンマナイフ治療計画においては，辺縁線量ラインを腫瘍に過不足なく一致させる．危険臓器の耐容線量は，視路が8〜10 Gy，聴神経・顔面神経が12 Gy，脳幹が15 Gyである．これ以上の被ばくが見込まれるときは，至適線量より低い線量選択となり，治療効果が減弱する．近年の治療計画ソフトでは線量分布の最適化を自動で行える．治療台にフレームを固定し，治療台が3軸方向に0.1 mm刻みで移動して，照射を行う．照射時間は治療計画の複雑さ，線量，コバルトの減衰，病変の大きさや形状，部位によって異なるが，一般に1〜3時間である．

2 聴神経腫瘍に対するガンマナイフ治療

中年以降（50歳以上），かつ① 増大を示すKoos Ⅱ，②Koos Ⅲ，③ 脳幹圧迫が軽度のKoos Ⅳ，がよい適応である[1-4]．開頭術後の残存腫瘍は，腫瘍が大きい，あるいは増大傾向を示せば，年齢にかかわらずガンマナイフ適応と

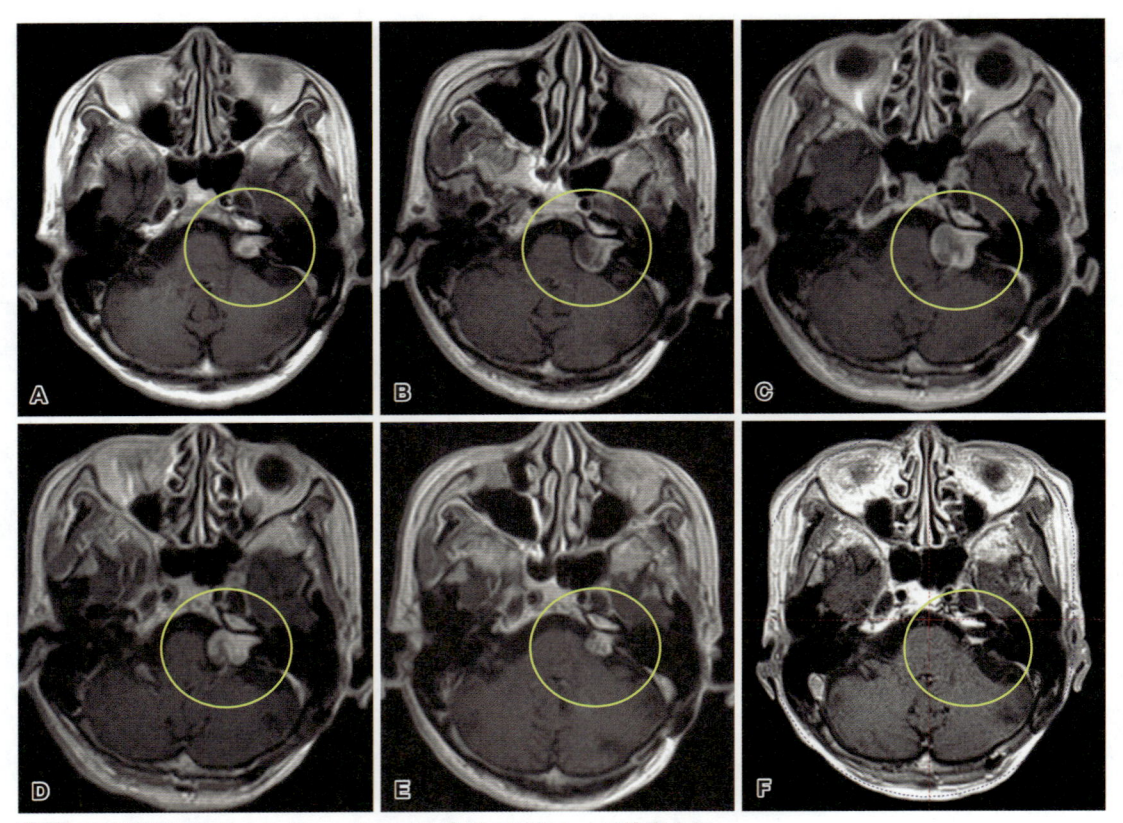

図2 聴神経腫瘍に対するガンマナイフ治療後の顕著な一過性膨大例
A：71歳，女性．左聴神経腫瘍に対する開頭腫瘍摘出術後の残存腫瘍が増大．左聾．辺縁線量50％12 Gy でガンマナイフ治療．治療時体積1.3 mL．
B：6カ月後．3.7 mL（2.8倍）と顕著な膨大．
C：9カ月後．4.9 mL（3.8倍）とさらに膨大．左下眼瞼けいれんと左顔面異常感覚が出現．
D：1年後．3.2 mL（2.5倍）へ縮小開始．神経症状は軽快．
E：2年後．0.9 mL（0.7倍）へ縮小．症状消失．
F：20年後．0.1 mL（0.08倍）へ縮小．左聾以外神経脱落症状なく経過．

なる[1]．中等度以上の脳幹圧迫例は開頭術が第一選択である．近年，Koos Ⅱ以下の小腫瘍に対する経過観察とアップフロントガンマナイフ治療のランダム化比較試験の結果，アップフロントガンマナイフのほうが4年後の腫瘍制御が優れていることが証明された（Point ❶）[5]．至適辺縁線量は12 Gyで，照射後1年程度で一過性に膨大し[6]，その後，著明に縮小し，20年で90％以上の腫瘍制御が得られる[7]．

ガンマナイフでは，顔面神経機能温存率はほぼ100％であり，開頭摘出術と比較して大きなアドバンテージを有する．有効聴力温存率は50％程度である[8,9]．この照射後の膨大に伴い，軽度の顔面神経機能障害（spasm が多い）や三叉神経障害を一過性に認める場合がある．一過性膨大で脳幹圧迫症状が出現すれば，開頭腫瘍摘出術が必要になる．この場合，癒着があり，手術難易度が上がるとされているが，残存しても縮小するので減圧を主目的とする．**図2**に顕著な一過性膨大を来した症例を提示する．ほかに，水頭症の発生や，極めて稀ではあるが腫瘍の悪性転化の可能性にも留意する必要がある[10]．

Ｐoint

❶小さな聴神経腫瘍がみつかった場合，まず経過観察を行って増大してからガンマナイフ治療とすべきか，経過観察することなくすぐに（アップフロント）ガンマナイフ治療とすべきか，議論がある．

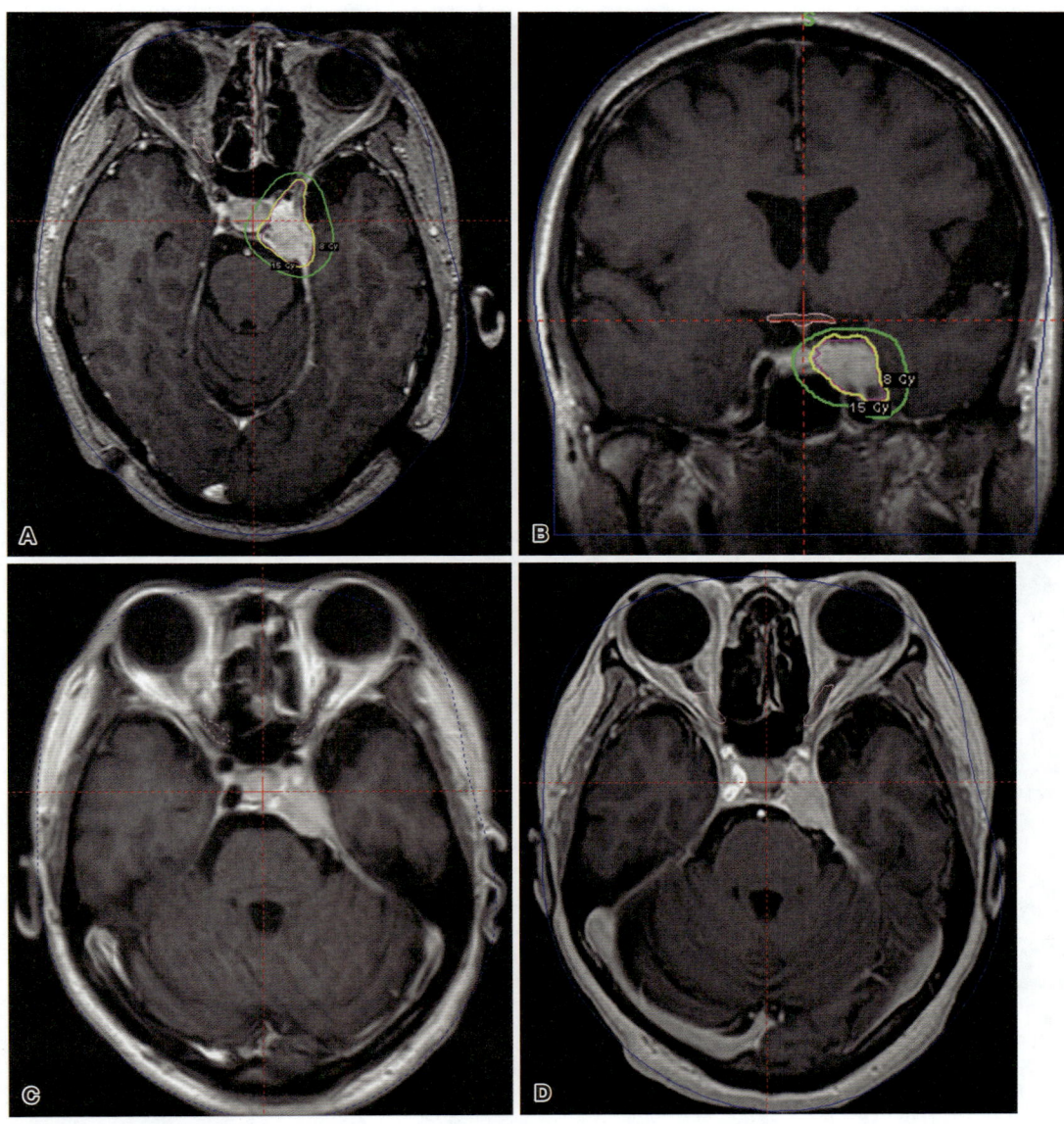

図3 左海綿静脈洞髄膜腫に対するガンマナイフ治療

A：39 歳，女性．左三叉神経障害および左外転神経麻痺にて発症した左海綿静脈洞髄膜腫（水平断）．
　辺縁線量 15 Gy でガンマナイフ治療を施行した．
B：冠状断．視路（オレンジ線）への被ばく線量は 8 Gy 以下（緑線）．
C：3 年後．神経症状は軽快．腫瘍は若干縮小．
D：18 年後．神経症状なく腫瘍制御に成功．

③ 髄膜腫に対する ガンマナイフ治療（図3）

　3 cm 以下の開頭摘出が困難な腫瘍，なかでも頭蓋底腫瘍や術後残存腫瘍がよい適応である[11]．至適辺縁線量は，WHO grade 1 は 12 Gy 以上，grade 2 は 15 Gy 以上である．危険臓器に接していなければ至適線量で照射可能で，危険臓器に近接する，あるいは圧迫するようであれば，開頭術で腫瘍と危険臓器との間に距離を作る必要がある．至適線量での照射で80％に局所腫瘍制御が得られる．一般に腫瘍縮小は限定

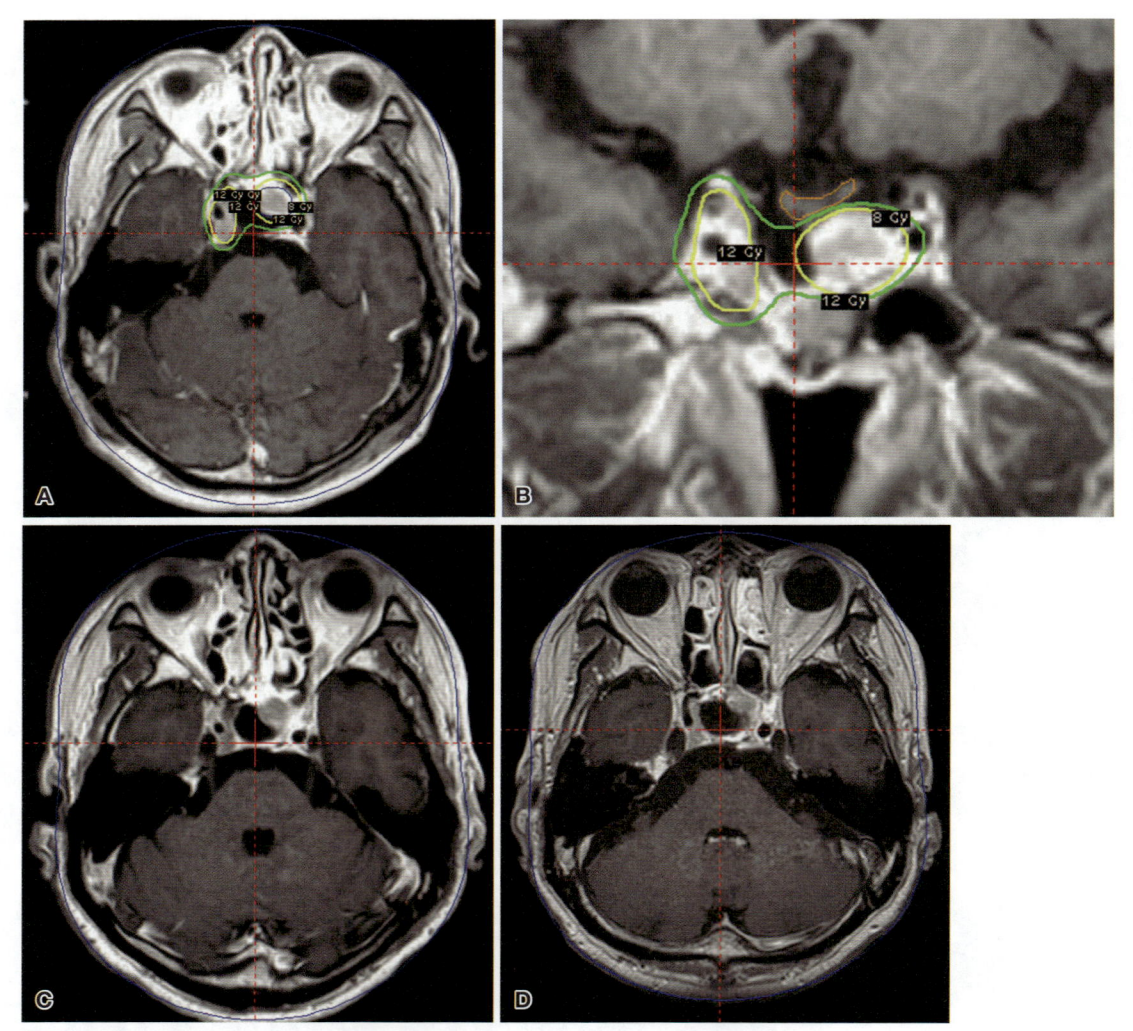

図4 下垂体腺腫に対するガンマナイフ治療

A：55歳，男性．鞍上部に伸展した下垂体腺腫に対する経鼻的摘出術を4回施行．術後，残存右海綿静脈洞および左トルコ鞍の腫瘍増大を認めた．同2病変に対し，辺縁線量50%12 Gy（黄線）でガンマナイフ治療を施行した．
B：冠状断．視路（オレンジ線）への被ばく線量は8 Gy以下（緑線）．
C：3年後．視野視力障害なく，腫瘍はわずかに縮小．
D：18年後．視野視力障害なく，腫瘍は良好に縮小．

的で，増大抑制がガンマナイフ治療の目的となる．非頭蓋底髄膜腫では，照射後に遷延性の脳浮腫が発生することがある（Point ❷）[12]．

Point

❷非頭蓋底髄膜腫に対するガンマナイフ治療後，1年をピークに遷延性の脳浮腫が発生することがあり，ステロイド抵抗性の場合は残存髄膜腫に対する開頭摘出術が有効である．

❹ 下垂体腺腫に対する ガンマナイフ治療（図4）

放射線に脆弱な視路から1～2 mm以上の距離がある腫瘍がよい適応である[13,14]．視路に接する場合，あるいは軽度圧迫する場合は，手術で視路と腫瘍との間にスペースを作る必要がある．それでも距離が保てない場合は晩発性放射線視障害予防の観点から10分割程度のSRTが

必要である[15]．下垂体腺腫では，12〜15 Gy で 80％に局所腫瘍制御が得られる（Point ❸）．機能性下垂体腺腫の内分泌的寛解には 25〜30 Gy 以上の高線量を必要とする[16]．

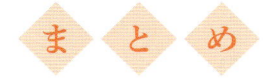

Point

❸ 視路（視神経，視交叉，視索）や網膜，外側膝状体に許容線量以上（12 Gy を超えると急速に増加）の被ばくがあると，照射から一般に 3 年以内に視野視力障害が発生し，永続性障害となる．

◆ おわりに

ガンマナイフは，脳神経外科医が考案・開発した脳神経外科ツールである．手術とうまく組み合わせることで，あるいはガンマナイフ単独で，神経症状を呈することなく，長期間にわたる腫瘍制御が期待できる．脳神経外科医はガンマナイフ治療の適応，治療成績に精通し，腫瘍体積を減じる，あるいは危険臓器と腫瘍の間にスペースを作る手術を心がけるべきである．

ま と め

● 良性脳腫瘍の代表的3疾患である聴神経腫瘍・髄膜腫・下垂体腺腫に対するガンマナイフ治療のよい適応と，放射線治療後に特有の経過を熟知する．

● ガンマナイフ治療における各腫瘍の辺縁線量（聴神経腫瘍12 Gy，髄膜腫と下垂体腺腫12〜15 Gy以上）と危険臓器の耐容線量（視路8〜10 Gy，顔面神経・聴神経12 Gy，脳幹15 Gy）を認識する．

● 腫瘍全摘出が不可能と予想される場合，後治療としてガンマナイフ治療によい適応とするための腫瘍減量，危険臓器と腫瘍との間にスペースを作るような手術戦略を実践する．

文献 ───

1) Higuchi Y, et al: Growth potential of small residual tumors after vestibular schwannoma surgery: comparison between remnants and the natural history of small tumors. J Neurosurg 2: 1-9, 2022
2) Tsao MN, et al: Stereotactic radiosurgery for vestibular schwannoma: International Stereotactic Radiosurgery Society（ISRS）Practice Guideline. J Radiosurg SBRT 5: 5-24, 2017
3) Goldbrunner R, et al: EANO guideline on the diagnosis and treatment of vestibular schwannoma. Neuro Oncol 22: 31-45, 2020
4) Germano IM, et al: Congress of Neurological Surgeons Systematic Review and Evidence-Based Guidelines on the Role of Radiosurgery and Radiation Therapy in the Management of Patients With Vestibular Schwannomas. Neurosurgery 82: E49-51, 2018
5) Dhayalan D, et al: Upfront Radiosurgery vs a Wait-and-Scan Approach for Small- or Medium-Sized Vestibular Schwannoma: The V-REX Randomized Clinical Trial. JAMA 330: 421-31, 2023
6) Nagano O, et al: Transient expansion of vestibular schwannoma following stereotactic radiosurgery. J Neurosurg 109: 811-6, 2008
7) Hasegawa T, et al: Long-Term Outcomes of Sporadic Vestibular Schwannomas Treated with Recent Stereotactic Radiosurgery Techniques. Int J Radiat Oncol Biol Phys 108: 725-33, 2020
8) Hasegawa T, et al: Long-term hearing outcomes after gamma knife surgery in patients with vestibular schwannoma with hearing preservation: evaluation in 92 patients with serial audiograms. J Neurooncol 138: 283-90, 2018
9) Johnson S, et al: Predicting hearing outcomes before primary radiosurgery for vestibular schwannomas. J Neurosurg 6: 1-7, 2019
10) Akamatsu Y, et al: Malignant peripheral nerve sheath tumor arising from benign vestibular schwannoma treated by gamma knife radiosurgery after two previous surgeries: a case report with surgical and pathological observations. World Neurosurg 73: 751-4, 2010
11) Flannery T, Poots J: Gamma Knife Radiosurgery for Meningioma. Prog Neurol Surg 34: 91-9, 2019
12) Sheehan JP, et al: Edema following Gamma Knife radiosurgery for parasagittal and parafalcine meningiomas. J Neurosurg 123: 1287-93, 2015
13) Slavinsky P, et al: Gamma knife radiosurgery in pituitary adenomas. A single-center experience. Medicina（B Aires）82: 111-6, 2022
14) Kobayashi T: Long-term results of gamma knife radiosurgery for 100 consecutive cases of craniopharyngioma and a treatment strategy. Prog Neurol Surg 22: 63-76, 2009
15) Milano MT, et al: Single- and Multi-Fraction Stereotactic Radiosurgery Dose Tolerances of the Optic Pathways. Int J Radiat Oncol Biol Phys 110: 87-99, 2021
16) Albano L, et al: Gamma Knife Radiosurgery for Pituitary Tumors: A Systematic Review and Meta-Analysis. Cancers（Basel）13: 4998, 2021

定位放射線治療 2
寡分割照射・リニアック
stereotactic radiotherapy

野村竜太郎 神谷町脳神経外科クリニック

 ## はじめに

　良性脳腫瘍に対する定位放射線治療の役割は，腫瘍の局所制御にほかならない．定位放射線治療は手術と相補的な立ち位置であり，また手術の代替的役割も果たす．1 回高線量照射を stereotactic radiosurgery（SRS），寡分割照射を stereotactic radiotherapy（SRT）と定義し，病変に対して高線量を高精度に照射することで周囲正常組織の被ばくを限りなく軽減し，安全かつ効果的に腫瘍制御を図ることを目的とする．

　長らく SRS の代表はガンマナイフであり，SRT の代表はサイバーナイフであった．しかし近年，SRS/SRT をいずれも高精度に体現可能な第三の定位放射線治療装置「ZAP-X（ZAP Surgical）」が登場した．生みの親はスタンフォード大学脳神経外科教授の John R. Adler である．彼はサイバーナイフの開発者でもある．本稿では ZAP-X 開発の経緯，構造，特徴を従来の機器と比較しながら紹介する．

1 ZAP-X 開発の経緯

　1985 年，Harvard Medical School の脳神経外科研修医だった Adler は，スウェーデン，カロリンスカ大学のフェローシップで，ガンマナイフ開発者の Lars Leksell と出会った．そこでガンマナイフの基礎・臨床を学んだが，ある種のジレンマを覚え，新たな定位放射線治療装置開発へのミッションを打ち立てる．そのミッションとは，定位放射線治療を stereotactic frame から解放し，その対象を頭蓋内にとどまらず全身へ広げることであった．

　スタンフォード大学のチームと Adler は，精度の高いロボットアームに小型の直線加速器を搭載し，target locating system（TLS）というリアルタイム位置補正機能を組み合わせることで，サイバーナイフというまったく新しい価値を社会に提供したのである．

　また，頭蓋内疾患に加えて，頭頸部疾患，脊椎・脊髄疾患，肺や肝臓，前立腺といった体幹部疾患へとサイバーナイフの適応が拡大していくなかで，Adler はすでに次の時代を見据えていた．脳神経外科医がもっと気軽に参入できるような，脳神経外科疾患にフォーカスした，コバルト 60 を用いたガンマナイフに代わる定位放射線治療装置の開発である．

　2014 年ごろよりはじまったプロジェクトは，「自己遮蔽型」という従来の放射線治療の常識を覆すもので，100 以上の試作案が出されたという．最終的にヒントになったのは，Adler の仕事場の机の上に置いてあった，小さなジャイロスコープ型をしたトロフィーであったという逸話はとても興味深い．

　こうして誕生した ZAP-X は，2017 年 9 月に米国 FDA の承認を取得し，2019 年 1 月に Barrow Neurosurgical Institute にて初号機による治療

が開始された．わが国では2020年4月にPMDAの承認が下り，2024年5月現在では宇都宮脳脊髄センターシンフォニー病院と神谷町脳神経外科クリニックで臨床稼働している．

② ZAP-X の構造

外観（図1）および内部構造（図2）[1]を示す．患者頭部は，治療時に球形ポッドの中心に位置する．ポッドは水平（axial）軸と斜向（oblique）軸の2つのガントリーで構成されており，この

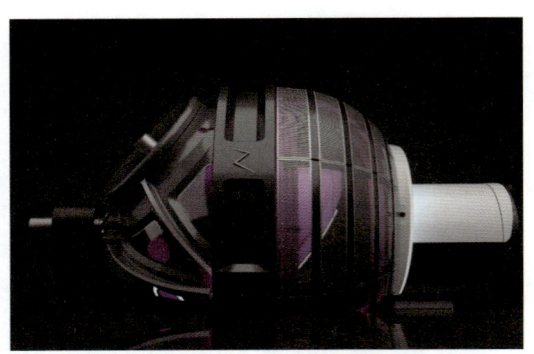

図1 ZAP-X の外観（ZAP Surgical 社 提供）

ジャイロスコープ様構造から，ZAP-X を Gyroscopic Radiosurgery と称する．回転角の異なる2軸によって，照射の立体角度範囲を十分に確保する．ポッド自体が鋼鉄，鉛，タングステンなどで遮蔽されていて，治療中は患者の体幹部を覆う筒状のrotary shell，足先の vertical door をすべて閉じることで自己遮蔽が達成され，治療室周囲の管理区域境界で1.3 mSv/3カ月以下の漏洩線量に抑えることができる[2]．

KV Tube と Imaging Detector によって，サイバーナイフで開発された TLS と同様に，照射中の位置精度を補正する（図3）[3]．小型の LINAC（直線加速器）には，4 mm から 25 mm まで8種類のサイズを選択可能なタングステン製の回転式コリメータが配備され，3 MV（メガボルト）の X 線が，1,500 MU/min の線量率で，ターゲットまで45 cm という短い線源軸間距離で照射される（図4）．照射中は，LINAC の対角線上に位置する Dose Monitoring と MV imager に

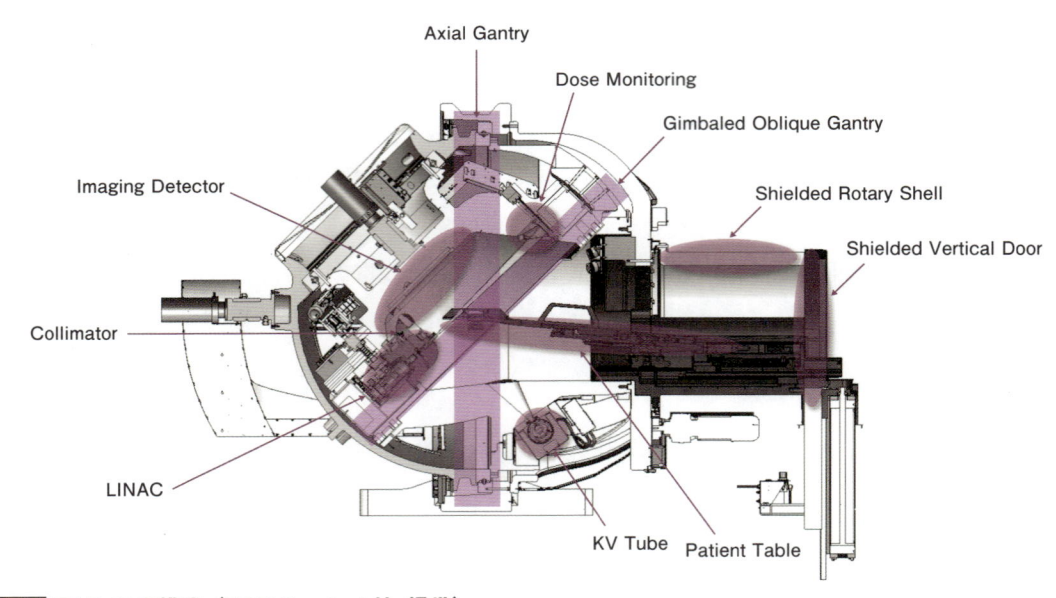

図2 ZAP-X の構造（ZAP Surgical 社 提供）
ポッドは水平軸と斜向軸の2つのガントリーで構成され，回転角の異なる2軸によって，照射の立体角度範囲を十分に確保する．治療中は患者の体幹部を覆う筒状の rotary shell，足先の vertical door をすべて閉じることで自己遮蔽が達成される．

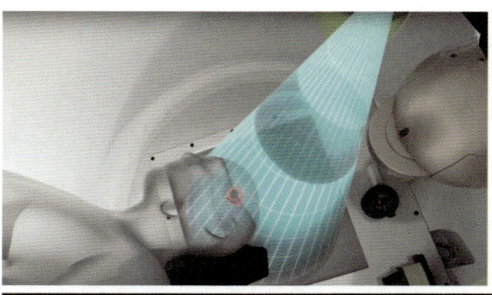

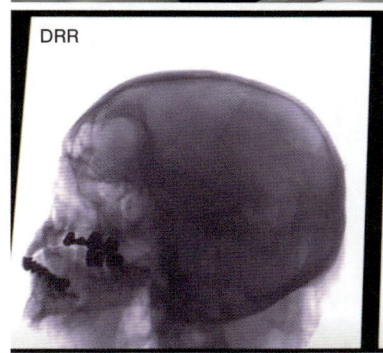
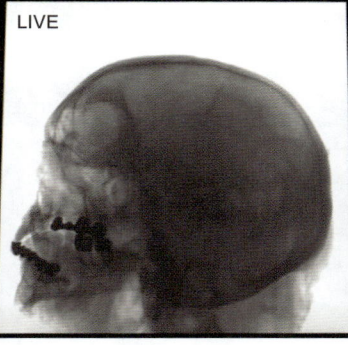
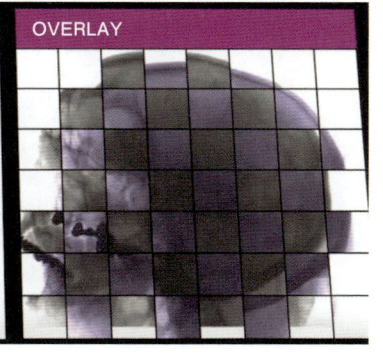

図3 Target locating system（ZAP Surgical 社　提供）
照射中の位置精度を補正する.

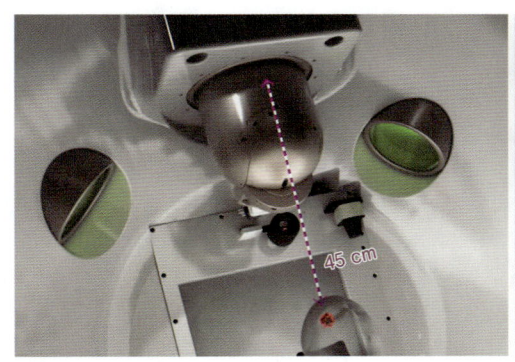
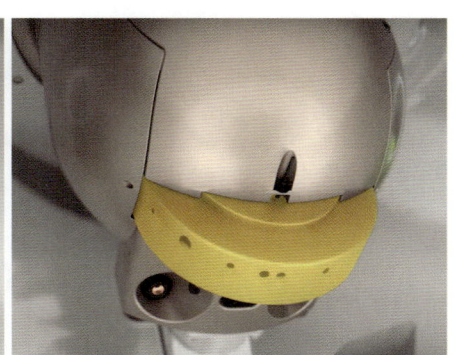

図4 LINAC とコリメータ（ZAP Surgical 社　提供）
LINAC には，回転式コリメータが配備されている．ターゲットまで 45 cm という短い線源軸間距離で照射される.

よって実測透過線量をリアルタイムにモニタリング可能で，予想透過線量と比較して 10% 以上の誤差を検知した場合には照射が停止する（図5）.

ZAP-X の特徴：3 つの NO
（Point ❶）

① NO VAULT

　VAULT とは，金庫室や地下の貯蔵室などを表す単語であり，堅牢な壁で囲まれた空間を意味する．ZAP-X は自己遮蔽型であるため，設置時に大掛かりな遮蔽を必要としない．そのため，導入時のコストダウンに寄与していることはいうまでもないが，今まででは考えられなかったような場所への設置が可能となった．従来型の放射線治療装置は散乱線の漏洩を防ぐため，治療室の外側が厚いコンクリートと鉄板で覆われる設計になっており，病院の地下に位置していることが多い.

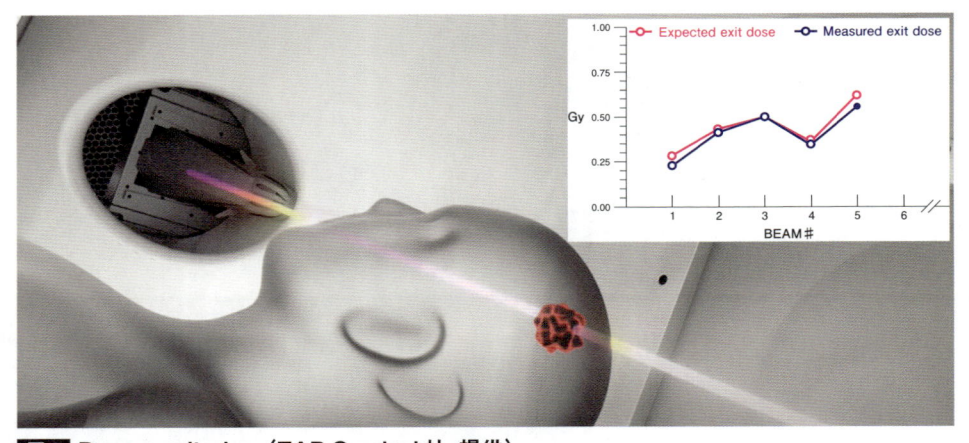

図5 Dose monitoring（ZAP Surgical 社　提供）
照射中は MV imager によって実測透過線量をリアルタイムにモニタリング可能．誤差を検知した場合には，照射が停止する．

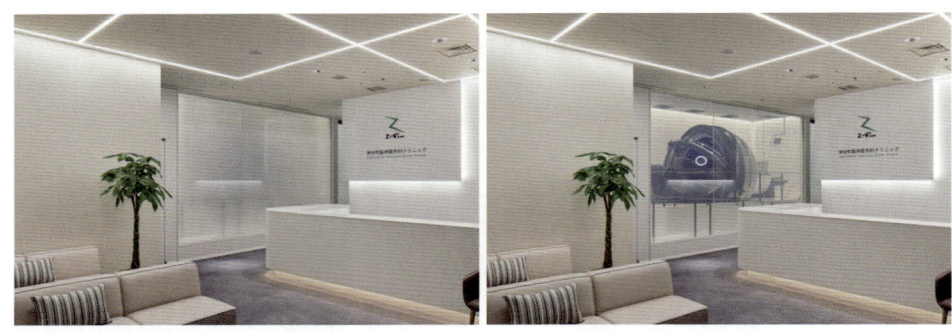

図6 当院の ZAP-X
瞬間調光ガラスの奥に ZAP-X が鎮座している．

一方，ZAP-X は，治療室の壁を窓ガラスにするような設計も可能で，治療室から外の景色を眺めることができる．ちなみに筆者の施設では，クリニックの待合室からみえる大きな一面ガラスが，ボタン1つで瞬時に透明から不透明へ切り替えられる瞬間調光ガラスになっており，その奥に ZAP-X が鎮座している **(図6)**.

② NO COBALT

ガンマナイフでは，放射性同位体であるコバルト60をガンマ線源としているが，ZAP-X はサイバーナイフと同様に，直線加速器でX線を照射する．コバルト60の問題点は2つある．

1つ目は，約5年の半減期が存在する点だ．コバルトが減衰すればおのずと治療時間が長く

なり，同じ時間で治療できる症例数が減ってしまう．そのため，ガンマナイフを導入している施設では5〜6年に一度くらいのペースで線源交換を行う．その費用は1億円前後であり，昨今の世界情勢や輸送費の高騰を鑑みると，ランニングコストの上昇は避けられない．

2つ目は，テロの標的になり得るという点だ．いわゆる dirty bomb（汚い爆弾）は，コバルト60やセシウム137といった放射性物質を拡散し，広範に汚染することで社会を混乱させて，経済的にもダメージを与えるものである．放射性物質がテロ組織の手にわたるリスクを考慮し，その管理方法は年々厳しくなってきている．事実，米国原子力規制委員会は年間約300

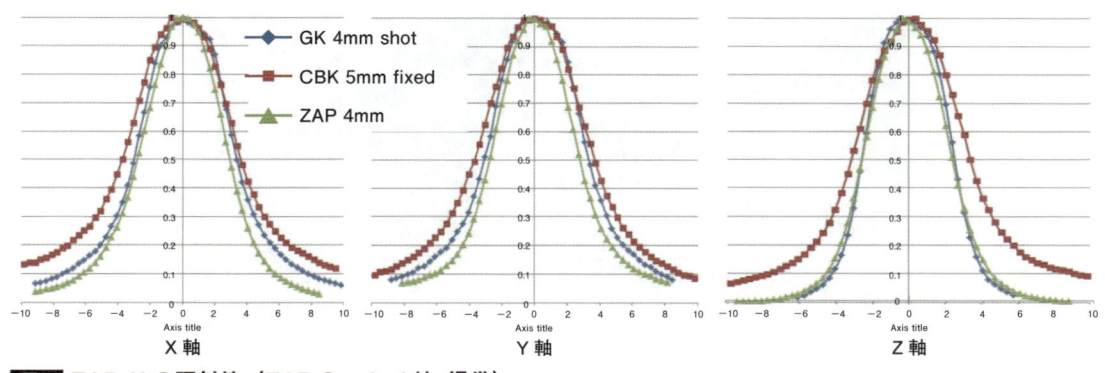

図7 ZAP-X の照射性（ZAP Surgical 社　提供）
ガンマナイフ，サイバーナイフ，ZAP-X のそれぞれ最も小さなコリメータから射出されるビームの X 軸，Y 軸，Z 軸
平面における線量分布.

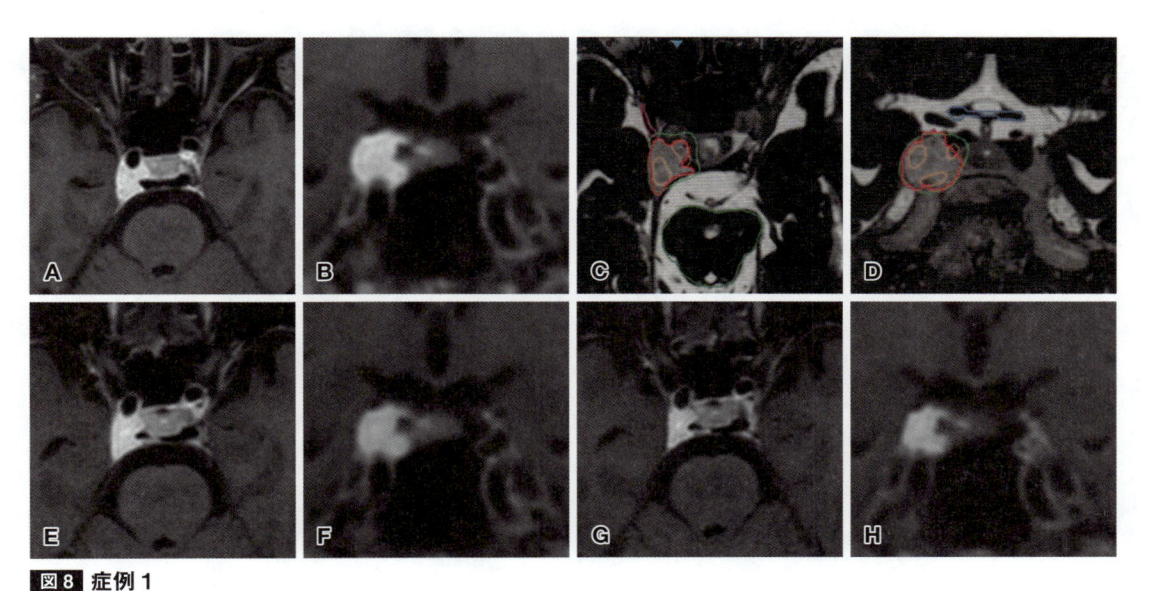

図8 症例 1
海綿静脈洞髄膜腫．60 歳代，男性.
A，B：治療前．C，D：辺縁線量 12 Gy（63% isodose）で照射．E，F：照射 3 カ月後．G，H：照射 6 カ月後.

件近い放射性物質紛失の報告を受けており，海外ではコバルト 60 を輸送中のトラックが強奪されるという事件も発生している．このような背景を鑑みて，2016 年にはフランス政府から国際原子力機関（IAEA）へ，高放射能密閉放射源を段階的に廃止し，持続可能な代替エネルギーへの移行を目指す合意声明が出されている．この提言を受け，スイスではコバルト 60 を用いた医療機器の新規導入を禁止する法整備がなされ，SDGs の取り組みも相まって，フラン

ス，イタリアなどのヨーロッパ各国へとその流れが広がりつつある．アメリカやアジア諸国も例外ではなく，時代の風潮に追従せざるを得ない状況がすぐそこまで来ていることを考慮すると，X 線を用いた ZAP-X は，持続可能性を有する治療装置といえるかもしれない.

③ NO COMPROMISES

定位放射線治療は，ターゲットに高線量照射をして，周囲の正常組織への被ばくを最小限にすることを期待される治療法である．肺や肝臓

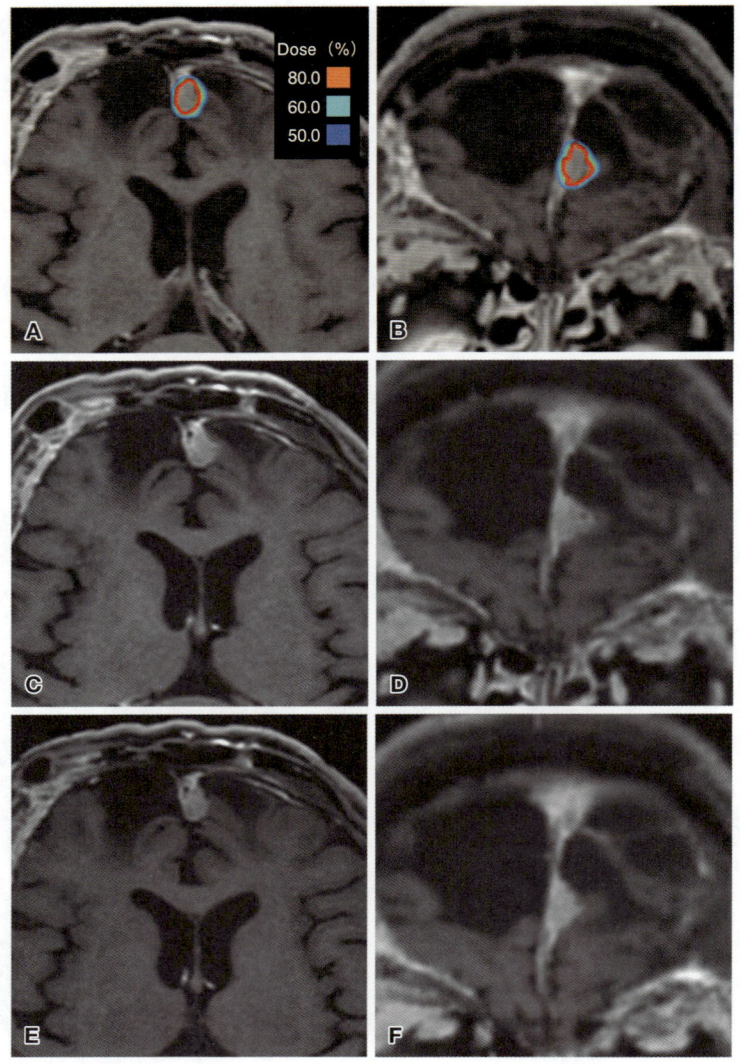

図9 症例2

大脳鎌髄膜腫. 70歳代, 男性.
A, B：辺縁線量 15 Gy（60% isodose）で照射. C, D：照射3カ月後.
E, F：照射6カ月後.

と異なり, 脳は放射線障害によって不可逆的な合併症を呈するリスクがあり, 低線量域を急峻に落とすことが望まれる. **図7**はガンマナイフ, サイバーナイフ, ZAP-X のそれぞれ最も小さなコリメータから射出されるビームのX軸, Y軸, Z軸平面における線量分布で, ZAP-X はガンマナイフと同等, あるいはそれ以上の急峻な低線量域を達成している. ZAP-X による妥協なき治療は, より高い線量集中性によって効果と安全性に寄与できる可能性を有している.

oint

①ZAP-X がもたらすもの
① NO VAULT：新たな治療環境の提供.
② NO COBALT：持続可能な社会への適応.
③ NO COMPROMISES：高い照射精度の担保.

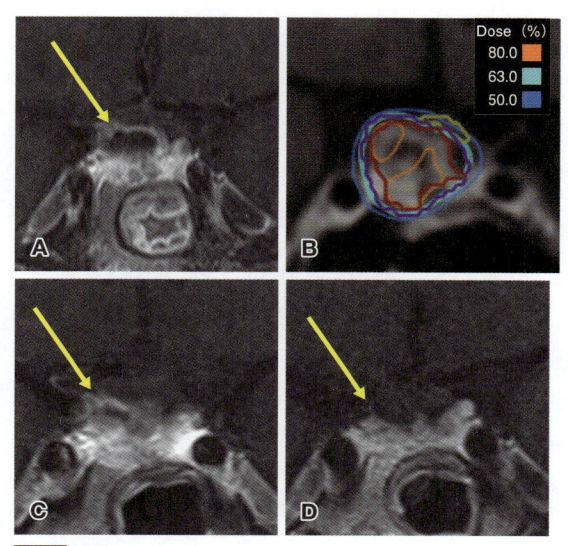

図10 症例3

頭蓋咽頭腫．20歳代，男性．
A：経鼻内視鏡下腫瘍摘出後に視交叉右側下部に再発・病変増大．
B：辺縁線量 21 Gy/3 fr.（60% isodose）で照射．
C：照射 5 日後． D：照射 3 カ月後．

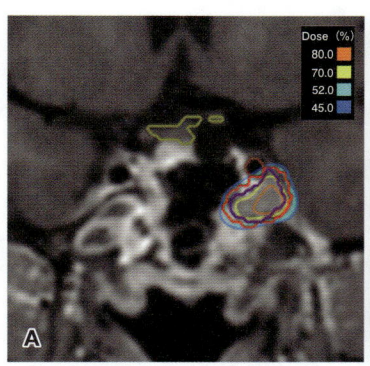
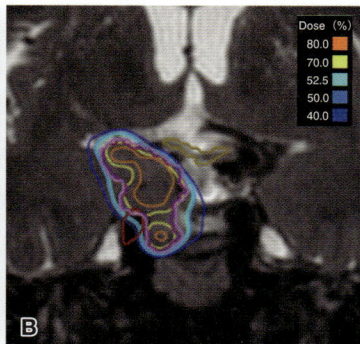
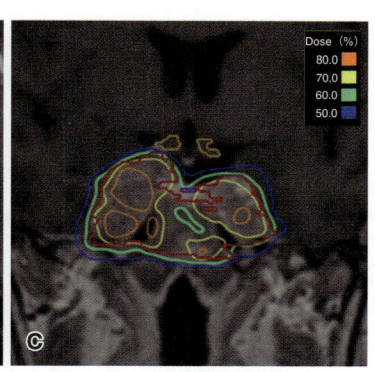

図11 PitNET3 例の照射分布

いずれも海綿静脈洞浸潤．
A：辺縁線量 15 Gy（52% isodose）で照射． B：辺縁線量 15 Gy（52.5% isodose）で照射．
C：辺縁線量 21 Gy/3 fr.（60% isodose）で照射．

④ 良性脳腫瘍に対する ZAP-X 治療

　良性脳腫瘍に対する治療方針は外科的摘出が大原則であるが，機能温存の観点から no man's land は存在し，その代表が頭蓋底病変であろう．そのため，海綿静脈洞内や視交叉近傍の病変は照射対象となることが多い．ZAP-X が臨床稼働しはじめて日も浅いなかで，2024 年 5 月の時点で長期成績を示すことは当然できないが，約 100 例の症例を経験して，どのような良性脳腫瘍に ZAP-X が適しているかの検討とその一端を紹介する（**Point ❷**）．

Point
❷ZAP-X の保険適用疾患は，髄膜腫，PitNET，頭蓋咽頭腫，聴神経腫瘍などである．

① 症例1：海綿静脈洞髄膜腫

60歳代男性（**図8**）．複視で発症した．手術は困難との判断から，局所制御目的に辺縁線量12 Gy（63% isodose）で照射した．腫瘍は経時的に縮小傾向を示し，右外転神経麻痺も改善した．

② 症例2：大脳鎌髄膜腫

70歳代男性（**図9**）．巨大大脳鎌髄膜腫摘出後，数年で反対側へ再発病変が出現し，辺縁線量15 Gy（60% isodose）で照射した．3カ月後に一過性膨大を示すも，その後は縮小に転じている．

③ 症例3：頭蓋咽頭腫

20歳代男性（**図10**）．経鼻内視鏡下腫瘍摘出後に視交叉右側下部に再発・病変増大し，辺縁線量21 Gy/3 fr.（63% isodose）のSRTを行った．照射5日後に撮像したMRIにてすでに縮小効果を認め，3カ月後にはさらに縮小した．視神経への被ばく線量を耐容線量以下に抑えるプランニングができているので，長期的な局所制御と視機能温存が期待される．

④ PitNET

3例のPitNETの照射分布を示す（**図11**）．いずれも海綿静脈洞の浸潤例である．視路への被ばく線量が許容できればSRSで照射する．腫瘍と視交叉，あるいは視神経が近接している場合は，SRTとすることで，視機能温存を図ったプランニングが容易である．

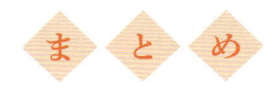

まとめ

- **ZAP-Xは，ガンマナイフとサイバーナイフのメリットを融合した次世代定位放射線治療装置であり，SRS/SRTの双方を自由に選択できる．**

- **良性脳腫瘍の治療において，機能温存と局所制御の双方が達成可能な治療オプションの一つと考える．**

- **短期成績としては十分にリーズナブルな結果であるが，症例を積み重ねて長期の効果と安全性を検証する必要がある．**

文献

1）Weidlich GA, et al: Self-Shielding for the ZAP-X: Revised Characterization and Evaluation. Cureus 13: e13660, 2021
2）Weidlich GA, et al: Self-Shielding Analysis of the Zap-X System. Cureus 9: e1917, 2017
3）Jenkins CH, et al: Radiosurgical Treatment Verification Using Removable Megavoltage Radiation Detectors. Cureus 9: e1889, 2017

ホルモン治療
下垂体腫瘍に対する薬物治療・補充療法

西岡　宏　虎の門病院間脳下垂体外科

 はじめに

下垂体神経内分泌腫瘍（PitNET，下垂体腫瘍）に対する薬物治療は，近年大きく進歩した．特に機能性腫瘍では有効な薬物治療が複数登場したことによって治療の選択肢が増えただけでなく（**表1**），病態の解明や治療効果予測法の進歩などによって，一部の腫瘍では治療にパラダイムシフトが生じている．一方，下垂体機能低下症に対するホルモン補充療法に関しても新たな薬剤が登場し（**表2**），長期予後などに関する新知見が集積している．

本稿では脳神経外科医に必要な薬物治療・補充療法について述べる．

1 下垂体腫瘍の薬物治療

① プロラクチン産生腫瘍

性別や腫瘍の大きさなどとは関係なく，原則として治療の第一選択肢はドパミン作動薬による薬物治療である．標準治療薬は長時間作用型のカベルゴリンであり，80～90％でプロラクチン値正常化，約80％で腫瘍縮小，約70％で性腺機能回復が得られる[1,2]．副作用として，衝動制御障害（病的な賭博や性欲亢進，強迫性購買など）[3]や高用量・長期使用時の心臓弁膜症[4]に注意が必要である．また，頭蓋底浸潤破壊性腫瘍では，急激な腫瘍縮小に伴い髄液漏を来すことがある．

治療後2年以上が経過し，プロラクチン正常値化かつ MRI で腫瘍消失した場合は投与量の漸減・中止を慎重に検討する[5]．ただし長期的な再発率は比較的高く（50～60％），中止後もプロラクチン値の定期的なフォローが必要である．

② 先端巨大症（成長ホルモン〔GH〕産生腫瘍）

治療の第一選択肢は外科治療だが，薬物治療は術後非寛解例や（合併症などによる）手術非適応例だけでなく，術前治療や薬物単独治療（primary medical treatment）としても用いられる[6]．

● 第一世代 SSA 製剤：
オクトレオチド，ランレオチド

第一選択薬であり，主にソマトスタチン受容体（SSTR）2を介して作用する．内分泌コントロールと腫瘍縮小は各々約40％と60％以上で得られる．治療抵抗予測因子は，SSTR2低発現，乏顆粒（sparsely-granulated）型腫瘍，genome sequencing program（*gsp*）変異陰性，*AIP* 変異などに加えて，海綿静脈洞浸潤，若年者，男性，MRI T2-high intensity，高 GH・インスリン様成長因子1（IGF-1）などである[6-10]．長期的な副作用としては，胆石が出現しやすいので半年～1年ごとの腹部超音波検査が推奨される．

術前薬物治療の目的は手術成績の向上，および周術期の全身状態改善である（保険適用外）．残念ながら海綿静脈洞浸潤腫瘍への影響は乏しく，治癒率向上への関与は明らかでないが，一部の症例では周術期リスク軽減に有効である[9]．

表1 下垂体腫瘍に対して用いる主な薬剤

一般名	商品名	投与法	製剤規格	投与回数	適応	薬価
カベルゴリン	カベルゴリン	経口	0.25 mg 1.0 mg	週1〜2回	プロラクチノーマ 先端巨大症[#] Cushing病[#]	29.4円 94.6円
	カバサール					46.7円 148.2円
オクトレオチド酢酸塩	サンドスタチン	皮下注	50 μg 100 μg	1日2〜3回	先端巨大症	1,005円 1,765円
	サンドスタチン LAR	筋注	10 mg 20 mg 30 mg	4(〜6)週間ごと	先端巨大症 TSH産生腫瘍[#] Cushing病[#]	約7.8万円 約13.0万円 約18.7万円
ランレオチド酢酸塩	ソマチュリン	皮下注	60 mg 90 mg 120 mg	4(〜6)週間ごと	先端巨大症 TSH産生腫瘍[#] Cushing病[#]	約17.3万円 約24.2円 約30.9万円
パシレオチドパモ酸塩	シグニフォー LAR	筋注	10 mg 20 mg 30 mg 40 mg 60 mg	4週間ごと	先端巨大症 (20 mg, 40 mg, 60 mg), Cushing病(10 mg, 20 mg, 30 mg, 40 mg)	約11.2万円 約19.7万円 約28.5万円 約35.2万円 約47.6万円
ペグビソマント	ソマバート	皮下注	10 mg 15 mg 20 mg	1日1回 (自己注射)	先端巨大症	約1.3万円 約1.6万円 約1.9万円
メチラポン	メトピロン	経口	250 mg	1日6回	Cushing症候群 (Cushing病)	575.3円
オシロドロスタットリン酸塩	イスツリサ	経口	1 mg 5 mg	1日2回	Cushing症候群 (Cushing病)	3,335.9円 13,249円
ミトタン	オペプリム	経口	500 mg	1日3回	Cushing症候群 (Cushing病)	802.1円
チアマゾール	メルカゾール	経口	2.5 mg 5 mg	1日3〜4回	甲状腺機能亢進症	9.8円
テモゾロミド	テモダール (カプセル)	経口	20 mg 100 mg	Stupp regimen	下垂体がん[#] 難治性下垂体腫瘍[#]	1721.6円 8452.1円
	テモダール	点滴静注	100 mg			29,764円
	テモゾロミド「NK」	経口	20 mg 100 mg			930.4円 4,520円

[#]:保険適用外.
投与法，回数，適応疾患，製剤規格と薬価（2024月2月現在）の一覧（筆者作成）.

● **第二世代 SSA 製剤：パシレオチド**

主に SSTR 2 と SSTR 5 を介して作用する．Sparsely-granulated 型腫瘍を含め，第一世代 SSA よりもさらに良好な治療効果が得られることが多いが，副作用である高血糖（約70％）には十分な注意が必要である．

● **ドパミン作動薬：カベルゴリン**

先端巨大症には保険適用なし．IGF-1 正常化率は約 1/3 と低いが，プロラクチン同時産生腫瘍には有効例が多い．

表2 下垂体機能低下症・中枢性尿崩症に対して用いる主な薬剤

一般名	商品名	投与法	製剤規格	投与回数	適応	薬価
ヒドロコルチゾン	コートリル	経口	10 mg	1日1〜2回	副腎皮質機能低下症	7.3 円
レボチロキシンナトリウム水和物	チラーヂンS	経口	25 μg 50 μg	1日1回	甲状腺機能低下症	9.6 円
テストステロンエナント酸エステル	エナルモンデポー	筋注	125 mg 250 mg	2〜4週間ごと	男性性腺機能低下症	704 円 1,308 円
ソマトロピン	グロウジェクト	皮下注	6 mg 12 mg	1日1回 (自己注射)	GH欠損症	35,835 円 69,516 円
	ジェノトロピン（ゴークイック注用）		5.3 mg 12 mg			24,507 円 60,812 円
	ジェノトロピン（TC注用）		5.3 mg 12 mg			18,000 円 37,288 円
	ノルディトロピン（フレックスプロ注）		5 mg 10 mg 15 mg			36,633 円 65,864 円 104,282 円
	ヒューマトロープ（注射用）		6 mg 12 mg			25,243 円 47,616 円
	ソマトロピンBSシュアパル		5 mg 10 mg			13,917 円 26,724 円
ソマプシタン	ソグルーヤ		5 mg 10 mg 15 mg	週1回 (自己注射)		24,366 円 48,732 円 76,753 円
バソプレシン	ピトレシン	皮下注・筋注	20単位	1日2〜3回	中枢性尿崩症	581 円
デスモプレシン酢酸塩水和物	デスモプレシン（点鼻スプレー2.5）	鼻腔内噴霧	125 μg/5 mL	1日1〜3回	中枢性尿崩症	2037.7 円
	デスモプレシン（スプレー10）		500 μg/5 mL			3,777 円
	デスモプレシン「ILS」		500 μg/5 mL			2,594.9 円
	ミニリンメルト	口腔内崩壊錠	60 μg 120 μg 240 μg			84.5 円 147.2 円 244.2 円

投与法，回数，適応疾患，製剤規格と薬価（2024月2月現在）の一覧（筆者作成）.

- **GH 受容体拮抗薬：ペグビソマント**

通常は SSA が奏効しない場合に単独もしくは SSA と併用して用いる．60％以上の症例で IGF-1 を正常化するが，自己注射が必要なこと，GH 値は治療指標にならないこと，腫瘍縮小効果がないこと（増大リスクあり）などが問題点である．

③ 甲状腺刺激ホルモン（TSH）産生腫瘍

第一選択薬はランレオチド（第一世代 SSA）で，長期治療により 80〜90％で甲状腺ホルモンの正常値化，50〜60％で腫瘍縮小が得られる[11]．また周術期の甲状腺クリーゼ予防のため，術前にランレオチド，抗甲状腺薬（チアマゾール）や無機ヨードを短期使用することが推奨される[12]．

④ Cushing 病
（副腎皮質刺激ホルモン〔ACTH〕産生腫瘍）

術後非寛解例だけでなく，診断困難例，合併症による手術困難例や術前重症高コルチゾール血症に対しても薬物治療は必須だが，多くの症例で細かな個別化治療を検討する必要がある[13]．

- **第二世代 SSA 製剤：パシレオチド**

尿中コルチゾール正常値化は約 40％で，腫瘍縮小はそれ以上で得られるが，副作用の高血糖（約 70％）に十分な注意が必要である[14]．

- **ドパミン作動薬：カベルゴリン（保険適用なし）**

当初は有効であっても約 30％にコルチゾール値の再上昇（エスケープ）がみられ，有効率は 20％未満にとどまる．

- **副腎酵素阻害薬：**
  メチラポン，オシロドロスタット

メチラポンは，速効性があり，可逆的で確実なコルチゾール低下作用があるため，術前の高コルチゾール血症のコントロールに有用である．

オシロドロスタットは半減期が長く，低用量で強い効果を示す．

ともに副腎不全に注意が必要であり，ヒドロコルチゾンと併用して用いることもある（block and replace 療法）．

⑤ Aggressive 下垂体腫瘍・下垂体がん

「Aggressive 腫瘍」の明確な定義はないが，増殖能が高いだけでなく，浸潤性腫瘍であること，さらに標準治療抵抗性や頻回・早期再発などが含まれることもある．ヨーロッパ内分泌学会ガイドライン（2018 年）では aggressive 下垂体腫瘍・下垂体がんに対してテモゾロミド（TMZ）の単独治療を推奨している[15]．ただし，長期コントロール例は全体の約 1/3 程度のみであり[16]，日本を含めて多くの国で保険適用外である．TMZ 抵抗例に対して EBM が明らかな second-line 治療は現在存在しないが，各種免疫チェックポイント阻害薬，カペシタビンなどの抗悪性腫瘍薬，ベバシズマブ（抗 VEGF 抗体）・エベロリムス（mTOR 阻害薬）などの分子標的治療薬の有効例が報告されている[17]．

下垂体前葉機能低下症に対するホルモン補充療法

① 副腎皮質ホルモンの補充

通常，ヒドロコルチゾンを 10〜20 mg/日内服する．フェノバルビタール，フェニトインやカルバマゼピンなどは，CYP3A4 酵素誘導によってヒドロコルチゾンの代謝が亢進し，補充量の増量が必要となることがある．発熱などの体調不良時，手術・外傷などの身体的ストレス時には，急性副腎不全予防のため，補充量の増量（通常量の 2〜3 倍量）が必須である（sick day rule）[18]．

② 甲状腺ホルモンの補充

通常はレボチロキシン 25〜75 μg を朝食後に内服する．副腎皮質ホルモン補充を先行させ，また，心疾患の既往やリスクのある場合は少量からの慎重投与が必要である．

③ 男性ホルモンの補充

男性機能・スタミナ回復が目的の場合はテストステロン製剤を用いる（妊孕性は得られない）．前立腺がん・中等度以上の前立腺肥大症の既往・前立腺特異抗原（prostate specific antigen：PSA）2.0 以上は禁忌である．挙児希望の場合はヒト絨毛性ゴナドトロピン（human chorionic gonadotropin：hCG）療法を行う．

④ GH 製剤の補充

AGHD は脂質代謝，体組成や耐糖能などの悪化，心血管合併症リスクの上昇，QOL 低下などを来す．

ほかの前葉ホルモンに対する適切な補充を先行する．悪性腫瘍のある患者や妊婦には禁忌，糖尿病には慎重投与（以前は禁忌）である．従来の 1 日 1 回自己注射の daily 製剤に加えて，週 1 回の weekly 製剤も登場し，コンプライアンスの向上が期待されている[19]．治療開始時に GH の体液貯留作用に関連する手足の浮腫，関節痛，筋肉痛などがみられることがあるが，その多くは一時的で，減量時あるいは継続中に消失する．GH 投与に伴い，ほかのホルモンの増量が必要となることがある．

多くの大規模研究において，GH 補充は腫瘍の再発や新規発生に関与しないと結論されているが[20]，腫瘍治療後の GH 補充では残存腫瘍や再発・再増大の有無を適宜確認する必要がある．エビデンスは乏しいが，腫瘍の全摘出・寛解が得られていても，下垂体腫瘍では術後半年前後から，頭蓋咽頭腫では半年〜1 年後から，胚細胞性腫瘍では 1 年後から GH 補充を開始することが多い．

4 中枢性尿崩症に対する薬物治療

術後尿崩症は多くが一過性であり，半減期が短く調節が容易なこと，鼻腔投与の必要がないことなどから通常，バゾプレシン（ピトレシン）でコントロールする．

遷延化した場合は，デスモプレシン酢酸塩水和物（DDAVP）のデスモプレシン，またはミニリンメルトを用いる．ミニリンメルトは OD 錠（口腔内崩壊錠）なので吸収が食事の影響を受けることに留意し，また水中毒や低 Na 血症のリスクに十分注意する必要がある．小児，意識障害，口渇中枢が障害された場合などは，特に慎重な管理が必要である．適正量は年齢・性別・腎機能の影響を受け[21]，投与量の増量は主に作用時間を延長させる．

◆ おわりに

下垂体疾患に使われる主な薬剤について解説した．機能性腫瘍に有効な薬物治療が新たに登場しており，将来はプロラクチン産生腫瘍以外に対しても薬物治療が第一選択肢（primary medical treatment）となる可能性もある．我々外科医も，手術成績の向上とともに薬物治療に関する知識・情報を得ておく必要がある．一方，下垂体疾患治療後の患者は脳神経外科医がフォローしていることが多く，下垂体機能低下症に対しても適切な補充療法を行う必要がある．

本稿が日常臨床の参考となり，下垂体腫瘍患者の治療成績の向上に少しでもお役に立てば幸いである．

- 機能性腫瘍では病態の解明や治療効果予測法の進歩などによって，一部の腫瘍では治療にパラダイムシフトが生じている．

- 下垂体機能低下症に対するホルモン補充療法に関しても新たな薬剤が登場し，長期予後などに関する新知見が集積している．

- 将来はプロラクチン産生腫瘍以外に対しても薬物治療が第一選択肢（primary medical treatment）となる可能性がある．

文献

1）Fukuhara N, et al: Update in Pathogenesis, Diagnosis, and Therapy of Prolactinoma. Cancers（Basel）14：3604, 2022
2）Petersenn S, et al: Diagnosis and management of prolactin-secreting pituitary adenomas: a Pituitary Society international Consensus Statement. Nat Rev Endocrinol 19：722-40, 2023
3）Grall-Bronnec M, et al: Dopamine Agonists and Impulse Control Disorders: A Complex Association. Drug Saf 41：19-75, 2018
4）Stiles CE, et al: A meta-analysis of the prevalence of cardiac valvulopathy in hyperprolactinemic patients treated with Cabergoline. J Clin Endocrinol Metab 104：523-38, 2019
5）Hu J, et al: Current drug withdrawal strategy in prolactinoma patients treated with cabergoline: a systematic review and meta-analysis. Pituitary 18：745-51, 2015
6）Lim DST, Fleseriu M: Personalized Medical Treatment of Patients With Acromegaly: A Review. Endocr Pract 28：321-32, 2022
7）Fleseriu M, et al: A Pituitary Society update to acromegaly management guidelines. Pituitary 24：1-13, 2021
8）Gadelha MR, et al: Novel pathway for somatostatin analogs in patients with acromegaly. Trends Endocrinol Metab 24：238-46, 2013
9）Katznelson L, et al: Acromegaly: an endocrine society clinical practice guideline. J Clin Endocrinol Metab 99：3933-51, 2014
10）Zhang S, et al: Correlation between tumor invasion and somatostatin receptor subtypes in acromegaly. J Neurosurg 140：1019-28, 2023
11）Shimatsu A, et al: Preoperative and long-term efficacy and safety of lanreotide autogel in patients with thyrotropin-secreting pituitary adenoma: a multicenter, single-arm, phase 3 study in Japan. Endocr J 68：791-805, 2021
12）Fukuhara N, et al: Short-term preoperative octreotide treatment for TSH-secreting pituitary adenoma. Endocr J 62：21-7, 2015
13）Fleseriu M, et al: An individualized approach to the management of Cushing disease. Nat Rev Endocrinol 19：581-99, 2023
14）Fleseriu M, et al: Long-term efficacy and safety of once-monthly pasireotide in Cushing's disease: A Phase Ⅲ extension study. Clin Endocrinol（Oxf）91：776-85, 2019
15）Raverot G, et al: European Society of Endocrinology Clinical Practice Guidelines for the management of aggressive pituitary tumours and carcinomas. Eur J Endocrinol 178：G1-24, 2018
16）Raverot G, et al: Aggressive pituitary tumours and pituitary carcinomas. Nat Rev Endocrinol 17：671-84, 2021
17）Ilie MD, et al: Therapeutic targeting of the pituitary tumor microenvironment. Pharmacol Ther 250：108506, 2023
18）Jung C, Inder WJ: Management of adrenal insufficiency during the stress of medical illness and surgery. Med J Aust 188：409-13, 2008
19）Bidlingmaier M, et al: Guidance for the treatment of adult growth hormone deficiency with somapacitan, a long-acting growth hormone preparation. Front Endocrinol（Lausanne）13：1040046, 2022
20）Darendeliler F, et al: Recurrence of brain tumours in patients treated with growth hormone: analysis of KIGS（Pfizer International Growth Database）. Acta Paediatr 95：1284-90, 2006
21）Hoshino Y, et al: Clinical Factors Affecting Daily Dosage of Desmopressin Orally Disintegrating Tablets in Arginine Vasopressin Deficiency. J Clin Endocrinol Metab 109：e983-96, 2024

BRAF 阻害薬・MEK 阻害薬
（頭蓋咽頭腫）

田中將太　岡山大学学術研究院医歯薬学域脳神経外科学分野

◆ はじめに

　良性脳腫瘍領域で近年有効な化学療法がみいだされ，認可に至ったのは，頭蓋咽頭腫に対する BRAF 阻害薬の dabrafenib mesilate（以下，dabrafenib）と MEK 阻害薬の trametinib dimethyl sulfoxide（以下，trametinib）のみである．本稿では，薬剤の臨床開発の経緯とその効果の機序を概説する．

① Mitogen activated protein kinase（MAPK）経路

　BRAF 阻害薬・MEK 阻害薬が作用するのは，MAPK 経路上の BRAF・MEK に対してである．MAPK 経路とは，酵母から真核生物であるヒトに至るまでに普遍的なシグナル伝達経路であり，細胞増殖・分化・アポトーシスなどの多様な細胞プロセスを制御する．同経路の異常は腫瘍形成のドライバーとなり，自律性増殖を可能にする．

　主要な MAPK 経路である RAS/RAF/MEK/ERK 経路は，様々な増殖因子によって活性化され，細胞増殖の制御に中心的な役割を果たしている（**図1**）．なお，そのほかの JNK 経路・p38MAPK 経路・ERK5 経路は，サイトカインや環境ストレスなどによって活性化する．

　カスケードとしてのシグナル伝達は，MAPK・MAPKK（MAPK キナーゼ）・MAP-KKK（MAPKK キナーゼ）の 3 つのセリン/スレオニンプロテインキナーゼを介して連続的に行われ，上流の細胞膜における低分子量 GTP アーゼやプロテインキナーゼによって MAP-KKK がリン酸化されることで活性化され，開始される．活性化された MAPK は，その下流において多数の細胞質内基質と相互作用してリン酸化を行い，最終的に様々な転写因子を調節し，多様な生物学的反応を惹起する．RAS/RAF/MEK/ERK 経路においては，MAPKKK が a-Raf や b-Raf であり，MAPKK が MEK1/2 であり，MAPK が ERK1/2 である．

② BRAF 阻害薬・MEK 阻害薬の開発

　様々ながんで，受容体型チロシンキナーゼや RAS，RAF などの活性型遺伝子変異，あるいは高発現によって，RAS/RAF/MEK/ERK 経路が恒常的に活性化されていることが知られ，同経路の構成分子を標的とした分子標的薬が古くから研究・開発されてきた．*BRAF* 遺伝子に関しては，600 番目のバリン（V）がグルタミン酸（E）に変換されるミスセンス変異である V600E 変異が，メラノーマをはじめとする様々ながん腫にみられることが 2002 年に発見され[1]，RAF 阻害薬の研究開発が一気に隆盛となった．その

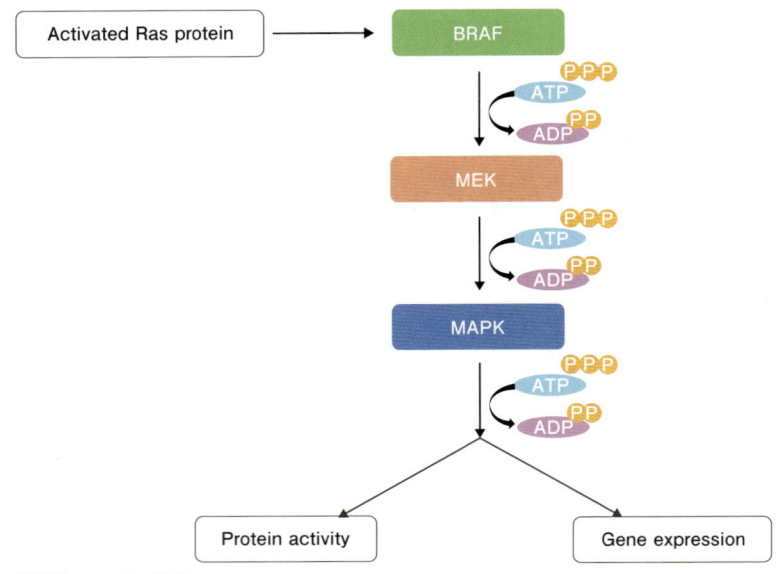

図1 MAPK 経路

代表的薬剤を，承認に至った臨床試験結果とともにいくつか紹介したい．

ATP 競合的 RAF 阻害薬である vemurafenib に関しては，*BRAF*-V600E 変異が知られる転移性メラノーマ患者に対して第Ⅲ相ランダム化比較試験が行われた．標準治療であるダカルバジン群の無増悪生存期間（progression-free survival：PFS）中央値が 1.6 カ月であったのに対し，vemurafenib 群では 5.3 カ月と，有意な延長を認めた（ハザード比 0.26〔95%信頼区間 0.20〜0.33〕，P＜0.0001）[2]．これに基づき，2011 年に米国や欧州で承認された．

同じく ATP 競合的 RAF 阻害薬である dabrafenib に関しては，*BRAF*-V600E 変異陽性メラノーマに対する第Ⅲ相ランダム化比較試験にて，PFS 中央値がダカルバジン群では 2.7 カ月であったのに対して dabrafenib 群では 5.1 カ月と，有意な延長を認めた（ハザード比 0.30〔95%信頼区間 0.18〜0.53〕，P＜0.0001）[3]．また，BRAF 阻害薬の副作用である皮膚扁平上皮がんやケラトアカントーマの頻度が vemurafenib より低いようであった．なお，前治療歴のない脳

転移を有するメラノーマにおいて，原発巣とともに転移巣でも腫瘍縮小がみられ，転移性脳腫瘍に対する効果も示された．

MEK 阻害薬で代表的なのは，trametinib である．非リン酸化型 MEK に強く結合することによって MEK のキナーゼ活性を阻害するとともに，MEK の活性化に重要なセリン残基の RAF によるリン酸化を抑制することによって MEK 阻害作用を示す．*BRAF*-V600E/K 変異のある転移性メラノーマに対する第Ⅲ相ランダム化比較試験において，化学療法群の PFS 中央値が 1.5 カ月であったのに対して，trametinib 群では 4.8 カ月と有意な延長を認めた（ハザード比 0.45〔95%信頼区間 0.33〜0.63〕，P＜0.001）[4]．

BRAF-V600E 変異陽性メラノーマに BRAF 阻害薬を投与しても，一時的に奏効するものの，半年未満に再発する．耐性メカニズムとして，他経路による再活性化，NRAS や MEK の *de novo* 変異などを介した MAPK 経路の再活性化が知られており，BRAF 阻害薬にその下流の MEK 阻害薬を追加することによって，耐性を克服する試みがなされてきた．*BRAF*-

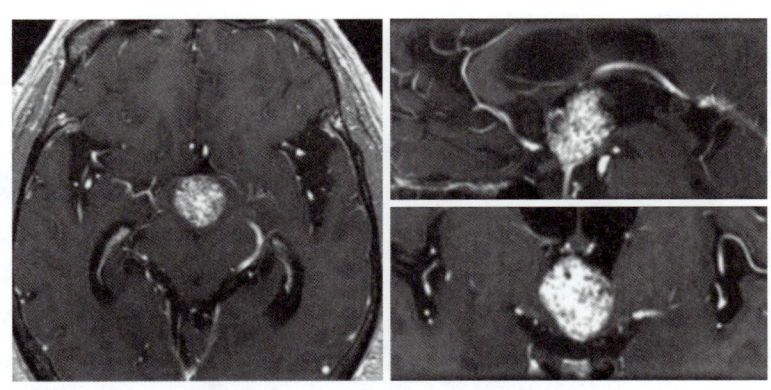

図2 乳頭上皮型頭蓋咽頭腫の一例（造影 T1 強調画像）

V600E 変異陽性の転移性メラノーマに対する第III相ランダム化比較試験にて，dabrafenib と trametinib は最高用量で安全に併用可能であった[5]．皮膚合併症は有意ではなく，併用群でむしろ頻度が低下していた．有効性に関しては，併用群の PFS 中央値が 9.4 カ月と，dabrafenib 単独群の 5.8 カ月より有意に延長していた（ハザード比 0.39〔95％信頼区間 0.25〜0.62〕，P<0.001）．奏効率は併用群で 76％，単独群で 5％ であった（P＝0.03）．

現在は，*BRAF* 変異を有するメラノーマや非小細胞肺がんに対して，複数の BRAF 阻害薬と MEK 阻害薬，およびその組み合わせが承認され，ファーストラインとなっている．

3 乳頭上皮型頭蓋咽頭腫

頭蓋咽頭腫はトルコ鞍近傍に発生する腫瘍で，良性腫瘍に分類されて生命予後は良好なものの，初発時に可能な限りの摘出がなされたとしても，視神経，視床下部・下垂体，前交通動脈といった重要な周囲脳組織に癒着していることが多いため，わずかに残存し，やがて再発を来しやすい難治の脳腫瘍である．再発治療は再手術や放射線治療であるが，どちらも術後に下垂体機能不全，視野・視力障害，記銘力障害・高次脳機能障害を来しやすく，ハイリスクである．

組織型はエナメル上皮型（adamantinomatous type）と乳頭上皮型（papillary type）に分かれ，乳頭上皮型は実質性腫瘍のことが多く，ほぼ全例で成人に発生する[6]．典型例として，頭痛と霧視で発症した第三脳室腫瘍の 60 歳代男性の初発時の MRI を呈示する（**図2**）．

Brastianos らは，頭蓋咽頭腫に対して網羅的遺伝子解析を行い，乳頭上皮型頭蓋咽頭腫のほぼ全例に *BRAF*-V600E 変異がみられることをみいだした[7]．具体的には，エナメル上皮型 12 例，乳頭上皮型 3 例の全エクソーム解析を行ったところ，乳頭上皮型のみで *BRAF*-V600E 変異を認めた．さらにコホートを拡大させて検証したところ，39 例中 36 例（95％）に *BRAF*-V600E 変異を認めたのであった．

BRAF 変異は V600E というホットスポットを有するため，その検出はサンガーシーケンスあるいは免疫組織化学染色で十分であること，メラノーマや肺がんなどの他がん腫で高頻度に認められる変異と同一であるため，すでに各医療機関で検査方法が確立していたことが有利に働き，頭蓋咽頭腫における *BRAF*-V600E 変異の検出が広く行われ，その後の速やかな分子標的治療の開発につながった．

4 乳頭上皮型頭蓋咽頭腫に対する BRAF 阻害薬・MEK 阻害薬

Brastianos らは，複数回再発を繰り返す *BRAF*-V600E 変異陽性の頭蓋咽頭腫が dabrafenib・trametinib による治療によって1カ月後に85%の腫瘍縮小を得たと報告した[8]．*BRAF*-V600E 変異陽性の再発頭蓋咽頭腫に対する BRAF 阻害薬・MEK 阻害薬の有効性を示す症例報告がそのほかも多数なされた．

その後，Brastianos らは，全米で vemurafenib・cobimetinib の組み合わせで第Ⅱ相臨床試験を行った（NCT03224767）[9]．本試験は，免疫組織染色で *BRAF*-V600E 変異が確認され，放射線治療歴のない乳頭上皮型頭蓋咽頭腫の患者を対象とした．28日を1サイクルとし，患者は vemurafenib を毎日1日2回内服し，cobimetinib を day 1 から day 21 まで1日1回内服した．病勢進行がなく，重篤な副作用がなければ5サイクルまで施行し，その時点で放射線治療を行うか，手術を行うか，あるいは分子標的治療を継続するかを主治医が決定するという試験デザインであった．奏効率を主要評価項目とし，副次評価項目を PFS と全生存期間とした．全米102施設で募集され，合計16人の患者が治療を受けた．追跡期間中央値は22カ月で，15人（94%）の患者で奏効がみられ，腫瘍縮小率中央値は91%という劇的な効果を示した．治療サイクル中央値は8サイクルで，無増悪生存率は1年で87%，2年で58%であった．副作用として皮疹が高頻度にみられたが，重篤なものは6例のみだった．

多数の症例報告および臨床試験の結果から，BRAF 阻害薬・MEK 阻害薬の種類によらず，効果が見込めるものと思われる．実際に，症例報告の大多数は dabrafenib と trametinib の組み合わせで，臨床試験（NCT03224767）で使用した薬剤は vemurafenib と cobimetinib の組み合わせであった．また，本邦では encorafenib と binimetinib の組み合わせでも著効したという報告がある[10]．

5 ほかの脳腫瘍に対する BRAF 阻害薬・MEK 阻害薬

BRAF 阻害薬・MEK 阻害薬が有効な脳腫瘍は頭蓋咽頭腫にとどまらない．*BRAF*-V600E 変異は主に小児・若年に多い低悪性度神経膠腫において特に高頻度にみられ，多形黄色星細胞腫（pleomorphic xanthoastrocytoma）で56～66%，神経節膠腫（ganglioglioma）で18～40%，毛様細胞性星細胞腫（pilocytic astrocytoma）で3～9%の頻度で報告されている[11,12]．

また，dabrafenib・trametinib による分子標的治療の臨床試験（ROAR study）が，*BRAF*-V600 変異を有する甲状腺未分化がん・胆管がん・有毛細胞白血病，脳腫瘍などの希少がんを対象に行われ，良好な成績を収めた[13]．神経膠腫のパートでは，*BRAF*-V600E 変異を有する再発悪性神経膠腫45例，低悪性度神経膠腫13例に投与され，奏効率がそれぞれ33%，69%と非常に高かった[14]．また，ROAR study とは別に，小児かつ初発の低悪性度神経膠腫に対して標準化学療法と dabrafenib・trametinib 併用療法を比較するランダム化第Ⅱ相試験が行われ，標準化学療法を受けた37例の奏効率が11%であったのに対して，dabrafenib・trametinib 併用療法を受けた73例の奏効率は47%と有意に高く，PFS 中央値もそれぞれ7.4カ月と20.1カ月と，dabrafenib・trametinib 併用療法群で有意に良好であった[15]．

本邦でも，脳腫瘍を含めた固形がんに対する患者申出療養試験（NCCH1901）が行われ，

dabrafenib・trametinib を投与された 47 例の奏効率は 28% であり，脳腫瘍（15 例）の奏効率は 33.3% であった[16]．

これらの国内外の臨床試験の結果を受けて，2022 年 6 月には米国にて，2023 年 11 月には本邦にて，dabrafenib・trametinib 併用療法が *BRAF*-V600 変異陽性の固形がんに対して薬事承認を受けた．つまり，臓器横断的な認可であり，*BRAF*-V600 変異を有する脳腫瘍は神経膠腫であっても頭蓋咽頭腫であっても，保険診療として dabrafenib・trametinib 併用療法にて治療できるようになった．これは，脳腫瘍治療において非常に画期的な進歩であった．

6 BRAF 阻害薬・MEK 阻害薬による分子標的治療の注意点

治療にあたっては，適正使用ガイドで標準的なマネジメントが詳細に定められており，有用である．

発生頻度の高い副作用として，発熱と皮膚障害がある[17]．発熱は，治療開始後 4 週間以内に生じることが多い．皮膚障害は，発疹，結節性紅斑，手掌・足底発赤知覚不全症候群などの様々な形態を取り，治療開始後 4 週間以内に多く出現する．軽症の場合，発熱は解熱薬で，皮膚障害は抗ヒスタミン薬で対応可能であるが，どちらも重篤になれば休薬を要する．副作用が軽快後，同量で，あるいは一段階減量して治療を再開する．このような対応で，できる限り治療を継続していくうちに，発熱も皮膚障害も治まってくることが多いようである．

そのほかに注意すべき副作用は，心障害，横紋筋融解症，有棘細胞がんを含めた二次性悪性腫瘍などである．

7 頭蓋咽頭腫に対する分子標的治療の将来展望

抗腫瘍効果に関しては，分子標的治療であるので cytotoxic な効果ではなく cytostatic な効果をもつと考えられる．実際，dabrafenib・trametinib の服薬を中断すると，ほどなく腫瘍が再増大しはじめる症例を経験する．効果の持続時間については，約 3 年間縮小を持続しているという報告もあるので[18]，副作用が問題なければ長期間にわたり内服可能で，腫瘍制御可能であることが期待される．

乳頭上皮型頭蓋咽頭腫は *BRAF*-V600E 変異をほぼ全例で有するため，dabrafenib・trametinib 併用療法の好適応となる．病理診断が必要なため，基本的には難治な再発腫瘍に対して用いられることになると想定される．ただし，高い奏効率と腫瘍縮小率を鑑みると，再発に対して用いる場合でも，より根治を目指せる再手術や放射線治療を計画しつつ，合併症のリスクを少しでも低減するために術前に薬物療法を行う術前補助化学療法（neoadjuvant chemotherapy）も，根治率を上げる試みとしては妥当といえる．実際に，再発頭蓋咽頭腫に対して dabrafenib・trametinib を投与し，腫瘍縮小後に放射線治療にて治療し得たという症例報告もある[19]．

あるいは，術前に *BRAF*-V600 変異を検知さえできれば，病理診断はなくとも dabrafenib・trametinib 併用療法で治療可能である．術前薬物療法によって腫瘍縮小を図ってから摘出術を行うことで，合併症のリスクを最小限に抑えられるはずである．そこで，*BRAF* 変異を低侵襲に検知する検査法の開発が盛んに行われている．血液よりもバックグラウンドが低い脳脊髄液のほうが，検体として適している可能性があり，近い将来に実用化されることを願ってやまない．

◆ おわりに

　頭蓋咽頭腫は，病理学的には良性でも，臨床的には難治な「悪性」脳腫瘍といえる．乳頭上皮型頭蓋咽頭腫において，BRAF 阻害薬・MEK 阻害薬である dabrafenib・trametinib 併用療法が適応となったため，摘出術・放射線治療と併せて，集学的治療が今後ますます重要となるであろう．

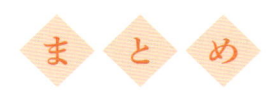

- ● 頭蓋咽頭腫は，良性腫瘍に分類されて生命予後は良好なものの，可能な限りの摘出を行っても残存しやすく，やがて再発を来しやすい難治の脳腫瘍である．

- ● BRAF阻害薬・MEK阻害薬が有効な脳腫瘍は頭蓋咽頭腫にとどまらない．

- ● BRAF阻害薬・MEK阻害薬による分子標的治療の副作用として発熱と皮膚障害がある．

文献

1) Davies H, et al: Mutations of the BRAF gene in human cancer. Nature 417：949-54, 2002
2) Chapman PB, et al: Improved survival with vemurafenib in melanoma with BRAF V600E mutation. N Engl J Med 364：2507-16, 2011
3) Hauschild A, et al: Dabrafenib in BRAF-mutated metastatic melanoma: a multicentre, open-label, phase 3 randomised controlled trial. Lancet 380：358-65, 2012
4) Flaherty KT, et al: Improved survival with MEK inhibition in BRAF-mutated melanoma. N Engl J Med 367：107-14, 2012
5) Flaherty KT, et al: Combined BRAF and MEK inhibition in melanoma with BRAF V600 mutations. N Engl J Med 367：1694-703, 2012
6) Muller HL, et al: Craniopharyngioma. Nat Rev Dis Primers 5：75, 2019
7) Brastianos PK, et al: Exome sequencing identifies BRAF mutations in papillary craniopharyngiomas. Nat Genet 46：161-5, 2014
8) Brastianos PK, et al: Dramatic Response of BRAF V600E Mutant Papillary Craniopharyngioma to Targeted Therapy. J Natl Cancer Inst 108：djv310, 2015
9) Brastianos PK, et al: BRAF-MEK Inhibition in Newly Diagnosed Papillary Craniopharyngiomas. N Engl J Med 389：118-26, 2023
10) 田中將太 ほか：手術と放射線治療で再発を繰り返す頭蓋咽頭腫に対し BRAF・MEK 阻害薬が奏効した一例．第 41 回日本脳腫瘍学会学術集会，2023
11) Schindler G, et al: Analysis of BRAF V600E mutation in 1,320 nervous system tumors reveals high mutation frequencies in pleomorphic xanthoastrocytoma, ganglioglioma and extra-cerebellar pilocytic astrocytoma. Acta Neuropathol 121：397-405, 2011
12) Andrews LJ, et al: Prevalence of BRAFV600 in glioma and use of BRAF Inhibitors in patients with BRAFV600 mutation-positive glioma: systematic review. Neuro Oncol 24：528-40, 2022
13) Subbiah V, et al: Dabrafenib plus trametinib in BRAFV600E-mutated rare cancers: the phase 2 ROAR trial. Nat Med 29：1103-12, 2023
14) Wen PY, et al: Dabrafenib plus trametinib in patients with BRAFV600E-mutant low-grade and high-grade glioma（ROAR）: a multicentre, open-label, single-arm, phase 2, basket trial. Lancet Oncol 23：53-64, 2022
15) Bouffet E, et al: Dabrafenib plus Trametinib in Pediatric Glioma with BRAF V600 Mutations. N Engl J Med 389：1108-20, 2023
16) Shimoi T, et al: Dabrafenib and trametinib administration in patients with BRAF V600E/R or non-V600 BRAF mutated advanced solid tumours（BELIEVE, NCCH1901）: a multicentre, open-label, and single-arm phase Ⅱ trial. EClinicalMedicine 69：102447, 2024
17) Schreck KC, et al: RAF and MEK inhibitor therapy in adult patients with brain tumors: a case-based overview and practical management of adverse events. Neurooncol Pract 7：369-75, 2020
18) 田中將太 ほか：頭蓋咽頭腫に対する分子標的治療．第 28 回日本脳腫瘍の外科学会：2023
19) Khaddour K, et al: Successful Use of BRAF/MEK Inhibitors as a Neoadjuvant Approach in the Definitive Treatment of Papillary Craniopharyngioma. J Natl Compr Canc Netw 18：1590-5, 2020

薬物療法 3
VEGF 阻害剤 BEV

藤井正純　福島県立医科大学医学部脳神経外科学講座
蛭田 亮　福島県立医科大学医学部脳神経外科学講座

◆ はじめに：神経線維腫症から神経鞘腫症へ

神経線維腫症 2 型（neurofibromatosis type 2：NF2）は，両側性の前庭神経鞘腫（vestibular schwannoma：VS）を特徴とする遺伝性難病であり，原因遺伝子は merlin（schwannomin）をコードする NF2 遺伝子である．浸透率 100％とされ，生殖細胞に変異のある症例は必ず発症し，生涯にわたって進行する．ただし，孤発例・体細胞モザイク変異症例（**図1**）も少なくなく，必ずしも家族性の症例ばかりではない．

腫瘍形成は，NF2 遺伝子の両方の対立遺伝子が不活性化され，野生型（正常）の機能を失うことで生じる．NF2 の表現型は症例ごとに多様であり，中枢・末梢神経系の神経鞘腫，頭蓋・脊髄の髄膜腫・上衣腫が時間的・空間的に多発するが，その程度や進行は症例ごとに，また腫瘍ごとに異なる．特に，25 歳未満で発症する若年発症例では，10 年生存率 60％，20 年生存率 28％と予後不良である（Wishart type）．一方，25 歳以上で発症する群では，10 年生存率 87％，20 年生存率 62％と，若年発症例に比べると良好であるが，必ずしも予後がよいとはいえない（Gardner type）[1]．なお，Teranishi らは，遺伝子変異に関する 57 例の検討の結果，"truncating mutation" をもつ症例は予後が悪く，体細胞モザイク変異症例は予後がよいことを明らか

にした[2]．

約 8 割の NF2 症例に両側性の聴神経腫瘍が認められ，多くに難聴が認められる[3]．現在のところ，聴神経腫瘍に対する薬物療法は実用化されていないため，手術療法ないし放射線治療が行われるが，聴力温存は一般に困難であり，失聴に至る症例が少なくない．なお，近年，NF2 に対する放射線治療の長期の影響について，イギリスから 1,345 例（放射線治療群 266 例，未治療群 1,079 例）の検討結果が報告され，放射線治療で有意な悪性化のリスク上昇があり，20 年間の悪性化のリスクは 6％と見積もられている[4]．放射線治療が NF2 において重要な治療選択肢であることに変わりはないが，この結果を踏まえると，腫瘍があるというだけで安易に行うのではなく，必要性とリスクを十分検討のうえで，患者と相談して実施するべきだろう．聴覚の維持と改善，腫瘍の制御，さらに人工聴覚器による聴覚再建など，新たな治療法の実用化は喫緊の課題である．

本疾患は，従来「神経線維腫症 2 型」と呼称されてきたものの，実際には「神経線維腫」は比較的稀であり，多発する「神経鞘腫」を主体とする疾病である．したがって，すでに，欧米では病名が "NF2-related schwannomatosis"（NF2 関連神経鞘腫症）に実際の病態を反映させるかたちで変更されて，従来の「神経線維腫症」から「神経鞘腫症」へと枠組みが大きく変

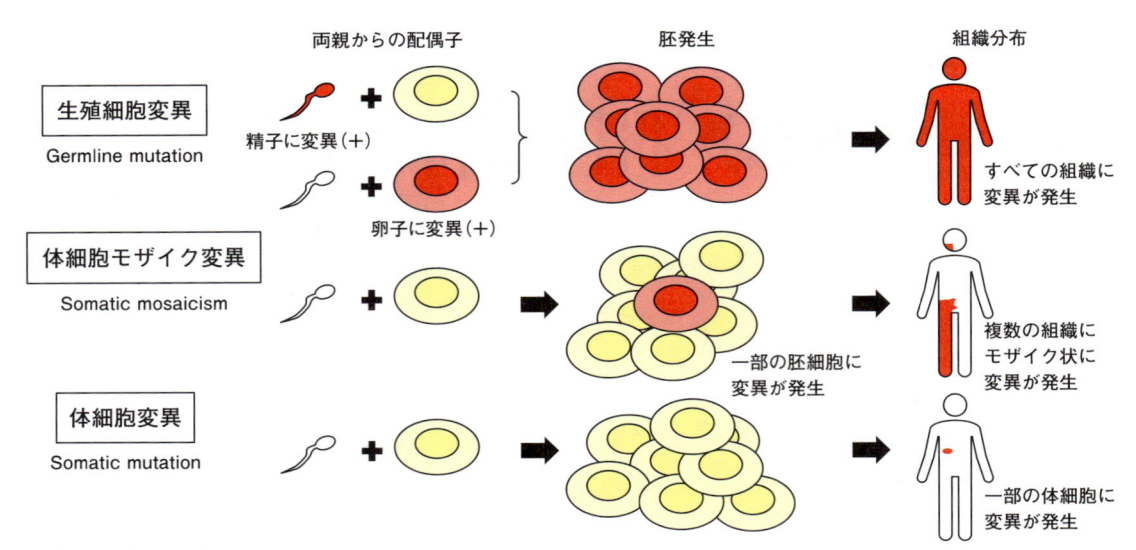

図1 生殖細胞変異，体細胞モザイク変異，体細胞変異
生殖細胞変異は，受精卵の段階で遺伝子変異があるため，その後の発生の過程ですべての組織の細胞に遺伝子変異が受け継がれる．一方，体細胞モザイク変異は胚発生の段階で，一部の胚細胞に遺伝子変異が発生するため，それが成長した結果，身体組織にモザイク状に病変が分布する．体細胞変異は，遺伝疾患でなく，がんや腫瘍症例一般に認められるかたちであり，体細胞の段階で変異が発生する．

更されている[5]．神経鞘腫症としては，NF2 以外にも，SMARCB1 関連神経鞘腫症，LZTR1 関連神経鞘腫症，そのほかの神経鞘腫症が知られているが，興味深いことに，いずれも 22 番染色体の長腕に関連しており，これらの神経鞘腫症においても，さらに NF2 遺伝子の変異が加わることで発症すると考えられている（図2）．

1 NF2 遺伝子と merlin の機能

NF2 遺伝子は，22 番染色体の 22q12.2 に位置し，17 個のエクソンを含み，merlin（schwannomin）をコードしている．Merlin は細胞骨格蛋白質で主に細胞膜周囲に存在し，アクチン細胞骨格と細胞膜を結びつける ezrin，radixin，moesin（ERM ファミリー）と類似していることから，「moesin-ezrin-radixin-like protein」を略して命名された．Merlin は構造的に開いた状態と閉じた状態の 2 種類が存在する．C 末端ドメインの 518 番目のセリンの脱リン酸化によって閉じた状態へと構造変化し，活性化する（図3）．

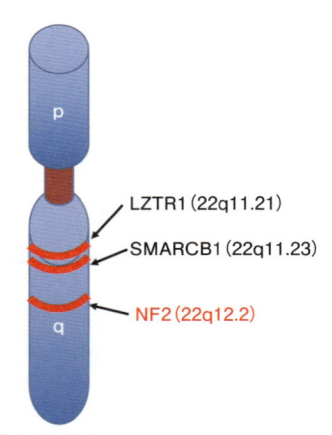

図2 神経鞘腫症
神経線維腫症 2 型は，近年「神経鞘腫症」に分類され，「NF2 関連神経鞘腫症」と病名が変更された．神経鞘腫症には，SMARCB1 遺伝子や LZTR1 遺伝子に関連するものが知られているが，NF2 遺伝子含め，いずれも 22 番染色体の長腕上の遺伝子群である．
NF2 関連神経鞘腫症（NF2-related schwannomatosis）：NF2（22q12.2）．
SMARCB1 関連神経鞘腫症（SMARCB1-related schwannomatosis）：SMARCB1（22q11.23）．
LZTR1 関連神経鞘腫症（LZTR1-related schwannomatosis）：LZTR1（22q11.21）．
そのほかの神経鞘腫症（other schwannomatoses）：including those related to loss of heterozygosity（LOH）of chromosome 22q.

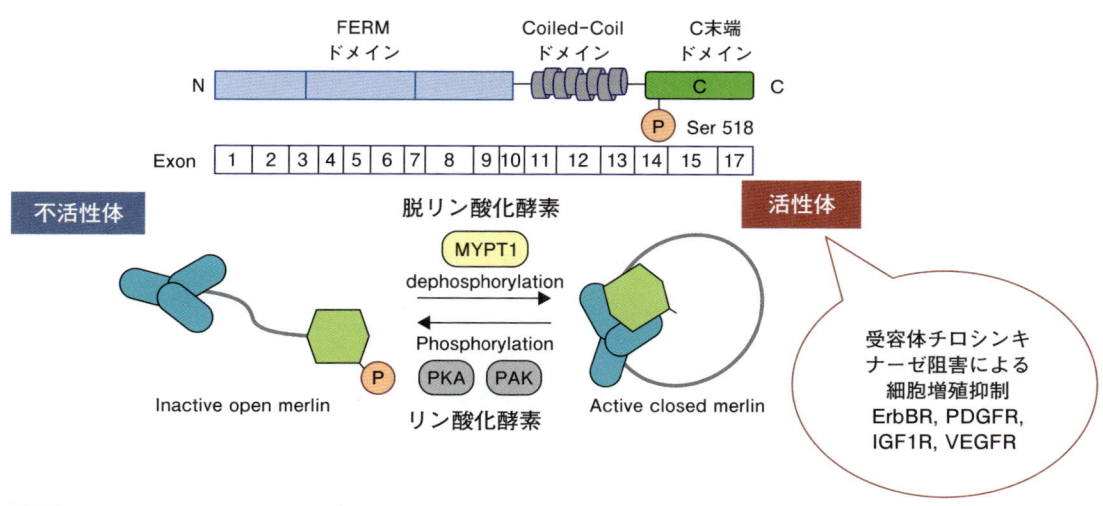

図3 NF2 遺伝子と merlin（schwannomin）

Merlin は FERM ドメイン，coiled-coil ドメイン，C 末端ドメインからなる．MYPT1 によって脱リン酸化されると蛋白構造は閉じ，活性化され，ErbB 受容体，血小板由来成長因子受容体（PDGFR），インスリン様成長因子1受容体（IGF1R），血管内皮成長因子（VEGF）受容体などの受容体型チロシンキナーゼを阻害して細胞増殖に対して抑制的に作用する．一方，PKA や PAK によってリン酸化されると蛋白構造が開き，不活性化される．

この結果，ErbB 受容体，血小板由来成長因子受容体（PDGFR），インスリン様成長因子1受容体（IGF1R），血管内皮成長因子（VEGF）受容体などの受容体型チロシンキナーゼを阻害して，細胞増殖に対して抑制的に作用する．前庭神経鞘腫は比較的ゆっくりと成長するが，VEGF の発現の程度と，腫瘍の成長・腫瘍の体積・微小血管の密度などの臨床パラメータとの間には相関関係が認められており，VEGF が腫瘍の成長に大きくかかわると考えられている．

一方，merlin は細胞の成長・増殖にかかわる mTOR 経路のキナーゼ複合体である mammalian target of rapamycin complex 1（mTORC1），細胞の増殖とアポトーシスを制御する Hippo 経路の YAP（yes-associated protein）も抑制することが明らかになっている．さらに，merlin は細胞骨格蛋白質であり，相互作用のほとんどは細胞膜周辺で行われているが，最近の研究によると merlin は核内にも集積し，E3 ユビキチンリガーゼである CRL4 と結合してその活性を阻害することが分かっている．CRL4 は発がん性

遺伝子発現プログラムを誘導することが示唆されていて，本経路も merlin による腫瘍抑制効果に重要だと考えられている．

② NF2 に対するベバシズマブ治療

2009 年，米国の Plotkin らが New England Journal of Medicine 誌に 10 例の NF2 症例におけるベバシズマブ治療の有効性についてはじめて報告した[6]．NF2 に対する従来治療である放射線治療・手術療法はいずれも聴力低下・喪失を来すリスクが高く，聴力改善効果を期待することができないなか，聴力改善効果の観察はその後の研究に大きな影響を与えた．以後，本治療に関する複数の症例・臨床研究の報告がされていて，一貫して腫瘍成長抑制，あるいは聴力改善が示されている．Plotkin らは先の報告後にさらに症例を集積し，31 例の治療成績を報告した[7]．聴力（最高語音明瞭度）と腫瘍体積を主たる評価項目とし，5 mg/kg 2 週ごとに投与のプロトコルで治療を行い，57％に聴力改善

（最高語音明瞭度の有意な改善），55％に20％以上の体積縮小がみられ，両評価項目とも効果発現の中央値は3カ月であった．90％の症例が1年後まで聴力を維持し，61％が3年後まで維持した．88％が1年後まで腫瘍不変以上を維持し，54％が3年後まで維持し，本治療の忍容性は良好であったとしている．

海外の研究結果を受けて，日本人のNF2患者に対する効果をpreliminaryに評価するため，福島県立医科大学において臨床研究が行われた．NF2症例10例（17腫瘍）に対してベバシズマブ5 mg/kg 2週ごとの投与を合計4回実施したところ，20％以上の腫瘍体積縮小が41％の腫瘍に認められ，また，ベースラインと比べて統計学的に有意な体積縮小が認められた[8]．なお，聴神経腫瘍だけでなく，ベバシズマブは，NF2症例の脊髄の神経鞘腫に関しても体積の縮小，神経症状の改善につながる可能性があるが，一方で，NF2症例の髄膜腫に対する効果は乏しい可能性がある．

NF2に対するベバシズマブ治療の安全性に関して，忍容性は比較的良好とされ，副作用についてはおおむね適切に対処することが可能と考えられている．Slusarz，Plotkinらのグループによるベバシズマブの長期毒性の33例の後方視的検討[9]では，58％で高血圧（140/90 mmHg以上）がみられ，62％で蛋白尿が認められた（治療期間の中央値は34.1カ月）．高血圧発症の中央値は12.8カ月であり，蛋白尿1＋まで23.7カ月，蛋白尿2＋まで31.9カ月であった．また，8例で治療休止が必要（休止期間の中央値は3.2カ月）であった．高血圧に関しては薬剤の累積投与量が関係したが，蛋白尿はそうでなかった．結論として，NF2に対するベバシズマブ治療において毒性は十分コントロール可能であるが，注意深いモニタリングが必要であるとして

いる．イギリスのNF2の80例のコホートにおけるベバシズマブの毒性についての報告では，高頻度にみられた副作用は，疲労，高血圧，感染であった[10]．また，年齢（30歳以上）と初期治療の用量（7.5 mg/kg 3週ごと）が独立した因子となり，高頻度に高血圧がみられたとしている．この検討の結果は，副作用の観点からは，初期治療の用量として7.5 mg/kg 3週ごとよりも5 mg/kg 2週ごとが有利であることを示している．なお，別の臨床研究によれば，ベバシズマブの用量を10 mg/kgに増加させても明らかな有効性は得られておらず，現時点では5 mg/kgが有力と考えられる．

❸ 医師主導治験

こうした背景と患者会からの要望を受けて，2019年10月，厚生労働省科学研究費補助金による難病に対する政策研究班を母体として，NF2の聴神経腫瘍に対する医師主導治験「神経線維腫症2型に対するベバシズマブの有効性と安全性を検討する多施設共同二重盲検無作為化比較試験（BeatNF2 trial：Bevacizumab-Alleviates-NF2 trial）」が開始された[11]．

試験デザインは，この分野で世界初となる二重盲検無作為化比較試験であり，予定症例60症例を30症例ずつ2群に割り付けて，初期治療期間48週間の前半24週間はそれぞれ実薬とプラセボ薬で治療し，24週時点で主要評価項目である最高語音明瞭度を評価し，次いで後半24週間は2群とも実薬で治療する．さらに，初期治療終了の48週時点で聴力改善が得られた症例で，以後の経過観察期間中に再度聴力の増悪がある場合には，12週間の再治療が行える．副次評価項目として，聴力指標である純音聴力・聴性定常反応（ASSR），腫瘍体積，重症度，予測因子としての各種バイオマーカー，高血圧・蛋白尿

などの安全性評価項目などが設定されている. なおベバシズマブは, 5 mg/kg 2 週ごとに投与する.

現在, すべての症例の登録ならびに経過観察期間が終了し, 最終解析を実施している. 近く結果が公表される予定であり, 承認申請を目指して対応が進められている.

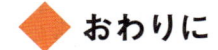 ## ◆ おわりに

NF2 については, 聴覚の維持と改善, 腫瘍の制御, さらに人工聴覚器による聴覚再建など, 新たな治療法の実用化が喫緊の課題である. なかでも, NF2 の聴神経腫瘍に対するベバシズマブ治療は, 聴力改善・体積縮小効果が期待できる治療法である. 国際社会, 特に欧米諸国ではすでに広く使われるようになっていて, 本邦でも今後の社会実装が待たれる.

さらに新規治療として VEGF 受容体(VEGFR)を標的とするペプチドワクチンの開発が本邦で進められている[12]. VEGF に関連するこれら 2 つの新規の治療法は, おそらくコンビネーションも可能だと考えられる. NF2 の患者によりよい治療が 1 日も早く届くように願っている.

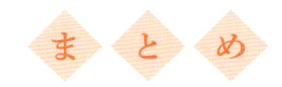 ## まとめ

- 神経線維腫症2型は, 神経線維腫ではなく, 多発する神経鞘腫を特徴とする疾患であり,「NF2関連神経鞘腫症」として, 神経鞘腫症に位置づけられる.

- NF2については, 聴覚の維持と改善, 腫瘍の制御, さらに人工聴覚器による聴覚再建など, 新たな治療法の実用化が喫緊の課題となっている.

- VEGFに対する抗体医薬であるベバシズマブは, 聴神経腫瘍に対して聴力の維持・改善, 腫瘍体積の縮小が期待される.

文献

1）Otsuka G, et al: Age at symptom onset and long-term survival in patients with neurofibromatosis Type 2. J Neurosurg 99: 480-3, 2003
2）Teranishi Y, et al: Early prediction of functional prognosis in neurofibromatosis type 2 patients based on genotype-phenotype correlation with targeted deep sequencing. Sci Rep 12: 9543, 2022
3）Iwatate K, et al: Population Characteristics and Progressive Disability in Neurofibromatosis Type 2. World Neurosurg 106: 653-60, 2017
4）Evans DG, et al: Radiation treatment of benign tumors in NF2-related-schwannomatosis: A national study of 266 irradiated patients showing a significant increase in malignancy/malignant progression. Neurooncol Adv 5: vdad025, 2023
5）Plotkin SR, et al: Updated diagnostic criteria and nomenclature for neurofibromatosis type 2 and schwannomatosis: An international consensus recommendation. Genet Med 24: 1967-77, 2022
6）Plotkin SR, et al: Hearing improvement after bevacizumab in patients with neurofibromatosis type 2. N Engl J Med 361: 358-67, 2009
7）Plotkin SR, et al: Bevacizumab for progressive vestibular schwannoma in neurofibromatosis type 2: a retrospective review of 31 patients. Otol Neurotol 33: 1046-52, 2012
8）Fujii M, et al: Bevacizumab Therapy of Neurofibromatosis Type 2 Associated Vestibular Schwannoma in Japanese Patients. Neurol Med Chir（Tokyo）60: 75-82, 2020
9）Slusarz KM, et al: Long-term toxicity of bevacizumab therapy in neurofibromatosis 2 patients. Cancer Chemother Pharmacol 73: 1197-204, 2014
10）Morris KA, et al: Toxicity profile of bevacizumab in the UK Neurofibromatosis type 2 cohort. J Neurooncol 131: 117-24, 2017
11）Fujii M, et al: Rationale and Design of BeatNF2 Trial: A Clinical Trial to Assess the Efficacy and Safety of Bevacizumab in Patients with Neurofibromatosis Type 2 Related Vestibular Schwannoma. Curr Oncol 28: 726-39, 2021
12）Tamura R, et al: A VEGF receptor vaccine demonstrates preliminary efficacy in neurofibromatosis type 2. Nat Commun 10: 5758, 2019

おわりに

　本書は，まさに「良性脳腫瘍のすべて」が網羅された内容となっています．髄膜腫，下垂体腫瘍，神経鞘腫，頭蓋咽頭腫などの代表的な良性脳腫瘍について，それぞれの領域のエキスパートにご執筆いただきました．良性脳腫瘍の多くは，手術によって完治するWHO grade 1であるため，手術の果たす役割が大きくなります．『脳神経外科速報』の読者は脳神経外科専門医試験前後の先生方が多いようですが，最も興味があるのはやはり手術のパートでしょう．手術技術や機器の進歩によって，我々が専門医になったころと現在とでは，手術の適応や方法などが変わっているものも少なくありません．

　経蝶形骨洞手術（TSS）においては内視鏡のハイビジョン化，専用手術機器の開発などによって手術適応が拡大されており，頭蓋咽頭腫や脊索腫などの摘出に対しては拡大TSSが適用されることが増えてきています．発生部位によっていくつかのapproachがある三叉神経鞘腫に対しては，anterior transpetrosal approachよりもendonasal transpterygoid approachが選択されることもあります．また，鞍結節部髄膜腫の手術においては開頭術か拡大TSSか，現在もなお議論が尽きません．

　良性脳腫瘍には頭蓋底を主座とするものも多く，術前に3Dマルチモダリティ統合画像を作成し，綿密な手術計画を立てることはもとより，ご遺体を用いた手術手技研修（cadaver surgical training：CST）を積極的に行うことが必須です．定位放線治療の適応と考えられていた海綿静脈洞病変に関しても，最近では頭蓋底外科手術の適応が見直されてきています．CSTによって微小解剖の知識を深めることはもちろん，内視鏡・外視鏡やドリルの操作を身につけることも大切です．

　WHO脳腫瘍分類2016，WHO脳腫瘍分類2021では悪性脳腫瘍の診断基準に分子診断が組み入れられるようになりました．下垂体腺腫に関してもWHO内分泌腫瘍・神経内分泌腫瘍分類2022で名称がpituitary neuroendocrine tumor（PitNET）に変更され，日本語の名称は「下垂体神経内分泌腫瘍（PitNET）」あるいは「下垂体腫瘍」となりました．本書では，そのほかの良性脳腫瘍に関しても最新の遺伝子解析研究の知見を学ぶことができます．

　ぜひ，本書で良性脳腫瘍の知識・理解を深め，臨床の場においてお役立ていただけましたら幸いです．

鳥取大学医学部
脳神経医科学講座
脳神経外科学分野教授
黒﨑雅道

WEB 動画の視聴方法

本書の動画マークのついている項目は、WEB ページにて動画を視聴できます。以下の手順でアクセスしてください。

■メディカ ID（旧メディカパスポート）未登録の場合

メディカ出版コンテンツサービスサイト「ログイン」ページにアクセスし、「初めての方」から会員登録（無料）を行った後、下記の手順にお進みください。

https://database.medica.co.jp/login/

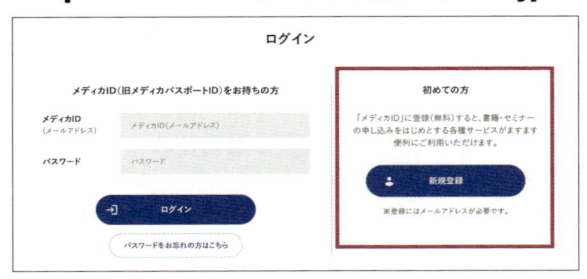

■メディカ ID（旧メディカパスポート）ご登録済の場合

①メディカ出版コンテンツサービスサイト「マイページ」にアクセスし、メディカ ID でログイン後、下記のロック解除キーを入力し「送信」ボタンを押してください。

https://database.medica.co.jp/mypage/

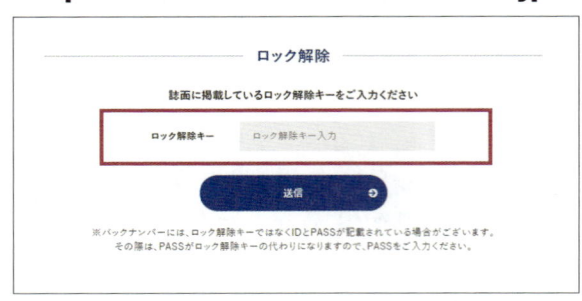

②送信すると、「ロックが解除されました」と表示が出ます。「動画」を押して、一覧表示へ移動してください。

③視聴したい動画のサムネイルを押して動画を再生してください。

ロック解除キー　sokuhou2024rsnsy

●読者のみなさまへ●
このたびは、本増刊をご購読いただき、誠にありがとうございました。脳神経外科速報編集室では、
今後も皆さまのお役に立つ増刊の刊行を目指してまいります。つきましては、本書に関するご感想・
ご提案などがございましたら当編集室（sokuhou@medica.co.jp）までお寄せください。

脳神経外科速報　2024 年増刊（通巻 387 号）

良性脳腫瘍のすべて
分類・診断・手術・治療

2024 年 10 月 1 日 発行	監　　修	黒﨑 雅道
	編　　集	鰐渕 昌彦
定価（本体 8,000 円+税）	発 行 人	長谷川 翔
	編集担当	髙橋海愛・奥村弥一
ISBN978-4-8404-8291-2	編集協力	三報社印刷株式会社
	デザイン	有限会社ティオ 大石花枝
Printed and bound in Japan		

発 行 所　株式会社メディカ出版
　　　　　〒532-8588　大阪市淀川区宮原 3-4-30
　　　　　　　　　　　ニッセイ新大阪ビル 16F
　　　　　編　集　　　　　TEL　06-6398-5048
　　　　　お客様センター　TEL　0120-276-115
広告窓口／総広告代理店 株式会社メディカ・アド
　　　　　　　　　　　TEL　03-5776-1853
　　　　　E-mail　sokuhou@medica.co.jp
　　　　　URL　https://www.medica.co.jp/

組　　版　三報社印刷株式会社
印刷製本　三報社印刷株式会社